PETER SELG

Rudolf Hauschka am Klinisch-Therapeutischen Institut in Arlesheim (1929 – 1941)

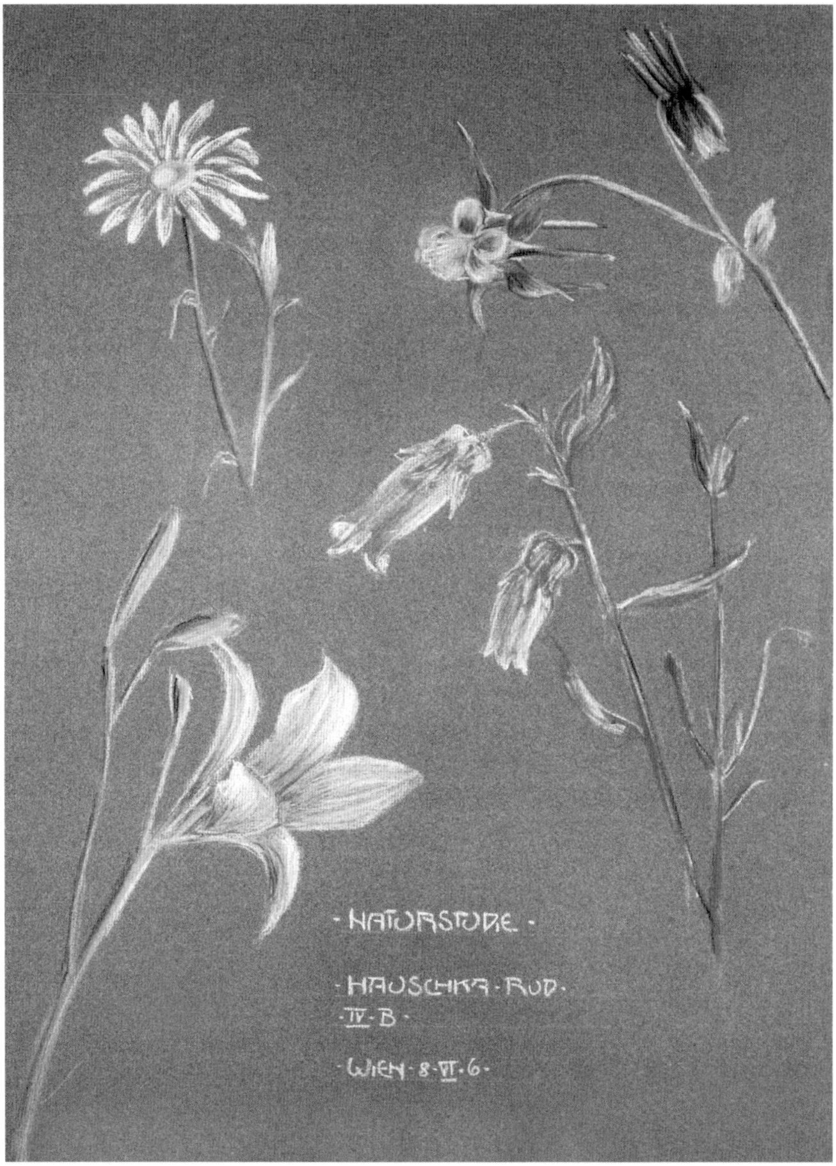

Naturstudie von Rudolf Hauschka. Wien, 8.6.1906

PETER SELG

Rudolf Hauschka

am
Klinisch-Therapeutischen Institut
in Arlesheim

(1929 – 1941)

Eine Dokumentation

VERLAG DES ITA WEGMAN INSTITUTS

Ita Wegman Institut
für anthroposophische Grundlagenforschung
Pfeffingerweg 1A, CH-4144 Arlesheim

1. Auflage 2010

Gesamtgestaltung: Walter Schneider, www.schneiderdesign.net
Umschlagmotiv: Das Klinisch-Therapeutische Institut in Arlesheim
mit Schriftzug Rudolf Hauschkas
Druck: Offizin Scheufele, Stuttgart
ISBN 978-3-905919-21-9

Inhalt

Vorwort

Mit der vorliegenden Dokumentation wird versucht, Rudolf Hauschkas Mitwirkung am Klinisch-Therapeutischen Institut Arlesheim unter Ita Wegman zu beschreiben, d.h. die geschichtlichen Anfänge seiner Heilmittelarbeit und -intentionen, die zur Begründung der «Wala» führten.[1] In seiner Autobiographie *Wetterleuchten einer Zeitenwende*, die seinen «bewegten Lebensgang unterhaltsam beschreibt» (Zeylmans van Emmichoven), geht Rudolf Hauschka skizzenhaft auf seine Zeit in Arlesheim ein, auch auf seine Verbindung mit Ita Wegman. Anhand der Unterlagen des Ita Wegman Archivs (Ita Wegman Institut, Arlesheim) – darunter zahlreichen Korrespondenzen – ist es möglich, das von Hauschka knapp umrissene Bild im Einzelnen darzustellen. Auch wenn in historischer Perspektive beklagt werden muss, dass die meisten Dokumente der Arlesheimer Zeit – in erster Linie Hauschkas gesamte Arbeitsunterlagen – durch die Ereignisse der nationalsozialistischen Verfolgung und des Zweiten Weltkriegs nicht mehr existieren, so ist das Verbliebene doch von besonderem Wert. Es zeigt Hauschkas Arbeit im Stadium ihres ersten Werdens, in der Dynamik und im Geist eines besonderen Aufbruchs – freilich auch inmitten der Schwierigkeiten, denen jeder neue Impuls begegnet. In diesem Kontext musste auch beschrieben werden, welche Vorgänge zur Existenz *zweier* Heilmittelfirmen anthroposophischer Ausrichtung führten.

*

Ita Wegmans Bedeutung für die Lebensarbeit Rudolf Hauschka ist groß. Sie bat ihn an ihre Arlesheimer Klinik zu kommen und ermöglichte seine dortige Tätigkeit – freilassend, anregend und fördernd, und in allen Krisen vermittelnd. Hauschkas geniale Begabung erkannte sie früh, mit einem guten Blick für ausserordentliche Talente und ihren möglichen Beitrag zur Zivilisationsaufgabe der Anthroposophie. Eine geschichtliche Darstellung von Rudolf Hauschkas Tätigkeit am Klinisch-Therapeutischen Institut ist mit Sicherheit im Sinne Ita Wegmans – und gefreut hätte sie wahrscheinlich, dass das vorliegende Buch im selben Jahr wie eine Publikation zu Oskar Schmiedel erscheint, dem ersten anthroposophischen Pharmazeuten und Weleda-Direktor, mit dem sie ebenfalls über Jahre eng zusammenarbeitete.[1a]

Ita Wegman war Rudolf Steiners engste ärztliche Mitarbeiterin. Durch sie trat Rudolf Hauschka – der Steiner nur kurz vor seinem Tod begegnete – der inneren Substanz der geisteswissenschaftlich erweiterten Medizin nahe, auch der Anthroposophie selbst, ihrem Mysteriengehalt und ihren Zukunftsperspektiven heilender Ausrichtung. Wie Ita Wegman war Rudolf Hauschka eine innovative Willens- und Gründerpersönlichkeit – und Wegman vermochte es, ihn in ihren Arlesheimer «Stab» kreativer Ärzte und Wissenschaftler integrierend aufzunehmen, was Hauschka sehr zu Gute kam, in ideeller wie sozialer Hinsicht. Wie im Falle Karl Königs war Ita Wegman darum bemüht, Hauschkas besonderen Beitrag im Kontext des Ganzen zu halten, in einer Gemeinschaft spiritueller Ausrichtung, die über ausgesprochen heterogene Persönlichkeiten verfügte, die es nicht leicht miteinander hatten.[2] Mit Hauschka verband Ita Wegman dabei unter anderem die Liebe zur Substanz, im «Mysterium der Erde» (Wegman) und des Kosmos. Wie er lebte und wirkte sie ausgesprochen zukunftsorientiert, mit erstaunlichen Aufbau- und Willenskräften, und einem oft ungeheuren Tempo. Bereits über das Kind Ita Wegman, das in Indonesien (Java) aufwuchs, und den gemeinsamen Schulweg in einer Pferdekutsche schrieb ihre Schwester Charlien: «Das war etwas für Ita; oft nahm sie die Zügel in die Hand und wollte dann weiter neben dem Kutscher vorne sitzen. Vor allem, wenn dieser etwas langsam fuhr und andere an uns vorbeifuhren, stieg Ita meist nach vorne und übernahm die Führung. Der Kutscher musste neben ihr sitzen und in großem Tempo ging es weiter.»[3] Rudolf Hauschka, der seine Kindheit unter anderen Umständen im mitteleuropäischen Wien verbrachte, hielt über seinen eigenen Schulweg fest: «Bei schlechtem Wetter bekam ich fünf Kreuzer für die Straßenbahn. Das war damals eine Pferdebahn. Es gab zweispännige und einspännige Garnituren. Ich war wählerisch und wollte nur mit einem feurigen Zweigespann fahren. Da musste ich oft lange warten …»[4]

Mein Dank für die geleistete Hilfe beim Zustandekommen des Buches gilt insbesondere Dr. Ulrich Meyer und seinen Mitarbeitern von der Wala – sowie Gunhild Pörksen vom Ita Wegman Archiv.

Ita Wegman Institut
Arlesheim, August 2010

Peter Selg

I.

Rudolf Hauschka am Klinisch-Therapeutischen Institut in Arlesheim

Die Klinikgemeinschaft, vereint durch das gemeinsame Ziel, aber aus sehr differenzierten Persönlichkeiten bestehend, war eine mit sich selbst und ihren Aufgaben ringende.

Rudolf Hauschka[5]

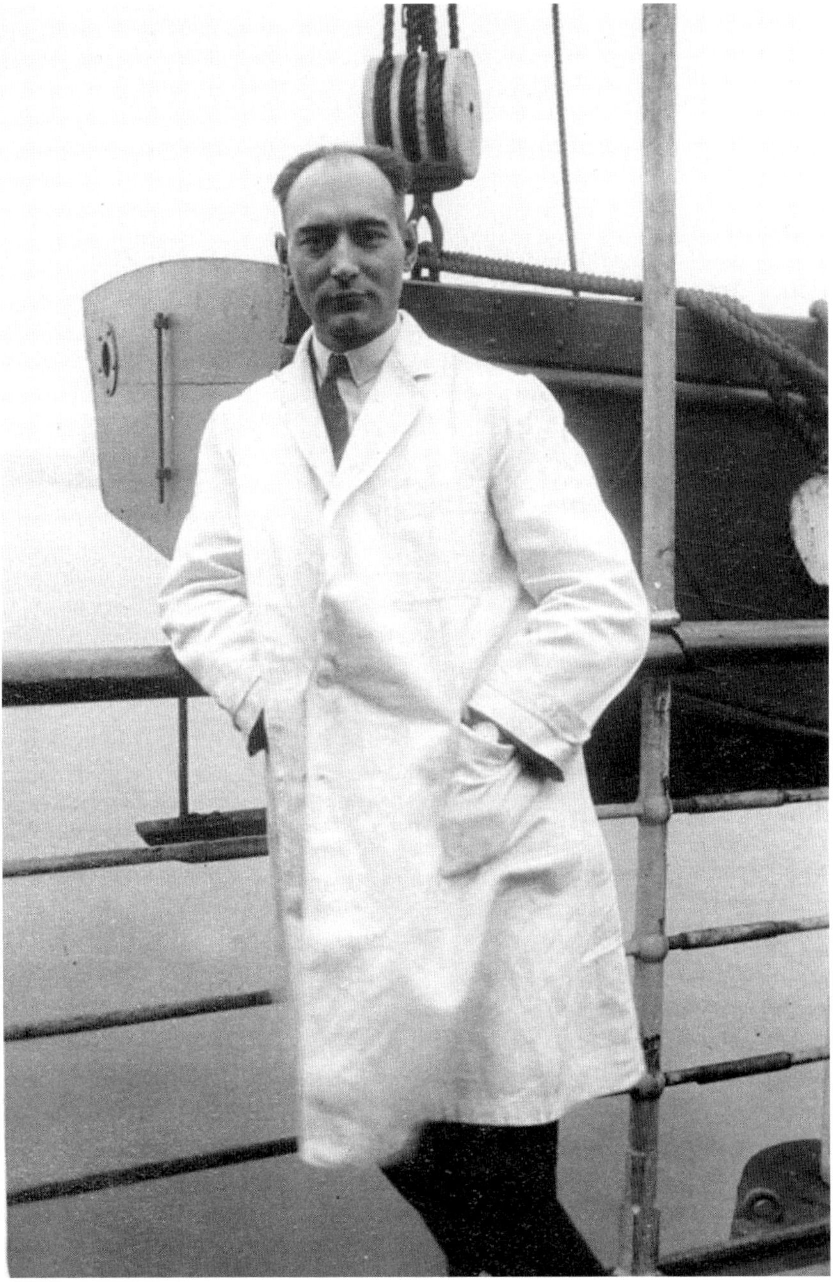

Abb. 1: Rudolf Hauschka am Geländer der «Istar». London, 1928

1.
Die verspätete Ankunft

Als der Chemiker Dr. Rudolf Hauschka im Februar 1929 seine Arbeit am Klinisch-Therapeutischen Institut in Arlesheim unter Leitung Ita Wegmans begann, war er 37 Jahre alt – in der Zeit seines zweiten «Mondknotens», einer bekannten biographischen Zäsur und Umbruchsperiode.[6] Auch Rudolf Hauschkas Leben wandelte sich zu Beginn des Jahres 1929 eindrucksvoll und nachhaltig – und er fand in Arlesheim zu der Aufgabe, die seine Zukunft bestimmte. Bereits über viereinhalb Jahre zuvor, im Sommer 1924, hatte ihn Rudolf Steiner dazu eingeladen, an der Heilmittelherstellung in Arlesheim mitzuwirken, was jedoch damals nicht zustande kam. Als Hauschka 1929 in Arlesheim anfing, lebte der geistige Lehrer nicht mehr. Die von ihm begründete anthroposophisch erweiterte Medizin und Pharmazie aber entwickelten sich fort, in die Zukunft des 20. Jahrhunderts hinein, seinen Gefahren und Chancen.

Rudolf Hauschka war am 6. November 1891 – drei Jahrzehnte nach Rudolf Steiner – zur Welt gekommen und in Wien groß geworden, als Sohn eines Galvaniseurs und Enkel eines Schmieds. Er hatte bereits zu Schulzeiten eine besondere Nähe zur Chemie und zur Welt der Substanzen entwickelt, ein «persönliches Verhältnis» zu ihnen («Ich erlebte die Stoffe wie Intelligenzen, die zu beobachten ich mich mit Ehrfurcht näherte»[7]). Künstlerisch hoch begabt – mit bemerkenswerten zeichnerisch-malerischen Fähigkeiten[8], aber auch einer tiefen Beziehung zur Musik –, hatte er sich früh der Mathematik und den Naturwissenschaften verschrieben, insbesondere der organischen Chemie, die sein Studium an der Technischen Hochschule Wiens bestimmte, auch in ihren medizinischen Implikationen («Ich hörte physiologische Chemie, Pharmakologie, Agrikulturchemie, später auch Anatomie und Physiologie.»[9]) Weiter liebte Hauschka die Farbenchemie, die eine direkte Brücke zur künstlerischen Seite seines Wesens bildete und noch einen Teil seiner Dissertation ausmachte, die er 1914, kurz vor Ausbruch des Ersten Weltkriegs, abschloss. Die Anthroposophie, der beginnende Bau des Goetheanum in Dornach bei Basel und alles damit Verbundene standen Hauschka zu diesem Zeitpunkt noch fern, obwohl er erste Anthroposophen in Wien traf, darunter den jungen Sprachwissenschaftler Karl Schubert, der ihn beeindruckte.[10] Seiner Autobiographie zufolge arbeitete Hauschka dann kurzzeitig am Universitätsinstitut für «Gerichtliche Medizin» und an der psychiatrischen Forschungsstelle von Rudolf Allers (unter Emil Kraepelin) an der Universitätsklinik München ehe er zum Militärdienst einberufen, an die Front und schließlich ans Kriegsministerium von Wien kam. Noch zu Kriegszeiten heiratete er Marianne Nagl, die im Wiener Lehrerinnenseminar studiert hatte und mit der er seit längerem befreundet war («wir begegneten einander in unseren geistigen Interessen»[11]) – bereits 1916, in Hauschkas 25. Lebensjahr, wurde er Vater von Zwillingen, die im siebten Monat als Frühgeburten zur Welt kamen und von denen nur die Tochter Walburga überlebte.

Nach Ende des Weltkriegs und dem Zusammenbruch der Doppelmonarchie von Österreich-Ungarn bekam Rudolf Hauschka – ohne vorhergehende Berufserfahrung – den Posten eines Chefchemikers bei der «Pharmazeutischen Industrie A.G. Klosterneuburg», wo er insbesondere im Bereich der Synthese organischer Verbindungen tätig war. Zusammen mit seinem Freund Hans Truttwin veröffentlichte er bald (1920) zwei chemische Nachschlagewerke – zur Farbenchemie und zur kosmetischen Chemie –, während er der Arzneimittelproduktion des Unternehmens nach eigenen Aussagen kritisch gegenüberstand: «Meine Skepsis gegenüber solcherart hergestellten ‹Heilmitteln› wuchs von Tag zu Tag. Prinzipielle Fragen über Heilmittel und ihre Herstellung begannen mich zu interessieren.»[12] Vertretungsweise leitete Hauschka die «Galenische Abteilung» des Unternehmens in Klosterneuburg und erhielt in Vieles Einblick – «da hatte ich im Großbetrieb Extrakte aus Drogen, Tinkturen, Salben, Pflaster, Suppositorien und Tabletten herzustellen.»[13]

Zu dieser Zeit, am Ende seines vierten Lebensjahrsiebtes, traf Rudolf Hauschka erneut auf Anhänger der Geisteswissenschaft Rudolf Steiners, blieb jedoch nach wie vor distanziert.[14] Schließlich verließ er mit seiner Frau und den mittlerweile zwei Kindern – 1921 war die Tochter Annemarie Friederike («Friedl») geboren worden – seine österreichische Heimat und wurde in Deutschland beruflich tätig. Beim Umbau der Mannesmann-Motorenwerke in Köln-Westhoven zu einem chemischen Großbetrieb – mit einem Werk für Farben und Zwischenprodukte – fand er qualifizierte Arbeit; dann jedoch traf die Nachkriegsinflation und das ökonomische Desaster der Weimarer Republik das Unternehmen. Mitte 1923, nach der französischen Besetzung des Ruhrgebietes und dem anhaltenden wirtschaftlichen Niedergang, wurde Hauschka entlassen – und machte sich unter schwierigen

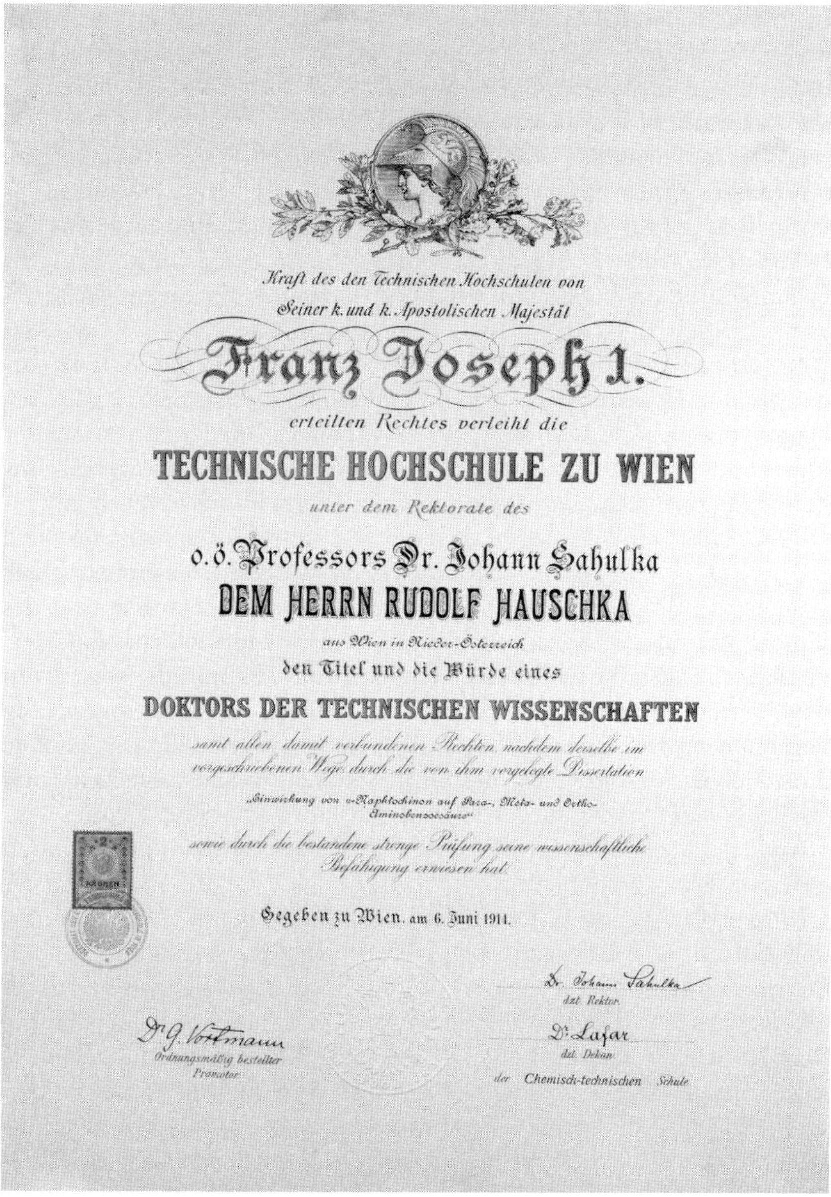

Kraft des den Technischen Hochschulen von
Seiner k. und k. Apostolischen Majestät
Franz Joseph I.
erteilten Rechtes verleiht die
TECHNISCHE HOCHSCHULE ZU WIEN
unter dem Rektorate des
o. ö. Professors Dr. Johann Sahulka
DEM HERRN RUDOLF HAUSCHKA
aus Wien in Nieder-Österreich
den Titel und die Würde eines
DOKTORS DER TECHNISCHEN WISSENSCHAFTEN
samt allen damit verbundenen Rechten, nachdem derselbe im
vorgeschriebenen Wege durch die von ihm vorgelegte Dissertation
„Einwirkung von α-Naphtochinon auf Para-, Meta- und Ortho-
Aminobenzoesäure"
sowie durch die bestandene strenge Prüfung seine wissenschaftliche
Befähigung erwiesen hat.

Gegeben zu Wien, am 6. Juni 1914.

Dr. Johann Sahulka
dzt. Rektor.

Dr. G. Vortmann
Ordnungsmäßig bestellter
Promotor

Dr. Lafar
dzt. Dekan
der Chemisch-technischen Schule

Abb. 2: Promotionsurkunde der Technischen Hochschule, 6. Juni 1914

Umständen selbständig. Im September 1923 begann er in einem gepachteten Wellblechschuppen von Köln-Porz seine «Chemische Fabrik Dr. R. Hauschka GmbH», die anfänglich essigsaure Tonerde, später aber auch Saatbeizmittel, synthetisches Lanolin und einzelne Phytopharmaka herstellte. *«Das alles reichte eben aus, uns vor dem Verhungern zu bewahren.»*[15]

Zu dieser Zeit, in seinem 33. Lebensjahr, traf Rudolf Hauschka zum dritten Mal auf die Anthroposophie und reagierte anders. Aus Gründen, die er in seiner autobiographischen Darstellung nicht näher beschrieb, entschieden sich Hauschka und seine Frau Marianne, ihre siebenjährige, gesundheitlich labile Tochter Walburga in der Kölner «Neuwachtschule» einzuschulen, der ersten, 1921 eröffneten Waldorfschule der Stadt im «Neuwachthaus» in der Drususgasse 5/7. Das Haus gehörte dem Kunsthändler Wilhelm Goyert, einem bemerkenswerten Anthroposophen und Weltmann, der neben Schulzimmern dort auch Ausstellungsräume für die «Galerie Goyert», eine Bibliothek, Vortragssäle und eine Privatwohnung einrichten ließ. Über seine Begegnung mit der Anthroposophie im Kontext der Schule schrieb Hauschka später: «Der freundschaftliche Kontakt, den ich zur Lehrerin meiner Tochter, Frau Ebersold-Förster, gewann, erweckte in meiner Seele die Erinnerung – wie mir schien – an längst Gewusstes. Die Anthroposophie, die sie mir brachte, glaubte ich schon in früheren Zeiten einmal erlebt zu haben. Die Worte, die sie fand, waren nicht nur Worte, sondern Weltenkräfte, die mich anknüpften an vorgeburtlich Erlebtes. Ich fand mit einemmal den Zugang zur Welt Rudolf Steiners. [...] Die Mission der Wandlung erblickte ich als meine Erdenaufgabe, die Wandlung meiner selbst, die Wandlung der Natur und der Erde.»[16] Neben Antonia Ebersold-Förster wurden Wilhelm Goyert und die um ihn versammelten anthroposophischen Freunde für Hauschka wichtig. Goyert stammte aus dem Ruhrgebiet, dem «Land der Arbeit», und verfügte über bemerkenswerte Fähigkeiten sowie eine große persönliche Ausstrahlung. Die bei ihm und in seinem Kreis erlebbare anthroposophische Geisteswissenschaft hatte Format, Stil und Geist – sie wies auch Sozialbewusstsein und Öffentlichkeit in gutem Sinne vor. Rudolf Steiner hatte in den zurückliegenden Jahren bei Vortragsbesuchen in Köln stets bei Goyert übernachtet, im Haus mit den vier Kindern. Auch zu Ita Wegman entwickelten Wilhelm und Gertrud Goyert eine intensive Beziehung, insbesondere durch das Schicksal ihrer Tochter Ingeborg,

Chemische Fabrik
Dr. Rud. Hauschka G.m.b.H.
Köln-Westhoven.

Lanolinum anhydr. synth.

ist eine nach patentiertem Verfahren hergestellte Salbengrundlage, die vor Lanolin (adeps lanae), Vaselin, Paraffin und anderen Salbengrundlagen bedeutende Vorzüge aufweist:

1. Lanolin anhydr. synth. ist aus **pflanzlichen** Rohstoffen hergestellt.
2. Es nimmt über 100% seines eigenen Gewichtes an Wasser oder wässerigen Arzneilösungen auf und bildet damit eine haltbare, gelblichweiße und homogene Creme.
3. Es hält alle Proben, die das Deutsche Arzneibuch für Lanolin (adeps lanae) vorschreibt, mit Ausnahme der Säureprobe, herrührend von dem Gehalt an hochmolekularen Pflanzensäuren, die ihrer heilkräftigen Wirkung wegen nicht entfernt werden sollten. Es hat jedoch vor Japanwachs, Bienenwachs etc., welche ähnliche Säuren enthalten, die unter den anderen Punkten bezeichneten Vorteile voraus.
4. Lanolinum anhydr. synth. haftet nicht nur auf trockener Haut, sondern auch auf feuchter Schleimhaut und wird gut resorbiert. Es wird von der empfindlichsten Schleimhaut gut und ohne jegliche Reizwirkung vertragen.
5. Es ist unbegrenzt haltbar und wird **nicht ranzig**.
6. Es hat an und für sich einen erfrischenden natürlichen Geruch, im Gegensatz zum lästigen Schweißgeruch der natürlichen Lanolin (adeps lanae).
7. Es besitzt eine hervorragende Heilwirkung bei aufgesprungener Haut und bei Ekzemen und läßt sich auch ohne jegliche Zutat sehr vielseitig verwenden.
8. Es ist **wesentlich** billiger als die sonst üblichen Salbengrundlagen.

Die oben angeführten Eigenschaften und Vorteile der Lanolin anhydr. synth. sind durch Atteste von Kliniken, Krankenhäusern und aus der ärztlichen Praxis belegt, auf Grund deren die Aufnahme unseres Produktes in das Deutsche Arzneibuch in Aussicht genommen ist.

Abb. 3: «Lanolinum anhydr. syth.»

die Pfingsten 1922 – achtjährig – an einer Kinderlähmung erkrankt war und der sich Rudolf Steiner und Ita Wegman persönlich annahmen.[17]

*

Ende 1923, als Rudolf Hauschka in Köln erstmals in die Anthroposophie und in die Welt der Oberuferer Weihnachtsspiele eintauchte, nahm Wilhelm Rudolf Goyert an der Weihnachtstagung der Allgemeinen Anthroposophischen Gesellschaft teil. Er erlebte die spirituelle Grundsteinlegung des von Rudolf Steiner neubegründeten Sozialzusammenhangs, den Beginn der Dornacher Hochschule für Geisteswissenschaft, die Übergabe der Medizinischen Sektion an Ita Wegman und vieles, was damit in Zusammenhang stand. Goyert berichtete davon in Köln im anthroposophischen Arbeitskreis – in den Kreis seiner Familie trug er dagegen die Nachricht, dass Ingeborg auf Wunsch Rudolf Steiner noch im Januar 1924 in das Klinisch-Therapeutische Institut Ita Wegmans in Arlesheim aufgenommen werden sollte, was dann auch geschah.

Ebenfalls im Januar 1924 schrieb Rudolf Hauschka nach Dornach und erbat die Mitgliedschaft in der Allgemeinen Anthroposophischen Gesellschaft. Bereits im Juli – sehr wahrscheinlich nach der Arnheimer Tagung und der persönlichen Begegnung mit Rudolf Steiner – wurde er auch in die «Erste Klasse» der Dornacher Hochschule aufgenommen, entgegen dem Brauch einer zweijährigen Mitgliedschaft bzw. einen längeren Anthroposophie-Studium, das dem Eintritt in die «esoterische Schule des Goetheanum» (mit esoterisch-mantrischen Stunden[18]) vorausgehen sollte.[19]

Durch seine rasche und klare Entschiedenheit, sich im Januar 1924 mit dem Schicksal der Allgemeinen Anthroposophischen Gesellschaft zu verbinden, hatte Rudolf Hauschka ein halbes Jahr später – im Juli 1924 – die Möglichkeit, an einer der bedeutendsten Tagungen in der Geschichte der anthroposophischen Bewegung und Gesellschaft teilzunehmen, die im holländischen Arnheim stattfand.[20] Hauschka war entschlossen, dorthin zu gelangen und Rudolf Steiner zu hören, allen äußeren – durch die französische Besatzung bedingten – Hindernissen zum Trotz («Verkehrssperren, Zollinien und Schikanen»). «Ich schiffte mich auf einem Rheinfrachter ein, der ohne Stopp von Köln nach Holland fuhr.»[21]

Rudolf Steiner hielt in Arnheim in der Zeit vom 17. bis zum 25. Juli

Dr. Rudolf Hauschka

ERLEDIGT

Ich bitte um die Aufnahme in die 1. Klasse der fr. Hochschule für Geisteswissenschaft.

1924

Abb. 4: Rudolf Hauschka: Antrag auf Aufnahme in die Dornacher Hochschule, 1924

neun pädagogische Vorträge, die ihren Ausgangspunkt von eindrucksvollen Schicksalsbetrachtungen zu Goethe und Schiller nahmen («Der pädagogische Wert der Menschenerkenntnis und der Kulturwert der Pädagogik»); er hielt drei Karmavorträge, zwei esoterische Klassenstunden, drei medizinische Vorträge («Was kann die Heilkunst durch eine geisteswissenschaftliche Betrachtung gewinnen?») und eine Jugend-Ansprache, die von Karl Schubert mitgeschrieben wurde und in den Herzen der Zuhörenden noch Jahrzehnte später nachklang. Die Fülle der in diesen Arnheimer Tagen von Steiner eröffneten geistigen Gesichtspunkte und die entschiedene Willens-Kraft, mit der er sprach, aber auch in den Seelen der Anthroposophen aufzurufen suchte – um die drängenden Zivilisationsaufgaben angehen und lösen zu können –, war überwältigend.

Rudolf Hauschka kam zum rechten Zeitpunkt, in umschriebener geschichtlicher Stunde. «Arnheim» – mit der Kölner Vorbereitung – markierte seinen Weg in die Anthroposophie und zu seiner Lebensaufgabe, seinen eigenen Beitrag zur geisteswissenschaftlich erweiterten Heilkunst, den er in den folgenden 45 Lebensjahren leisten sollte. Rudolf Hauschka war seit seiner Jugendzeit ein begeisterter Kämpfer gewesen, der sich mit außerordentlichem Elan für die Bearbeitung von Erkenntnisproblemen und Aufgaben einsetzte, die sich auf seinem Weg stellten. Lange Zeit aber hatte ihm der große, tragende und zukunftsweisende Inhalt seines Strebens gefehlt. In Arnheim erlebte er nun, im Juli 1924, Rudolf Steiner als geistigen Lehrer in den Karmavorträgen sowie als hochbefähigten Pädagogen und Gestalter einer neuen Medizin – in dichten Umrissskizzen von Zivilisationsaufgaben und Arbeitsmethoden, die mit Hilfe der Anthroposophie praktizierbar waren, sofern die Einzelnen ihren vollen Willen, im Überwinden alles Bürgerlich-Bequemen, zum Einsatz brachten. In seiner Arnheimer Jugendansprache hörte Hauschka Steiner sagen:

> Wir brauchen heute wirklich eine Überwindung des in sich Klebenden, des Müden. […] Wir haben es nötig, wirklich in Begeisterung zu kommen. Begeisterung wird alles machen. Dann wird das Wort einen Sinn haben: *Begeisterung trägt den Geist in sich.* — Das ist etwas, was sehr natürlich ist. Enthusiasmus braucht man. Enthusiasmus trägt den Gott in sich. Da ist der Gott im Worte. Innerlich zusammenwachsen mit der Flamme, die sich heute

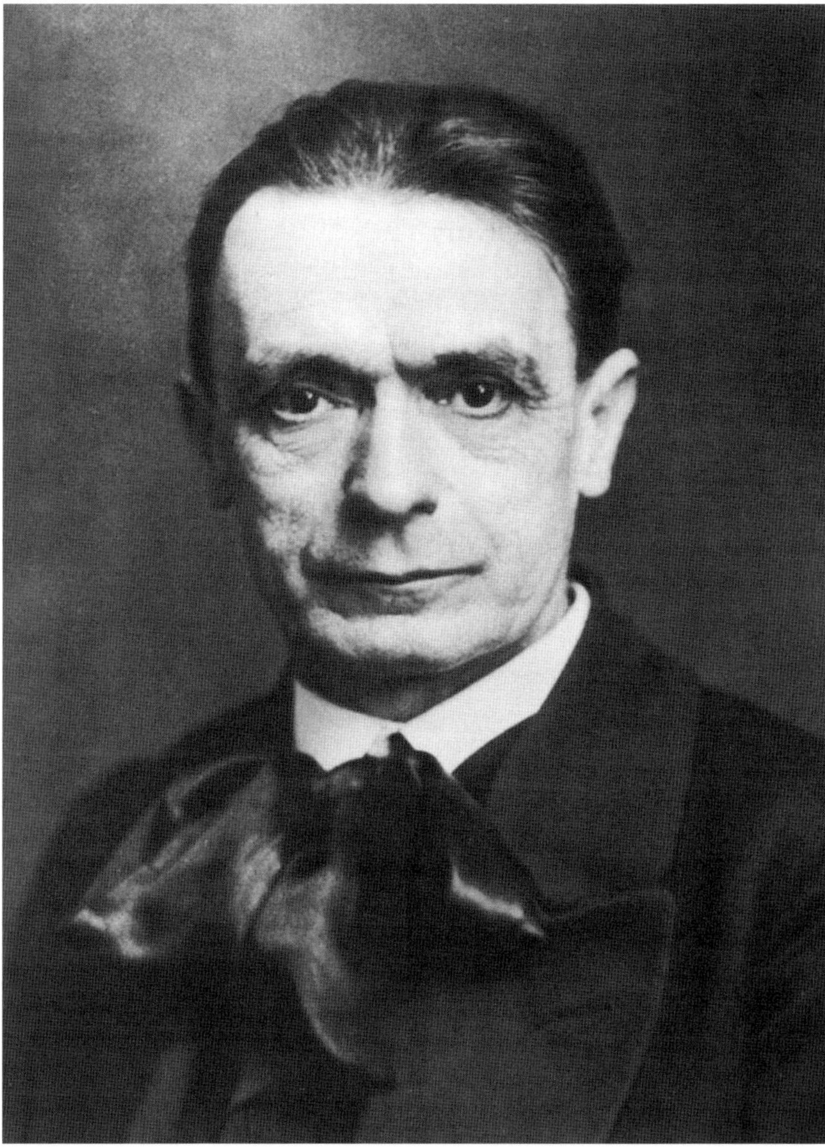

Abb. 5: Dr. phil. Rudolf Steiner (1861 – 1925)

> entzündet, auf dass die Michael-Impulse verwirklicht werden! Ohne dass Flammen da sind, können sie nicht verwirklicht werden. Aber um durchflammt zu leben und zu arbeiten, dazu ist notwendig, dass man selber Flamme wird. Nur die Flamme wird von der Flamme nicht verzehrt. Wenn wir so fühlen können, dass wir Flammen werden, die von den Flammen nicht verbrannt werden, dann können wir ruhig die physischen Herzen als leere Beutel zurücklassen, denn wir haben das ätherische Herz, das verstehen wird, dass die Menschheit in ein neues Zeitalter hineinrückt: in das Leben der Geistigkeit.[22]

Wie weit und konkret die anthroposophischen Erkenntnisse auf medizinischem Feld zu diesem Zeitpunkt bereits gediehen waren, erfuhr Rudolf Hauschka am 17., 21. und 24. Juli, als Rudolf Steiner in Arnheim vor Ärzten und spezifisch Interessierten sprach. Steiner schilderte geisteswissenschaftliche Forschungswege, die zu einem vertieften Verständnis des menschlichen Organismus in Gesundheit, Krankheit und Heilung führen, und umriss dabei die innere Schulung als Voraussetzung für ein wirkliches Eindringen in das Feld der Heilkunst. Er sprach über die wirkenden Kräfte und Kräftepolaritäten im menschlichen Leib, über die Prinzipien seines Auf- und Abbaus und seiner Funktionalität (im Sinne der physiologischen Dreigliederung und der in ihr wirkenden Wesensglieder), schließlich über Wege des Erkrankens und Heilens, unter Thematisierung ausgewählter Heilsubstanzen und -präparate. Die Substanzschilderungen Steiners in Arnheim waren ebenso prägnant wie verblüffend – nie zuvor hatte Hauschka in dieser Weise vom bewegten, prozessualen *Leben* der Substanzen im menschlichen Leib (und in der Außenwelt) gehört, von der konkreten Substanzbildung in umschriebenen Bezirken des Leibes («Und während für das Stoffwechselsystem die *Erzeugung* von Kohlensäure das Wesentliche ist, ist für das Nerven-Sinnessystem die Erzeugung von Kieselsäure im Menschen ein Wesentliches.»[23]) und von einer exakten Ratio im therapeutischen Einsatz von Stoffen und Prozessen, Heilpflanzen und Mineralien. – Wiederholt erwähnte Rudolf Steiner in seinen drei medizinischen Vorträgen von Arnheim Dr. Ita Wegman, seine «liebe Mitarbeiterin»[24], und ihre Arlesheimer Klinik, das «Klinisch-Therapeutische Institut», das als «Heilstätte» der «Erkenntnisstätte» der Dornacher Hochschule assoziiert sei[25]. Auch kündigte Steiner das baldige Erscheinen eines gemein-

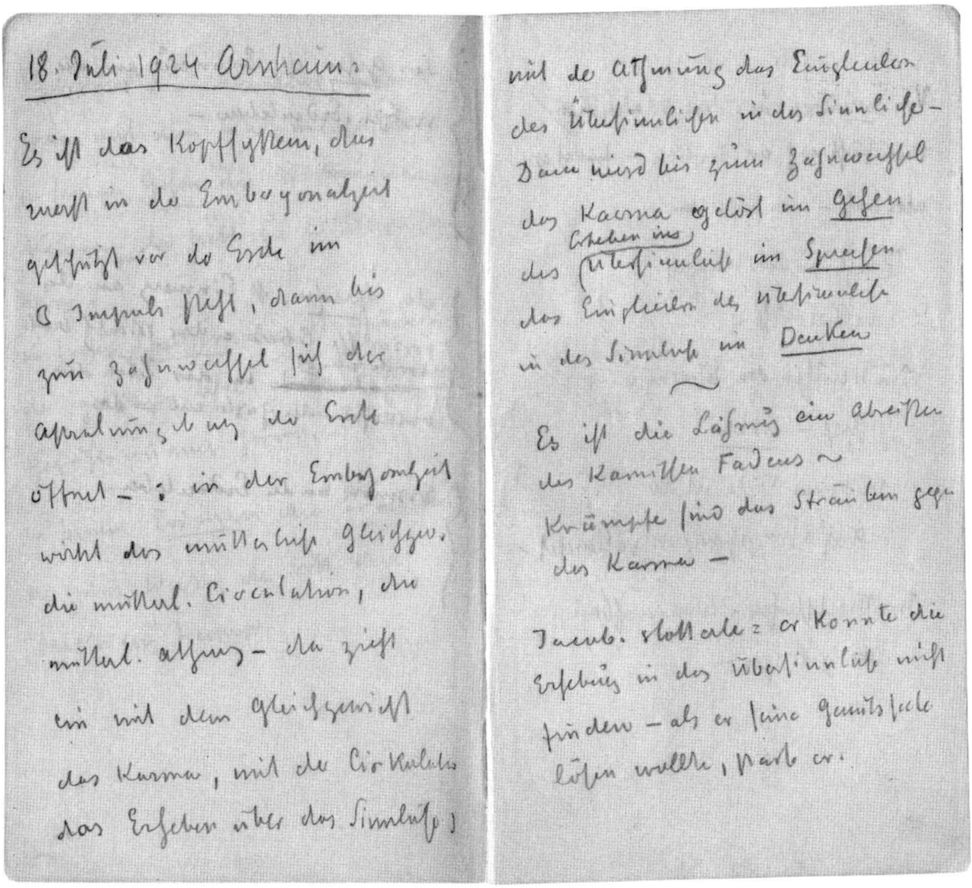

18. Juli 1924 Arnheim:
Es ist das Kopfsystem, das
zuerst in der Embryonalzeit
geschützt vor der Erde im
d Impulse steht, dann bis
zum Zahnwechsel sich der
Offenbarung, bis zu der Erde
öffnet — ; in der Embryonalzeit
wirkt das mütterliche Gleichgew.
die mittl. Circulation, die
mittel. Athmung — da zieht
ein mit dem Gleichgewicht
das Karma, mit der Circulation
das Erleben über das Sinnliche;

mit der Athmung das Einfließen
des Übersinnlichen in das Sinnliche —
Dann wird bis zum Zahnwechsel
das Karma gelöst im Gehen
das Erleben ins Übersinnliche im Sprechen
das Einfließen des Übersinnlichen
in das Sinnliche im Denken
~
Es ist die Lösung ein Abreißen
des Karmischen Fadens ~
Krämpfe sind das Sträuben gegen
das Karma —

Jacob. stotterte: er konnte die
Erlebnis in das Übersinnliche nicht
finden — als er seine Gemütsseele
lösen wollte, starb er.

Abb. 6: Rudolf Steiner, Notizbucheintrag. Arnheim, 18. Juli 1924

sam mit Ita Wegman verfassten medizinischen Lehrbuches an und sagte am Ende seines zweiten medizinischen Vortrages über die notwendige Ergänzung der kontemporären Naturwissenschaft durch geistige Erkenntnis:

> Dann erst, wenn das verstanden wird, wird die Heilkunst auf ihrem richtigen Boden stehen. Denn die Heilkunst hat mit dem Menschen zu tun. Der Mensch ist ein Wesen, das sich gliedert nach Leib, Seele und Geist. Eine wirkliche Medizin kann nur bestehen, wenn sie auch eindringt in eine Erkenntnis des Menschen nach Leib, Seele und Geist.[26]

*

Rudolf Hauschka begegnete Rudolf Steiner auf der Arnheimer Tagung wiederholt und führte kurze, aber inhaltsreiche Gespräche mit ihm. Er berichtete später, er habe Steiner dabei unter anderem gefragt, was das Leben sei – auf seine Frage nach dem Urphänomen des Lebendigen, die ihn seit seiner Jugend beschäftigte, hatte er nie eine weiterführende Antwort erhalten, weder im der Oberstufe seines Gymnasiums noch an der Technischen Hochschule. – «*Studieren Sie die Rhythmen, Rhythmus trägt Leben*», sagte ihm Steiner nun in Arnheim[27], in einer prägnanten und wegweisenden Wendung, die Hauschka nie mehr vergaß. Steiners Antwort gewann bereits im Kontext der Arnheimer Konferenz von Tag zu Tag an Deutlichkeit und Gewicht – von der Zeit- und Rhythmusfrage waren vieler seiner Darstellungen durchwirkt.[28] – Auch von seinen bisherigen Arbeiten konnte Rudolf Hauschka Steiner im Verlauf der Begegnungen kurz berichten. Er hatte Muster seiner Präparate mitgebracht und zeigte Steiner zumindest eine Salbe auf Lärchenharzgrundlage («Lanolinum anhydr. synth.»), die von Hautärzten – mit Einschluss der Kölner Universitätsklinik – sehr geschätzt und positiv begutachtet worden war[29]:

> Rudolf Steiner prüfte die Qualität sehr aufmerksam auf dem Handrücken und sagte dann «sehr gut» – aber es fehle noch das I-Tüpfelchen und dies wolle er mir geben, wenn wir uns in Arlesheim-Dornach wiedersehen würden.[30]

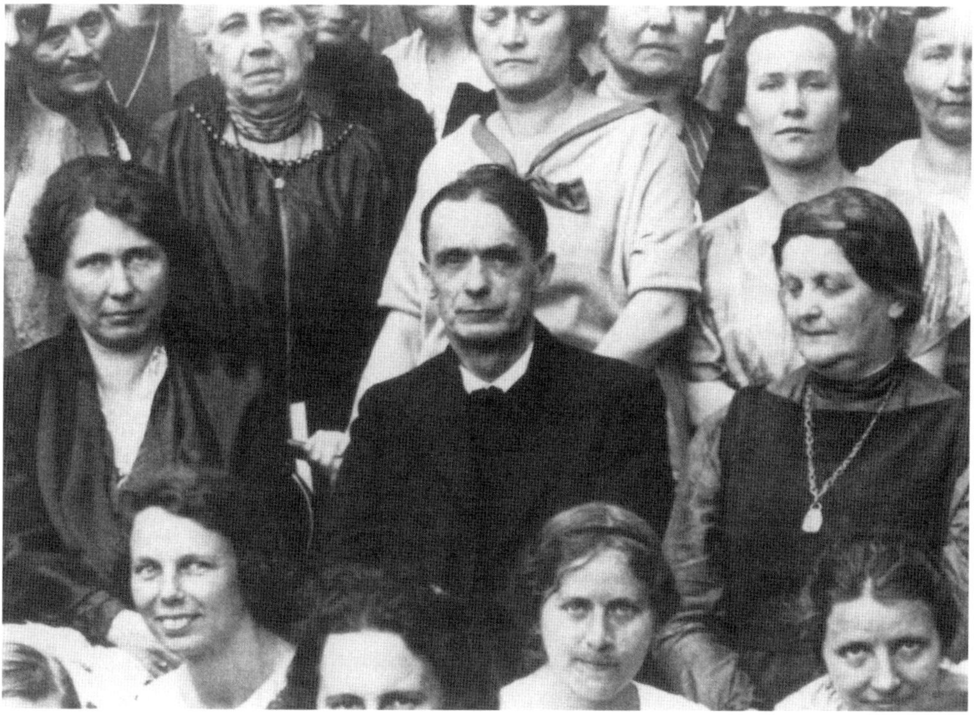

Abb. 7: Rudolf Steiner in Arnheim. Juli, 1924

Auch mit Ita Wegman sprach Rudolf Hauschka in Arnheim – von beiden (Steiner und Wegman) wurde er eingeladen, am Klinisch-Therapeutischen Institut in Arlesheim und seiner assoziierten Heilmittelabteilung (der ILAG und späteren «Weleda») in naher Zukunft mitzuarbeiten.

Wie Dr. Ita Wegman, die zu diesem Zeitpunkt 48 Jahre alt war, in Arnheim auf ihn wirkte, hat Rudolf Hauschka nicht in schriftlicher Weise überliefert. Ihre Ausstrahlung an Steiners Seite – als eigenständige Individualität von großem Format – aber wird ihm nicht entgangen sein. Auch für Wegman waren diese Tage von lebensgeschichtlicher Bedeutung, insbesondere durch Steiners Michaels-Darstellungen in den Karmavorträgen, die eine tiefe Schicht im Schicksal der anthroposophischen Bewegung beleuchteten und eine enorme Zukunftsbedeutung hatten.[31] Es waren Tage, in denen Wesentlichstes geschah, das nur mühsam – oder nicht – in Worte gefasst werden konnte.

Anders als Hauschka wusste Ita Wegman dabei von Steiners schwer geschwächter Kräftekonstitution und lebte in großer Sorge um ihn. Am Tage des zweiten medizinischen Vortrages von Arnheim schrieb sie an ihre Kollegin Hilma Walter in der Klinik: «Ich freue mich, dass alles gut geht, hoffentlich bleibt es so; bin froh, dass alles bald vorüber ist. Es sind immer Aufregungen.»[32] Deutlicher hielt der Arzt Willem Zeylmans van Emmichoven in seinen Erinnerungen an Arnheim fest: «Während dieser Tagung war nicht mehr zu verkennen, wie krank Rudolf Steiner war. Wenn andere vortrugen – Dr. Schubert, Dr. von Baravalle, van Bemmelen, Stibbe und ich im Rahmen der Pädagogik –, war es herzbedrückend zu sehen, wie erschöpft er schien; auch bemerkte ich voll Schrecken, wie abgemagert er war. Allerdings stellte sich dann jedesmal heraus, dass seiner Aufmerksamkeit trotz aller Müdigkeit nichts entgangen war, und als er dann auf dem Podium stand, war er sprühend wie immer, begeistert, voll Leben – man konnte nicht fassen, dass dies der gleiche Mensch sein sollte. Man musste den Eindruck haben, dass man vor sich sah, worüber er sprach: die Flamme, die den Leib verzehrte.»[33]

*

Bald darauf, sehr wahrscheinlich in der zweiten Septemberhälfte des Jahres 1924, war Rudolf Hauschka für einige Zeit in Arlesheim. Seine achtjährige Tochter Walburga, die seit ihrer Frühgeburt im siebten Monat konstitutionell schwächlich war und u.a. unter rezidivierenden Brochitiden litt, wurde im Klinisch-Therapeutischen Institut behandelt, wo sie auch von Rudolf Steiner gesehen wurde, der diagnostische wie therapeutische Ratschläge erteilte.[34] Der Heilungserfolg war eindrucksvoll und anhaltend – Walburga Hauschka entwickelte sich hervorragend weiter und erkrankte nie wieder an einer Bronchitis. Auch Ingeborg Goyert, die Hauschka in Arlesheim wiedersah, ging es bei Ita Wegman und ihren Kollegen gut. – Die Gespräche über eine künftige Mitarbeit Rudolf Hauschkas in der Arlesheimer Heimittelentwicklung und -fabrikation, d.h. im Kontext der «ILAG» (Internationale Laboratorien A.G.), gestalteten sich dagegen kompliziert und scheiterten schließlich. Ita Wegman war hier nicht alleine entscheidungsbefugt, im Gegenteil – möglicherweise knüpfte Hauschka, der bisher selbstverantwortlicher Unternehmer gewesen war, seine mögliche Mitarbeit auch an Bedingungen, die für die ILAG-Verantwortlichen unerfüllbar waren. Darüber hinaus war mit Dr. Oskar Schmiedel ein promovierter Chemiker und seit Jahren mit Steiner zusammenarbeitender Pharmazeut vor Ort[35] – und Arlesheim war klein.

Dem in Wien ansässigen holländischen Großkaufmann Josef van Leer, der seit dem Dezember 1923 Präsident des Verwaltungsrates der ILAG war und seit Juli 1924 die ökonomische Hauptverantwortung für die Aktiengesellschaft trug, aber legte Rudolf Steiner zumindest nahe, den Betrieb von Hauschka der ILAG zu assoziieren. Mit Steiner selbst konnte Rudolf Hauschka im September in Dornach und Arlesheim nicht mehr sprechen – der Lehrer hielt in diesen Wochen bis zu fünf Fachvorträge pro Tag und führte Hunderte von Einzelgesprächen, trotz seiner großen Erschöpfung. Hauschka drängte sich nicht vor; der letzte Vortrag, den er von Rudolf Steiner hörte, fand am 28. September 1924, dem Vor-Michaelstag statt, und hatte in seiner «Michael-Weihestimmung» vermächtnishaften Charakter. Dem von Rudolf Steiner thematisierten «Einströmen der Michael-Kraft» in das «geistige Geschehen auf Erden» wollte Hauschka durch seine Arbeit dienen – er wollte Mithelfer an demjenigen werden, «was im Michael-Sinne durch Anthroposophie in der Erdenentwickelung sich geltend machen soll»[36]. *«Michaels Welt ist diejenige, die im Rhythmus sich offenbart»*, schrieb Rudolf Steiner wenige Monate später auf seinem Krankenlager, im Januar 1925.[37]

Auch die angestrebte Verbindung von Hauschkas Kölner Firma, der «Chemischen Fabrik Dr. R. Hauschka GmbH», mit der ILAG scheiterte bald darauf. Van Leer war ein erfahrener Geschäftsmann – und Hauschka verschwieg nicht, dass ihm zuletzt der Bankkredit gekündigt und die Produktion eingestellt worden war. Er hatte ursprünglich (im Juli 1924) nur sein «Lanolin»-Patent Steiner/Wegman bzw. der ILAG angeboten, möglicherweise, weil er den Gesamtbetrieb selbst nicht für erhaltenswert hielt. Dennoch hatte Steiner van Leer die assoziative Verbindung oder Übernahme des Unternehmens durch die Aktiengesellschaft nahegelegt.[38] So verhandelte Hauschka nach seinem Weggang von Arlesheim und Dornach mit van Leer weiter, übersandte ihm – und Ita Wegman – ein Exposé des Unternehmens sowie Präparatmuster seiner bisherigen Produktionen. Am 24. Oktober unterrichtete er Wegman über den Stand seiner Verhandlungen und bat sie angelegentlich um einige Bemerkungen zum «Wert oder Unwert» der zugeschickten Präparate. Ob Ita Wegman darauf antwortete, ist nicht bekannt und nicht unbedingt wahrscheinlich – sie hatte in diesen Wochen durch die schwere Erkrankung Dr. Steiners anderes zu tun, als Hauschkas «Allophyllin» (zur Anregung der Darmperistaltik), «Alkurin» (gegen Ischias-Neuralgien), «Alod» (gegen Grippe) und andere Mittel erproben zu lassen, die allesamt seiner voranthroposophischen Zeit entstammten.

Am 26. Oktober 1924 teilte Josef van Leer Hauschka brieflich mit, dass er die festgefahrenen Verhandlungen beenden wolle, was diesen enttäuschte. Er schrieb van Leer am selben Tag: «Mit Bedauern muss ich daraus ersehen, dass Sie es nicht vermögen, sich in dieser Materie zurechtzufinden. Ihre Ausführungen auf meine, wie ich glaube, klaren und unzweideutigen Darlegungen vom 12.ds. sind mir vollkommen unverständlich.» Erstaunlicherweise fügte er jedoch hinzu:

> Es liegt mir vollkommen ferne, Ihnen irgend etwas übel zu nehmen. Wenn wir beide uns auch geschäftlich nicht verstehen können, so hoffe ich, dass unsere persönlichen Beziehungen die besten sind und werden.[39]

Rudolf Hauschka war in sozialer Hinsicht nicht ganz einfach. Er hatte ein ausgeprägtes Selbstbewusstsein und war vom Wert und der Besonderheit seiner Arbeit nachdrücklich überzeugt. Darüber hinaus ging er immer ausgesprochen direkt und zielstrebig vor, blickte wenig nach rechts und links, und konnte mitunter rücksichtslos erscheinen. Auf der anderen Seite war er in der persönlichen Begegnung oft völlig un-

Chemische Fabrik
Dr. R. Hauschka
G. m. b. H.
Köln, Venloer-Straße 23
Fernruf: Anno 8503

Schutz-Marke

Alophyllin

Man achte auf die Originalpackung. Der Name „Alophyllin" ist gesetzlich geschützt.

Was ist **Alophyllin?** Alophyllin ist ein auf Grund langer praktischer und wissenschaftlicher Erfahrung hergestelltes Abführmittel, daß in der Hauptsache Pflanzenextrakte enthält und von **unbedingt verläßlicher Wirkung ist.** Die Auswahl der Bestandteile ist so sorgfältig erfolgt, daß ihre Wirkungen sich gegenseitig ergänzen und unterstützen.

Wie wirkt **Alophyllin?** Die Wirkungsweise besteht in einer **direkten Anregung der Darmbewegungen. Der besondere Vorzug** des Alophyllins vor anderen purgierenden Mitteln besteht in der raschen, gelinden und **absolut schmerzlosen Wirkung.**

Wogegen hilft **Alophyllin?** Alophyllin ist deshalb im Gebrauch und Wirkung das **beste** und **angenehmste** Abführmittel. Es hilft in allen Fällen, in denen es sich um vermehrte Blutfülle mit deren Folgeerscheinungen, wie Kopfschmerzen, Schwindel, Kongestionen und dgl. handelt und unterstützt die Behandlung der Fettleibigkeit, da letztere meist von den genannten Zuständen begleitet ist. Auch in der **Frauenpraxis** hat sich Alophyllin hervorragend bewährt. Für **schwangere Frauen gibt es kein besseres Abführmittel** und für die **im Wechsel der Frauen** auftretenden Erscheinungen, die gleichfalls mit Blutfülle einhergehen, kein **unschädlicheres und prompteres Linderungsmittel.**
Bekannt ist die Eigenschaft des Alophyllins, daß es in allen Fällen auch bei langer, andauernder Verwendung vollkommen frei ist von jeder unangenehmen kolikartigen Wirkung, und daß am Ende noch die gleiche Menge genügt, wie bei Beginn der Anwendung.

Wie gebraucht man Alophyllin? Vor dem Zubettgehen werden in der Regel 2 Tabletten genommen; evtl. ist morgens noch eine Tablette nötig. Größerer Dosen bedarf es nur in den seltensten Fällen.

Preis: 1 Schachtel mit 35 Tabl. Mk. 0.75.

LESEN SIE den beigefügten Prospekt über unsere **Al-Spezialpräparate.**

Abb. 8: «Allophyllin»

befangen, herzlich, positiv und tolerant – er ließ sich auf das Besondere des anderen Menschen ein, unvoreingenommen und zu Neuanfängen jederzeit bereit.[40] Es sollte nicht seine letzte Begegnung und Arbeitsbeziehung mit Josef van Leer sein, was Hauschka sehr wahrscheinlich bewusst war; dennoch waren seine Sätze ehrlich gemeint und keinesfalls diplomatischer Natur. – Vom definitiven Ende der Verhandlungen mit van Leer schrieb Hauschka schließlich am 30. November 1924 an Ita Wegman («Wir konnten uns trotz der größten Mühe nicht verständigen.») – und fügte im Hinblick auf seine berufliche Zukunft hinzu:

> Ich werde versuchen, so schwierig die Verhältnisse im Augenblick auch liegen, meine Pläne auf andere Weise zu verwirklichen und der [anthroposophischen] Bewegung das zufließen zu lassen, was ich bisher unmittelbar tun zu können gehofft habe.

Vier Monate später, am Morgen des 30. März 1925, starb Rudolf Steiner in seinem Dornacher Atelier.

*

1925 liquidierte Rudolf Hauschka seinen Kölner Betrieb, trennte sich von seinen Teilhabern und veräußerte sein Inventar. Wie sein Weg weiterging und in welcher Lage sich die Familie zu dieser Zeit befand, ist nicht konkret bekannt. In seiner Autobiographie erwähnte er Jahrzehnte später, 1926 vorübergehend Betriebsdirektor eines Unternehmens in Zevenaar/Holland gewesen zu sein und dort u.a. Tinte, Tusche, Aquarellfarben und Büroartikel hergestellt zu haben. Hauschka stand damals in seinem 35. Lebensjahr – und seine Situation war sehr wahrscheinlich nicht einfach. Die tiefen Erlebnisse in Arnheim und Arlesheim/Dornach sowie seine inneren Arbeits-Vorsätze – im Kontext von Steiners Michaels-Ausführungen und als Klassenmitglied der Dornacher Hochschule – waren wenig oder nicht mit der Produktion von Büroartikeln in Übereinstimmung zu bringen. Er wollte sich für die anthroposophisch erweiterte Medizin, die Steiner in Arnheim dargestellt hatte und deren Wirksamkeit in Arlesheim eindrucksvoll erlebbar war, mit allen Kräften einsetzen. Sein erster, diesbezüglicher Versuch war jedoch gescheitert – und der Geisteslehrer verstorben. Den Kontakt mit der Klinik in Arlesheim wollte Rudolf Hauschka in jedem Fall aufrecht erhalten; am 7. Juni 1926 bat er die Klinik von Zevenaar aus um «freundliche Zusendung von Prospekten und Literatur über das Krebsheilmittel zur Propaganda bei Ärzten», bekam jedoch eine zurückhaltende Antwort von Wegmans Kollegin Margarete Bockholt (die mit Oskar Schmiedel und wohl auch Ita Wegman Rücksprache genommen hatte) – «Ihren Brief vom 7. Juni haben wir erhalten und möchten wir Sie doch gerne um nähere Angaben bitten, wie Sie dachten diese Propaganda bei Ärzten zu gestalten. Wir handhaben dies so, dass wir mit den Ärzten, die das Mittel bekommen, immer persönlich in Kontakt treten und öfter auch berichten lassen damit aus unserer Erfahrung heraus doch auch in den einzelnen Fällen immer individuell geraten werden kann. So wäre es auch dort vielleicht doch das beste, die Ärzte persönlich an uns zu weisen; wir sind gerne bereit jedem Arzt Broschüre und Material zur Verfügung zu stellen.»[41] (vgl. S. 32/33)

Noch 1926 oder Anfang 1927 begann dann Rudolf Hauschkas Mitarbeit an einer «Haifischverwertung», die von seinen Dornacher Zielen noch weiter entfernt lag als die Farben-Produktion in Zevenaar, aber auf eine alte Idee von ihm zurückging und sehr wahrscheinlich aus einer bedrückenden wirtschaftlichen Situation heraushelfen sollte. Sowohl die wirtschaftliche Verwertung von Haifischhaut zu Leder, als auch die Gewinnung von Fischöl und Fischmehl aus den Haifischleibern trieb Hauschka um, der sich – gemeinsam mit seinem Freund Alfred Ehrenreich – den Aufbau eines Großunternehmens erhoffte. Hauschka war – diesmal ohne seine Frau und Kinder – in Australien mit ganzem Einsatz für sein Vorhaben tätig[42], wirkte am Haifischfang und den Methoden der Verarbeitung mit und schmiedete weitere Pläne, worüber er Ita Wegman regelmäßig in Kenntnis setzte. Sein erster erhaltener Bericht an Wegman vom Bord der Luxusjacht «Istar», die er mit seinen Mitarbeitern für den künftigen Haifischfang gekauft und umgebaut hatte, datiert vom November 1927 und wurde im Londoner Hafen verfasst, wohin Hauschka gekommen war, um eine Aktiengesellschaft für das Haifischunternehmen zu gründen und Finanzierungen zu finden. Es war jedoch nicht der erste diesbezügliche Brief an Wegman («da möchte ich Sie gerne von dem unterrichten, was sich *seit meinem letzten Bericht* hier zugetragen hat»[43]) – auch war Rudolf Hauschka mit Ita Wegman über seine Ehefrau in Kontakt geblieben, die aufgrund ihrer Diabetes-Erkrankung Patientin in der Arlesheimer Klinik geworden war und ihm offensichtlich von Wegmans fortbestehendem Interesse an sei-

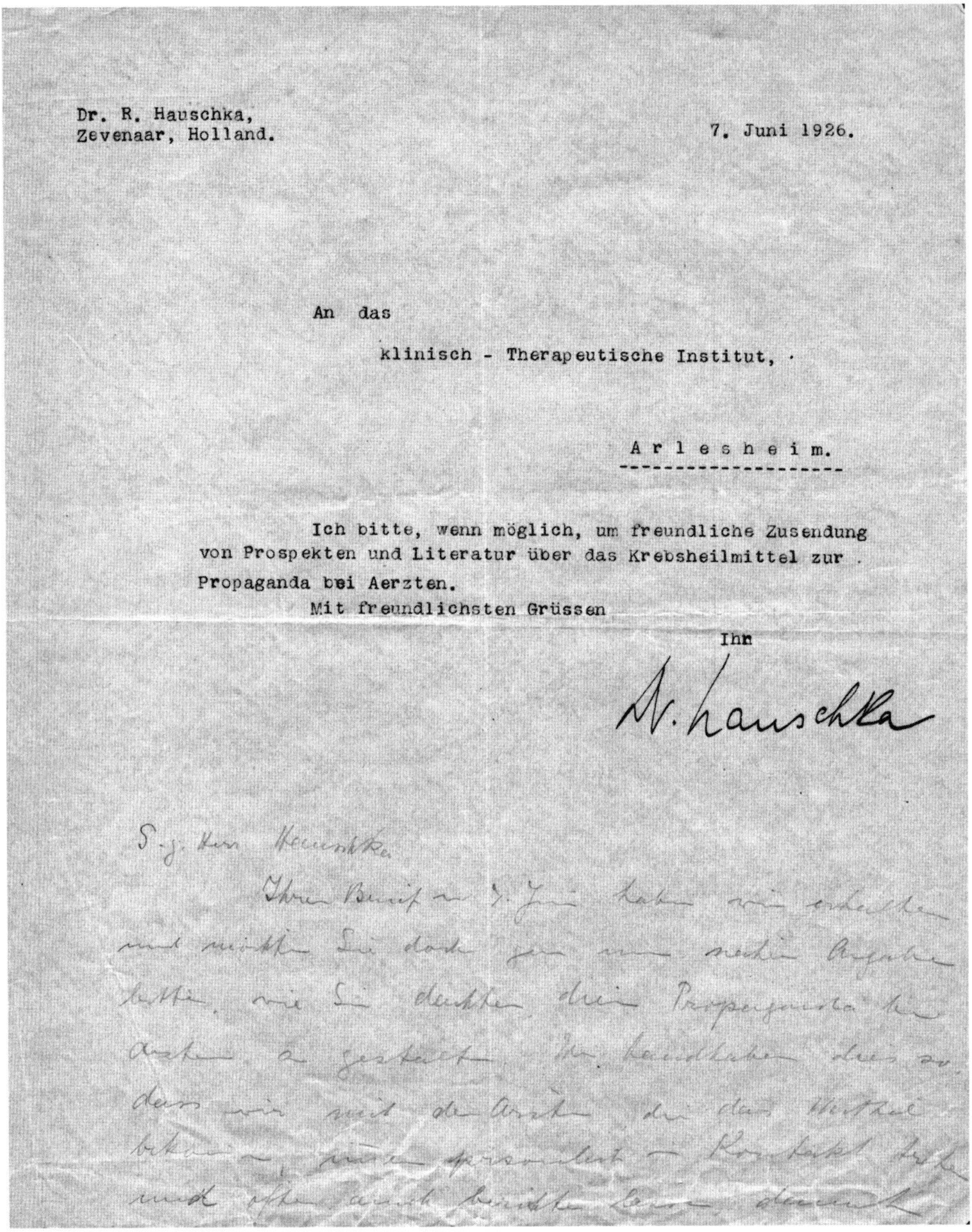

Dr. R. Hauschka,
Zevenaar, Holland.

7. Juni 1926.

An das

klinisch - Therapeutische Institut,

A r l e s h e i m.

Ich bitte, wenn möglich, um freundliche Zusendung von Prospekten und Literatur über das Krebsheilmittel zur Propaganda bei Aerzten.

Mit freundlichsten Grüssen

Ihr

Dr. Hauschka

S. g. Herr Hauschka

Ihren Brief vom 7. Juni haben wir erhalten und möchten Sie doch gern um nähere Angabe bitten, wie Sie dachten diese Propaganda bei Ärzten zu gestalten. Wir handhaben dies so, dass wir mit den Ärzten, die das Mittel bekommen, einen persönlichen Kontakt haben und [illegible]

Abb. 9: Brief von Rudolf Hauschka, 7.6.1926
und handschriftlicher Antworf-Entwurf von Margarete Bockholt

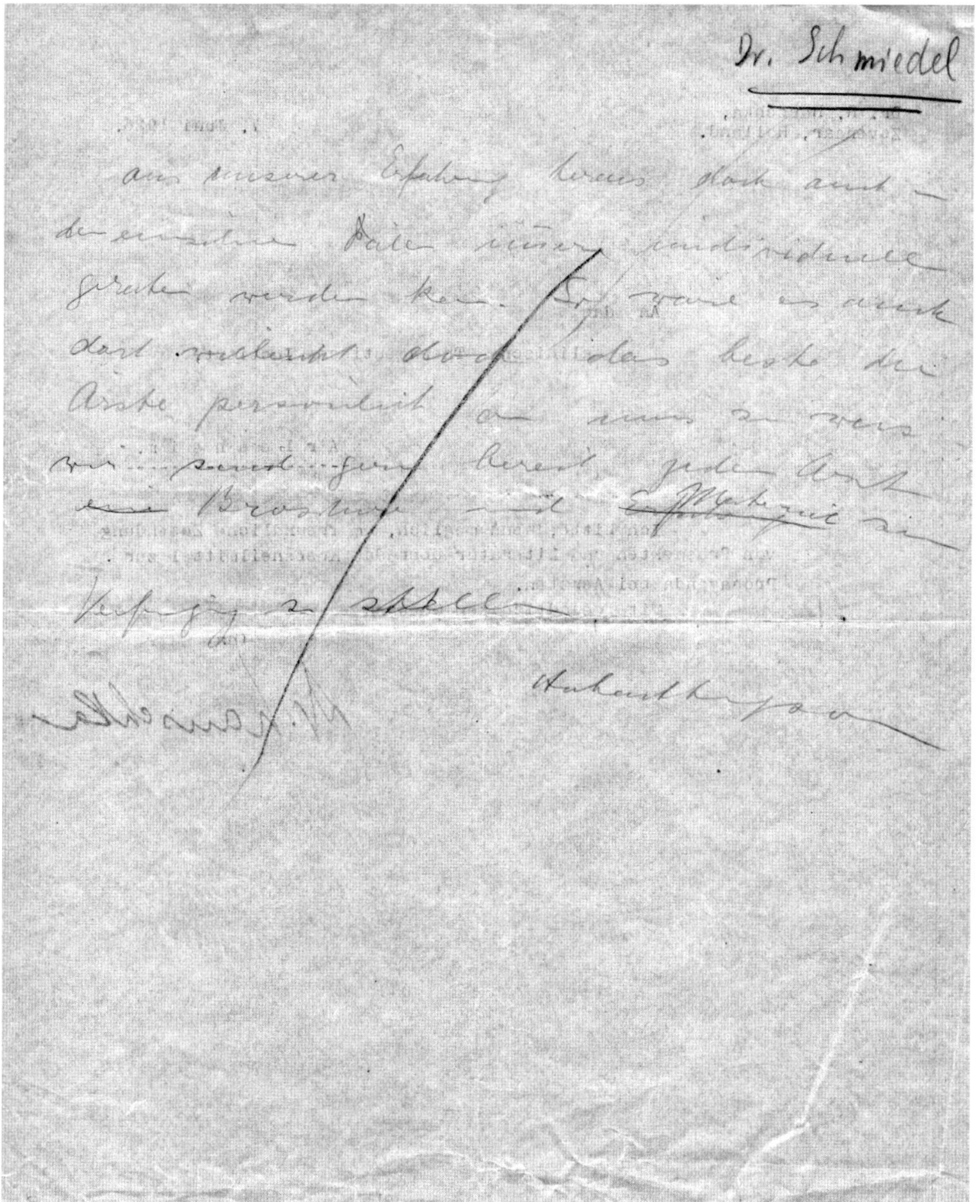
Dr. Schmiedel

aus unserer Erfahrung heraus stark auch
der einzelne Fall immer individuell
geraten werden kann. Es wäre es auch
dort vielleicht das beste die
Ärzte persönlich an uns zu ver
weisen. ... bereit, jedem Arzt
eine Broschüre mit ... zu
Verfügung zu stellen.

ner Person und seinen Aktivitäten berichtet hatte: «Ich habe zunächst den Wunsch, Ihnen von ganzem Herzen zu danken, für all die Liebe und Güte, mit der Sie meine Frau umgaben, aber auch für alle Güte, die Sie zu uns herüber strahlen, indem Sie sich so stark mit uns und unserer Arbeit verbinden.»[44]

Hauschkas autobiographischer Bericht, den er Jahrzehnte später verfasste, erzählt in begeistertem Ton von den Herausforderungen der Haifischjagd und -unternehmung; die zeitgenössischen Briefe an Ita Wegman sprechen dagegen von der finanziellen Notlage, in der sich seine Bemühungen einmal mehr befanden. Aufgrund der existenten Schulden drohte bereits Mitte November 1927 die Pfändung der «Istar»; Daniel Nicol Dunlop, der eng mit Rudolf Steiner und Ita Wegman verbunden war, sich für die ILAG (bzw. Weleda) in England einsetzte und über zahlreiche Kontakte verfügte, hatte Hauschka seine Bereitschaft erklärt, in den Verwaltungsrat der Aktiengesellschaft einzutreten und auch für die Mitwirkung van Leers plädiert. Die Situation aber blieb in den kommenden Monaten angespannt und schwierig – worüber Hauschka Wegman in weiteren Briefen in Kenntnis setzte, auch, weil er auf ihre Unterstützung hoffte. Anfang Dezember 1927 berichtete er nach Arlesheim, ein von der Londoner Gläubigerversammlung einberufener und mit Vollmacht versehener Ausschuss habe die Entlassung von Arbeitern, Fischern und Angestellten durchgesetzt, «die seit einem Jahr sorgfältigst ausgewählt und abgerichtet waren», ja auch die (zumindest formale) Kündigung von Hauschka und seinem Partner Ehrenreich. Van Leer war im Dezember 1927 trotz der Hoffnungen von Dunlop noch nicht in London erschienen – und Hauschka kündigte an, zur Jahreswende nach Arlesheim kommen und van Leer dort eventuell treffen zu wollen, zeitgleich zu einer weiteren stationären Behandlung seiner Frau.

Tatsächlich waren Marianne und Rudolf Hauschka zur Weihnachtszeit des Jahres 1927 wieder in Arlesheim und ließen ihre Kinder vorübergehend in der Obhut Ita Wegmans bzw. des Sonnenhofs, als sie wieder nach London zurückkehrten. Vier Monate später, am 1. April 1928, schrieb Hauschka von dort erneut, erwähnte, dass seit Februar 25000 Haifischhäute in einer Londoner Gerberei auf seine Anweisung gegerbt wurden, Dunlop nun Direktor des Verwaltungsrates der Aktiengesellschaft sei, im übrigen aber noch immer eine chaotische, zerstrittene und finanziell unsichere Situation bestünde. Hauschka hoffte auf ein baldiges Kommen Ita Wegmans nach London. Nur zehn Tage später teilte er ihr mit, dass er mit dem Stab seiner Gerber aus England ausgewiesen worden sei und vermutlich am 20. April das Land verlassen müsse («Es wurden zwar unter Hinweis auf die Außergewöhnlichkeit des Falles Schritte unternommen, um eine Verlängerung der Aufenthaltsbewilligung durchzusetzen, doch glaube ich, dass der Verwaltungsrat im Grunde genommen froh ist, diese ‹foreigners› los zu werden. Die Patente sind ja Eigentum der Gesellschaft und die Verfahren und Prozesse wurden demonstriert, und so *glaubt* man, auch ohne uns fertig zu werden.»[45]) Ob Hauschka daraufhin ausreisen musste, um anschließend wieder nach London zurückzukehren, ist nicht bekannt – im Juli und August 1928, zum Zeitpunkt der von Dunlop organisierten anthroposophischen Weltkonferenz («World Conference of Spiritual Science and its Practical Applications»), war er jedenfalls wieder vor Ort.

Es wurde ein großes Ereignis. Über 12 Tage fanden 35 Fachvorträge von Anthroposophen statt, die zeigten, was die Geisteswissenschaft Rudolf Steiners auf den verschiedenen Lebensgebieten beizutragen hatte. Die Tageszeitungen berichteten darüber und ca. 2000 Besucher kamen zu den Vorträgen, Ausstellungen und Aufführungen – darunter auch Rudolf Hauschka. Am 24. Juli hörte er die Beiträge zur Medizin («Anthroposophical Therapy and Medical Science»), die am Morgen von Ita Wegman mit einem Referat eröffnet wurden: *«Anthroposophical Principles of the Art of Healing»*. Der Arzt und Embryologe Karl König, der wie Hauschka aus Wien stammte und mittlerweile Mitarbeiter am Klinisch-Therapeutischen Institut war, hielt einen Vortrag, auch der holländische Psychiater und Anthroposoph Willem Zeylmans van Emmichoven, den Hauschka in Arnheim kennengelernt und der gerade (Anfang Juli) eine große anthroposophische Klinik in Den Haag eröffnet hatte.

Im Unterschied zu diesen Freunden und Bekannten hatte sich Hauschka seit den Arnheimer Tagen kaum für die Anthroposophie eingesetzt. Stolz zeigte er ihnen jedoch «sein» Schiff, die «Istar», deren Pfändung bisher erfolgreich abgewehrt worden war. Später schrieb er im Rückblick auf diese Situation:

> Die «Istar» wirkte auf der Tagung wie eine Sensation, und ich konnte mich auf dem Schiff der Besucher kaum erwehren. Frau Dr. Wegman und Walter Johannes Stein lud ich ein zu einem Diner auf der «Istar». Meine schwarzen Diener servierten, und das ganze romantische

Monday, July 23

Anthroposophy or Spiritual Science

10.15 A.M. LARGE HALL. **Rudolf Steiner's Anthroposophy, the spiritual message to present Humanity.** DR. ING. CARL UNGER. (In German. Synopsis in English).

2 P.M. ROOM 7 and 8. Explanations of the Educational Exhibits.

3 P.M. LARGE HALL. **The Crisis of Philosophy and its Revival.** MRS. V. E. PLINCKE.

3 P.M. RUDOLF STEINER HALL. Demonstration of Educational Eurhythmy by the children of the New School, Streatham Hill and the Priory School, Kings Langley.

4.30 P.M. LARGE HALL. **The School of Chartres.** THE MARQUIS DE CASA FUERTE (France). (In French. Synopsis in English).

8.15 P.M. LARGE HALL. **Practical Aspects of Eastern and Western Folk-Psychology.** DR. H. HAHN (Germany). (In German. English translation by G. Kaufmann, M.A.).

Tuesday, July 24

Anthroposophical Therapy and Medical Science

10.15 A.M. LARGE HALL. **Anthroposophical Principles of the Art of Healing.** ITA WEGMAN, M.D (Zurich). Leader of the Medical Section of the Goetheanum, and Head of the Clinical and Therapeutical Institute, Arlesheim, Switzerland.

11.30 A.M. ROOM 9. **The Treatment of Cancer.** DR. GALJART (Holland) and DR. E. SCHICKLER (Germany).

2.15 P.M. LARGE HALL. **The Origin of Man, the evolution of the embryo.** DR. KONIG, M.D. (Vienna). (In German. English translation by G. Kaufmann, M.A.).

4 P.M. Addresses by Dr. E. KOLISKO (Vienna), followed by Demonstrations on the following :—
Curative Eurhythmy (Frl. Dr. Bockholt and others). Music as a part of therapeutical treatment, and Curative Education, demonstrated by means of special musical instruments (Herr Pracht), and by a special method of singing (Frau Valborg Svärdström-Werbeck and her choir).

8.15 P.M. LARGE HALL. **The Human Soul in connection with Sleeping, Dreaming, and Waking.** F. W. ZEYLMANS VAN EMMICHOVEN, M.D. (Amsterdam).

8.15 P.M. RUDOLF STEINER HALL.
Demonstration of Eurhythmy by Artistes of the Geotheanum School of Eurhythmy, Dornach.

304

Abb. 10: «World Conference of Spiritual Science and its Practical Applications»

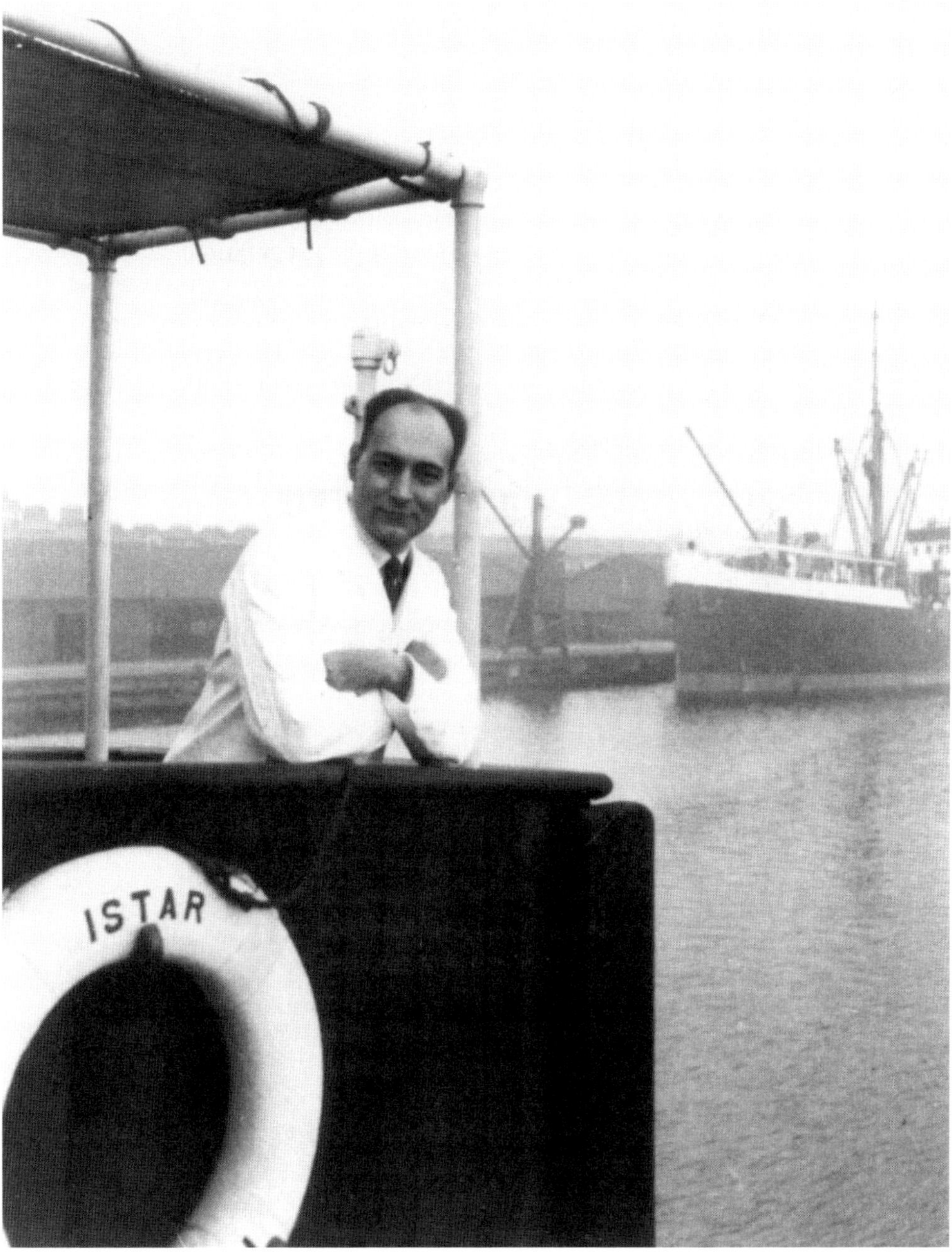

Abb. 11: Rudolf Hauschka an Bord der Istar

> Milieu atmete etwas von «Tausend und einer Nacht». Mich beschlich ein sonderbares Gefühl, als ob fern vergangenes Schicksal sich mit Zukünftigem verschlingen wollte.[46]

Auch Walter Johannes Stein stammte aus Wien und hatte bereits am Ende des Krieges den Weg Rudolf Hauschkas gekreuzt – Hauschka hatte ihm im Kriegsministerium zu einer Reisegenehmigung nach Berlin verholfen, ohne Wissen um Steins anthroposophischen Hintergrund und seine Intention, in Berlin Rudolf Steiner zu treffen. – Die Atmosphäre von «Tausend und einer Nacht» auf Hauschkas Schiff mit den «schwarzen Dienern» war zumindest Ita Wegman nicht fremd. Sie hatte ihre Kindheit in Indonesien verbracht, in wohlhabenden Kolonialverhältnissen, als Tochter eines Zuckerrohrfabrikanten. Wegman hatte sich dann jedoch für anderes entschieden – und sie hoffte darauf, dass auch Rudolf Hauschka einen anderen Weg in die Zukunft gehen würde:

> Nach Tisch hatte ich eine lange Unterredung mit Frau Dr. Wegman. Sie erzählte mir von den Forschungsaufgaben, die von Rudolf Steiner als für die Menschheitsentwicklung notwendig hingestellt worden waren, und wie es an den Menschen mangelte, die solche Aufgaben angehen könnten. Sie lud mich ein, am Klinisch-Therapeutischen Institut in Arlesheim Forschungslaboratorien einzurichten und die Forschungen in Angriff zu nehmen, die Rudolf Steiner so sehr am Herzen lagen. Ich war tief ergriffen von dieser Situation und wäre am liebsten gleich mit ihr abgereist. Ich konnte ihr jedoch keine Zusage machen, denn ich fühlte mich für die Haifischarbeit und alles das, was eingeleitet worden war, verantwortlich.[47]

Was Rudolf Hauschka in der zweiten Hälfte des Jahres 1928 mit und für die «Istar» – oder in anderen Angelegenheiten – unternahm, ist nicht im Einzelnen bekannt. Aufgrund seines Briefes vom 1. Dezember 1928 an Ita Wegman ist jedoch deutlich, dass Wegman ihn bereits zu diesem Zeitpunkt in anthroposophische Forschungsbemühungen zur Veredelung von Torffasern einbezogen hatte.[48] Der Hintergrund der entsprechenden Initiativen waren Angaben Rudolf Steiners, die teilweise noch während des Ersten Weltkrieges erfolgt waren. Damals hatte Steiner in Berlin eine Ausstellung von Ersatzstoffen für Textilien besucht, dort unter anderem Fasern aus Brennnesseln begutachtet und für gut befunden. «Er fügte aber hinzu, dass Torffasern noch besser wären, die nicht nur wärmer und fast unzerreißbar sein würden, sondern auch einen gewissen Strahlenschutz bewirken könnten» (Henri Smits[49]). Einige Jahre später – Anfang der 20er Jahre – hatte Steiner noch einmal darauf hingewiesen, dass es aussichtsreich sei, aus Torffasern einen spinnbaren Stoff zu gewinnen – nicht in erster Linie oder ausschließlich als «Ersatzstoff» in Notzeiten, sondern zur Handhabung und Weiterverwandlung der (absteigenden) ätherischen Kräfte des Torfes. Diesbezügliche Forschungen hatten daraufhin im Forschungsinstitut des «Kommenden Tages» in Stuttgart eingesetzt, mit zahlreichen Versuchsreihen zur Torffaserbehandlung unter Beteiligung Rudolf Steiners, der immer wieder konkrete Vorschläge machte.[50] Die Festigkeit der Fasern konnte mit Hilfe der entwickelten Verfahren deutlich erhöht werden – erste Proben wurden versponnen und verwoben, obwohl die Aktiengesellschaft «Der Kommende Tag» (und ihr Forschungsinstitut) in der Wirtschaftskrise liquidiert werden musste und eine industrielle Umsetzung der entwickelten Produkte nicht mehr in Angriff genommen werden konnte. «Ein gestrickter Schal aus dem Garn behandelter Fasern erfreute Dr. Steiner noch auf dem Krankenbett und fand seine bestätigende Anerkennung» (Olga Smits[51]). Mit Ita Wegman hatte Steiner wiederholt über das Torfvorhaben gesprochen, auch in medizinischer Hinsicht; sie selbst sprach mit Rudolf Hauschka spätestens im Sommer 1928 auf der «Istar» über eine aus Torffasern herzustellende «Gesundheitskleidung»: «Das hänge zusammen mit den im Moor gefesselten Elementarwesen, die, durch die Verlebendigung erlöst, sich dankbar erweisen würden. Sie würden den Träger eines Torfhemdes vor den immer mehr zunehmenden elektro-magnetischen Feldern der Atmosphäre und vor noch ‹Schlimmerem› schützen.» (Hauschka[52])

Aus seinem Brief vom 1. Dezember 1928 an Ita Wegman geht hervor, dass Rudolf Hauschka in den vorausgegangen Monaten für das Torffaservorhaben unter anderem in Holland tätig gewesen war, und die Patentanmeldung, die Wegman in London betrieb, selbst vorbereitet hatte («Complete Specification Process of Manufacturing a Textile Fibre from Peat. Patent Specification 325,904»[53]). Er schrieb ihr: «Für die Torffaser habe ich ein sehr gutes Gefühl und ich glaube, dass daraus eine ganz große Sache werden kann. Nach meinen Erfahrungen in Holland glaube ich aber, dass wir uns in erster Linie an jene Gruppen wenden müssen, denen die Verwertung der Moore und die Hebung der furchtbar armen Moordistrikte am Herzen liegt. In dieser Richtung wollen wir zunächst arbeiten. Spinnereien kommen erst in zweiter Linie. Es wäre sehr wichtig, wenn ich bald eine größere Menge Fasermaterial aus Einsingen haben könnte.» Auch mit Henri Smits, der die Torffaser-Forschungsaktivitäten im «Kommenden Tag» und später in der Einsinger Fabrik der Gebrüder Maier betrieb, war Hauschka zu diesem Zeitpunkt bereits in Kontakt – durch Vermittlung Ita Wegmans. Er hatte in den vorausgegangen Monaten Smits Vorschläge für Substanzpräparationen der Faser – auf der Basis von Steiners letzten Angaben – nach Einsingen gesandt und wollte selbst an den weiteren Versuchen zur Faserveredlung teilnehmen.[54] Ob ihm dies von Einsingen aus gestattet wurde bzw. ob er dort willkommen war, ist nicht bekannt. – Mit Hauschkas Vorbereitung der Patentanmeldung aber war Ita Wegman sehr einverstanden. Sie antworte ihm am 4. Dezember aus Arlesheim:

> Herzlichen Dank für Ihren Brief und die Bemühungen, die Sie schon für die Torffaser gemacht haben. Ich schicke Ihnen die Patentanmeldung unterzeichnet zurück. Ich bin ganz Ihrer Meinung, dass man zuerst diejenigen Menschen dafür interessieren soll, denen daran gelegen ist, den Torf zu verwerten und eine Industrie zu schaffen in diesen armen Torfgegenden. Wenn dieses uns gelingt, wird daraus sicherlich eine große Sache werden, deshalb auch wichtig geisteswissenschaftlich, weil in dem Torf sehr gute Elementarwesenheiten gebannt sind, die dann durch die Verwertung des Torfes erlöst werden. Ich bin also dafür, dass Sie mit aller Energie die Sache weiterführen und ich werde mich auch daran setzen, bei Maiers es durchzuführen, dass sie in kürzester Zeit eine Quantität Fasern herstellen.[55]

Wenige Tage nachdem sie diesen Brief an Rudolf Hauschka abgesandt hatte, brach Ita Wegman zu Unterredungen und medizinischen Arbeiten selbst nach London auf. Hauschka holte sie am Bahnhof ab.

*

Die Gespräche gingen weiter, in London und in Arlesheim, wo Marianne Hauschka an der Jahreswende 1928/29 erneut klinisch behandelt wurde. In der zweiten Januarhälfte des Jahres 1929 entschied sich Wegman, Hauschka noch einmal mit Nachdruck aufzufordern, seine gesamte Arbeit nach Arlesheim zu verlegen. Sie hatte von seinen Plänen gehört, ein Haifischlabor auf Korsika einzurichten, ohne finanzielle Absicherung und in erneuter Trennung von seiner Familie, die ihn dringend brauchte. Von den ursprünglichen Intentionen einer anthroposophischen Heilmittelforschung entfernte sich Hauschka immer weiter. Am 29. Januar 1929 schrieb Wegman an ihn – die entscheidende Passage ihres Briefes lautete:

> Es lässt mich der Gedanke nicht in Ruhe, dass Sie doch auf alle Fälle mit uns und hauptsächlich hier mit mir zu arbeiten haben und immer klarer steigt das in mir auf, dass ich nichts unversucht lassen soll, dieses zu verwirklichen. Ich kann mir nicht denken, dass wir durch die Haifischgeschichte irgendwie etwas erreichen werden. Sie hat bis jetzt kein Glück gebracht und wird es auch in Zukunft nicht bringen. Nun hörte ich auch davon, dass Sie eventuell nach Corsika fahren sollten, um dort Laboratorien einzurichten, ohne dafür ein Gehalt zu empfangen. Ich muss Ihnen wirklich sagen, ich rate Ihnen energisch von allen diesen Dingen ab. Geben Sie lieber mit vollem Mut Ihre volle Arbeitskraft an uns. Nun habe ich Ihnen folgenden Vorschlag zu machen. Das Gegebene ist, dass Sie hierherkommen, weil Ihre Frau und Ihre Kinder sowieso schon da sind und wir werden dann versuchen, in unserem Laboratorium die Medikamente alle nochmals tüchtig durchzunehmen, sowie auch manche andere Versuche, die für uns wichtig sein könnten. Wir sind daran, momentan die Ilag-Gesellschaft zu sanieren und von holländischer Seite dafür etwas Geld zu bekommen. So mache ich den Vorschlag, dass Sie einfach einmal hierherkommen und keine Sorgen für Frau und Kinder zu haben brauchen, dass Sie einfach einmal bei uns sind und Sie dafür Ihre Kraft dem Laboratorium geben. Das Eine würde das Andere aufwiegen. Sobald dann die besseren Zeiten kommen, die sicherlich

> kommen werden, wenn wir uns energisch dahinterstecken – dafür brauch ich aber Ihre Hilfe – dann wird das Finanzielle sich dementsprechend regulieren.

Mit diesem Brief griff Wegman – deutlicher als je zuvor – in Hauschkas Schicksal ein. «Ich muss Ihnen wirklich sagen, ich rate Ihnen energisch von allen diesen Dingen ab.» Sie offerierte ihm eine andere Option und umriss mit wenigen Worten deren grundsätzliche Bedeutung und Notwendigkeit – *«Das Gegebene ist …»*

Hätte Ita Wegman nicht in dieser Weise das Heft in die Hand genommen, wäre Hauschkas Leben anders weiter verlaufen. Sie holte ihn nach Arlesheim ans Klinisch-Therapeutische Institut, an die «Heilstätte» der von Rudolf Steiner veranlagten Hochschule. Seine Haifisch-Geschäfte sollte Hauschka nach dem Willen Wegmans fürs erste zurückstellen und sich der wissenschaftlich-pharmazeutischen Arbeit widmen. Ita Wegman hatte Sinn für profitable Unternehmen, deren Überschüsse geistigen Tätigkeiten zugute kommen können. Sie sah jedoch, dass die von Hauschka seit mehr als zwei Jahren betriebene «Haifischverwertung» ihn und die Anthroposophie nicht weiter brachte, sondern sich in unguter Weise verselbständigt hatte.

Rudolf Hauschka sagte diesmal postwendend zu: «Ja, ich komme!», schrieb er bereits am 3. Februar 1929 an Wegman. Und:

> Ihr Vertrauen in mein Arbeiten hat mir den Mut gegeben, meine *ganze Kraft* Ihnen zur Verfügung zu stellen.

Hauschkas «ganze Kraft» war kein kleiner Posten. Gegen den 22. Februar wollte er in Arlesheim sein – an Ita Wegmans 53. Geburtstag.

Kurz darauf ging die «Istar» vor Madagaskar unter, ohne Rudolf Hauschka, der nicht mehr an Bord war.

*

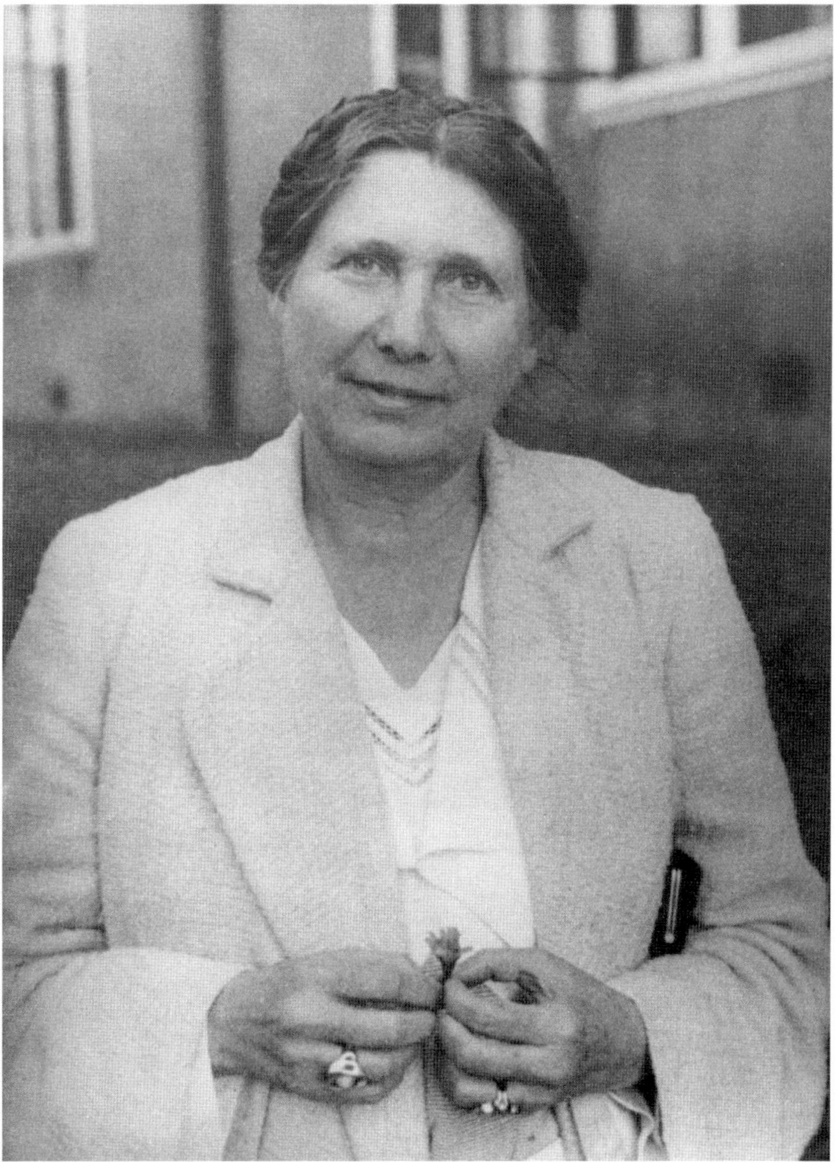

Abb. 12: Dr. Ita Wegman

2.
Aufbau, Umfang und Dynamik der Arbeit

In seiner Autobiographie schrieb Rudolf Hauschka, er habe seinen Umzug nach Arlesheim und seinen Arbeitsbeginn im Klinisch-Therapeutischen Institut Ende Februar 1929 «wie eine Heimkehr» erlebt.[56] Hauschkas «Heimkehr»-Begriff implizierte weit mehr als die Rückkehr an den Ort, den er im Sommer 1924 mit Aussichten auf eine Mitarbeit erstmals betreten und in der Folge – aufgrund der Klinikaufenthalte seiner Frau und der Betreuung seiner Töchter – mehrmals wiedergesehen hatte. Tatsächlich hatte Rudolf Hauschka die Empfindung, im Klinisch-Therapeutischen Institut in geistiger, sozialer und möglicherweise auch schicksalsbezogener Hinsicht «zu Hause» zu sein. Die Intention des Institutes, das seinen Namen von Rudolf Steiner im Juni 1921 empfangen hatte, war die Heilung von Menschen mit Hilfe einer erweiterten medizinischen Kunst. Neue Heilmittel und Heilverfahren, die auf der Basis einer vertieften Menschen-, Natur- und Kosmoskunde entwickelt wurden, kamen hier zum Einsatz, unter Einschluss der Künste (Eurythmie, Malerei, Plastik und Musik), einer besonderen Diätetik und zahlreichen äußeren Anwendungen, die Ita Wegman hervorragend beherrschte. Von Anfang an hatten Steiner und Wegman darüber hinaus die Arlesheimer Gründung als einen Ort der Ausbildung, Weiterbildung und Forschung gesehen und veranlagt – daher hatte Rudolf Steiner bereits 1921 den Begriff des «Institutes» (und nicht lediglich einer Klinik) eingeführt.

Ita Wegman war es zu Lebzeiten Rudolf Steiners und nach seinem Tod gelungen, einige hervorragende anthroposophische Ärzte, Wissenschaftler und Therapeuten an die Klinik zu holen – Hauschka erlebte das Klinisch-Therapeutische Institut im Jahre 1929 als «eine kleine medizinische Fakultät»[57]. Tatsächlich wurden unterschiedliche Aufgaben- und Forschungsfelder in Arlesheim zu dieser Zeit intensiv bearbeitet – «Ich fühlte mich aufgenommen von einer Pioniergruppe, die, in einfachsten äußeren Verhältnissen lebend, einem geistigen Ziel zum Durchbruch verhelfen wollte.»[58] Ärzte wie Werner Kaelin und Gerhard Suchantke arbeiteten intensiv an der Mistel- und Krebsfrage und an Rhythmusforschungen, Hilma Walter und weitere Kollegen waren ernährungsphysiologisch und -therapeutisch tätig. Um die Grundlagen der Mal- und Plastiziertherapie kümmerte sich die Ärztin Margarethe

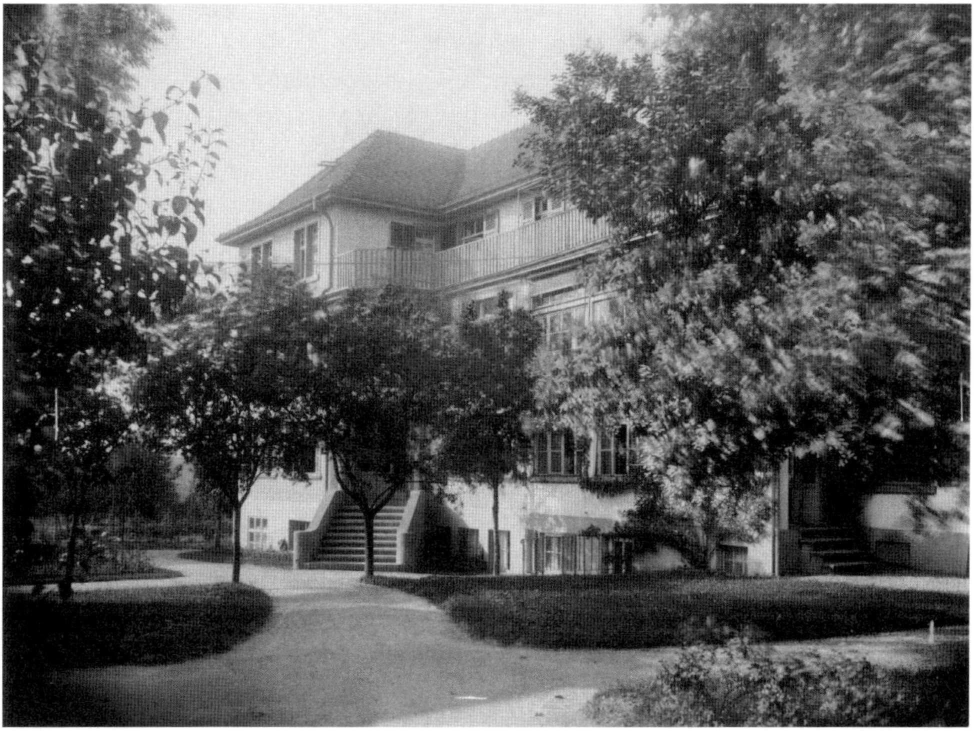

Abb. 13: Das Klinisch-Therapeutische Institut in Arlesheim

Stavenhagen, um diejenigen der Eurythmie und Heileurythmie die Ärztinnen Julia Bort und Margarete Bockholt. Der junge Karl König hatte in den letzten eineinhalb Jahren nicht nur in der Klinik und im Sonnenhof ärztlich gearbeitet, sondern wesentliche Beiträge zur Anatomie, Morphologie und Embryologie im Klinisch-Therapeutischen Institut ausgearbeitet. All diese Menschen – und zahlreiche weitere – legten ihre kreativen Arbeitsergebnisse (auf Wegmans Bitte und Aufforderung) in schriftlicher Weise nieder, diskutierten sie auf Ärzteabenden untereinander, trugen sie in Ausbildungskurse und in öffentliche Vorträge.

Im Mittelpunkt bzw. Zentrum des ganzen Betriebes stand Ita Wegman, die nicht nur eine hervorragende Ärztin und Ideengeberin war, sondern es in sozialer Hinsicht vermochte, kraftvolle und ausgesprochen heterogene Persönlichkeiten nach Arlesheim zu holen und ihr Zusammenleben und -arbeiten friedvoll und produktiv zu gestalten, d.h. dem Einzelnen Freiraum für seine individuelle Tätigkeit zu eröffnen. Hauschka schrieb:

> Die Klinikgemeinschaft, vereint durch das gemeinsame Ziel, aber aus sehr differenzierten Persönlichkeiten bestehend, war eine mit sich selbst und ihren Aufgaben ringende. Was ich am meisten an Frau Dr. Wegman bewunderte, war die Art, wie sie dieser Gemeinschaft vorstand, alle impulsierend und letztlich dennoch frei lassend, bereit, jeden anzuhören, vom letzten Küchenmädchen bis zum Stationsarzt, die sich reibenden und verwirrenden Schicksalsfäden mit – man muss schon sagen – weisheitsvoller Einsicht in die tiefere Natur der Menschen lösend und in ihre wahre Richtung weisend. Menschenliebe und Welterfahrung sprachen aus ihren Ratschlägen. Immer ging es ihr um das Wesen, um die spirituelle Substanz, alles intellektuelle Brillieren war ihr in tiefster Seele verhasst.[59]

Bereits im Sommer 1926 hatte Ita Wegman ihre «Natura»-Zeitschrift begründet, in der sie die Grundlagen der anthroposophischen Medizin und Heilpädagogik in allgemeinverständlicher Weise an die Öffentlichkeit bringen wollte («Eine Zeitschrift zur Erweiterung der Heilkunst nach geisteswissenschaftlicher Menschenkunde»). Substantielle Beiträ-

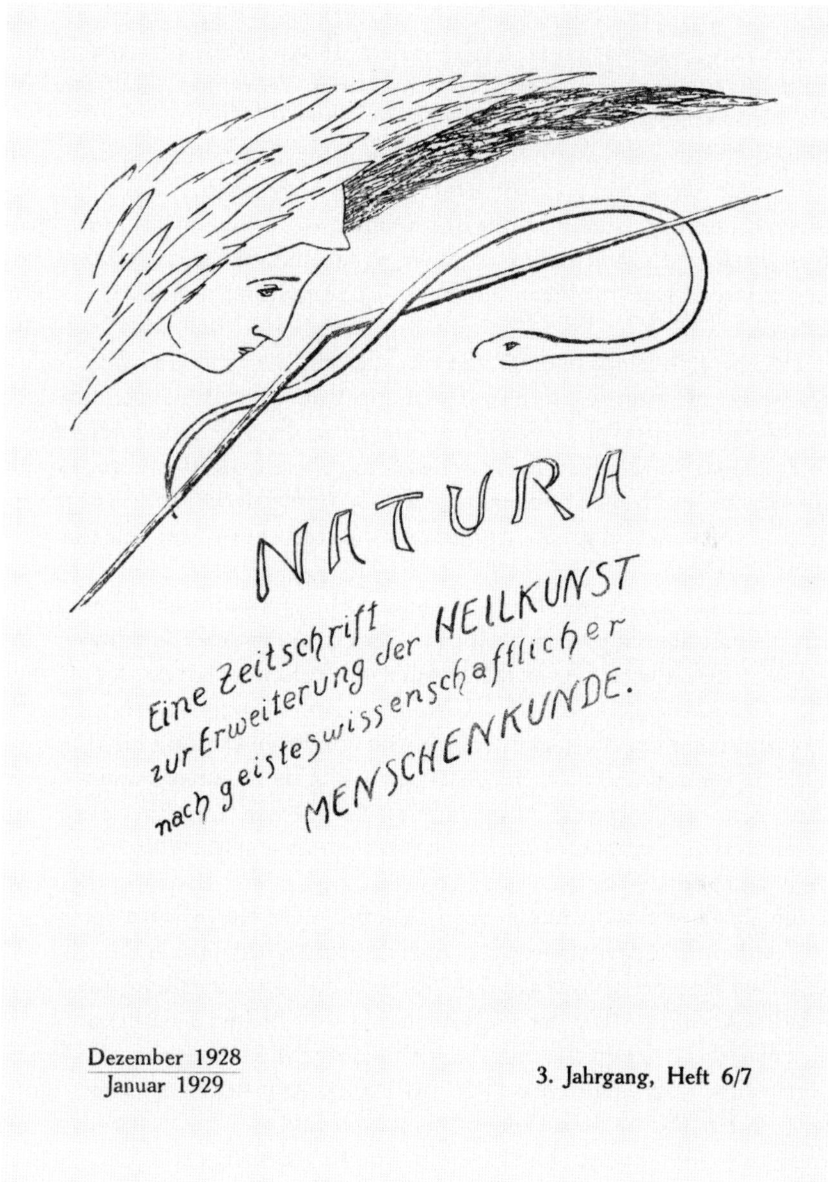

Abb. 14: Natura. Dezember 1928 / Januar 1929

ge waren seither aus dem Kollegium des Klinisch-Therapeutischen Instituts (und assoziierter Freunde) in den Heften publiziert worden, Ergebnisse aus der laufenden Arbeit, aber auch Vorträge Rudolf Steiners über Medizin, die öffentlich gehalten worden waren – so im Begründungsjahr der Zeitschrift die drei Arnheimer Medizinvorträge vom Juli 1924, die Hauschka gehört hatte. In den speziellen «Beiblättern für Ärzte», die in Verbindung mit der «Natura» erschienen, wurden darüber hinaus therapeutische Erfahrungen und Krankengeschichten (insbesondere zur anthroposophischen Metalltherapie) publiziert – wobei Wegman sowohl in der «Natura» als auch in den «Beiblättern» häufig auch eigene Beiträge brachte, die von grundlegender Bedeutung für den Mysterienhintergrund der in Arlesheim intendierten Medizin waren. Eineinhalb Jahre vor Hausachkas Eintritt in die Klinik, im September 1927, hatte Ita Wegman in den «Beiblättern» einen sehr differenzierten und konkreten Bericht über den aktuellen Stand der Misteltherapie des Krebses verfasst, über die laufenden Entwicklungen und offenen Fragen.

Rudolf Hauschka beschrieb, dass das Leben im Klinisch-Therapeutischen Institut zu dieser Zeit «in einmaliger Intensität» alle Kräfte beansprucht habe: *«Die Gegenwart atmete eine geladene Aktivitäts-Spannung. [...] Dramatisch wollte sich ein Neues Eingang verschaffen in die Zeit.»*[60] Ita Wegman und die Klinikgemeinschaft wollten wirken und hatten es eilig. Die zeitgeschichtlichen Umstände waren nicht einfach und vieles in Arlesheim vollzog sich ausgesprochen improvisiert – die Geldmittel, aber auch die Personaldecke waren dünn und immerzu fehlte es an Zeit. Niemand in Arlesheim war der Meinung, dass die «Natura»-Beiträge oder die Artikel der ärztlichen «Beiblätter» das letzte Wort oder auch nur vollendete Ausarbeitungen waren, ebenso wenig wie die öffentlichen und internen Vorträge und anderes, was von Arlesheim aus unternommen wurde. Auf der anderen Seite war nicht zu verkennen, wie intensiv diese – vergleichsweise – kleine Gruppe von Ärzten, Wissenschaftlern, Therapeuten und Künstlern in Arlesheim arbeitete, auch, welche Freude sie an dieser Arbeit hatten und welche Wärme von ihr ausging. «Man konnte nicht zurück, um das medizinische Lehrgut [Rudolf Steiners] erst einmal gediegen zu sammeln, zu ordnen und zu verarbeiten – man konnte nur vorwärts», schrieb Ita Wegmans Biograph Emanuel Zeylmans.[61]

*

Rudolf Hauschka war in die vielfältigen Arbeiten und Forschungen des Klinisch-Therapeutischen Instituts nach seinem Eintritt unmittelbar einbezogen; er hatte einen weiten Horizont und ein breites Spektrum an Interessen und Fähigkeiten. Obwohl kein Arzt, wurde er selbstverständlich zu den Ärzteabenden eingeladen, hörte eine Fülle interessanter Beiträge und führte nach einiger Zeit auch das Protokoll (vgl. S. 50/51). Wegman bat ihn, auch an den laufenden Ärztetagungen, den Kursen für Medizinstudenten, Krankenschwestern und Heilpädagogen durch Unterrichtsbeiträge mitzuwirken – und er gab eindrucksvolle und begeisternde Stunden zur Substanzlehre und Botanik, zur Ernährung und zu Heilmitteln. Häufig bezog Hauschka in seine Darstellungen Aspekte der Kultur- und Bewusstseinsgeschichte ein und zeigte den – überwiegend jungen – Hörern, wie die geisteswissenschaftlich erweiterte Medizin im Entwicklungsprozess der Menschheit steht. Er ermöglichte damit den Einzelnen, eine eigene Stellung zu ihr finden zu können.

Auf der anderen Seite profitierte Rudolf Hauschka seit seinem Arbeitsbeginn in Arlesheim vom hohen Niveau des anthroposophischen Lebens und Studiums in der Klinik, von den geisteswissenschaftlichen Kenntnissen der Anderen – darunter in erster Linie Ita Wegmans, die über Jahre eng mit Rudolf Steiner zusammengearbeitet und eine besondere esoterische Schulung durch ihn erfahren hatte.[62] Als Hauschka in Arlesheim zu arbeiten begann, war seine Kenntnis der Schriften und Vorträge Rudolf Steiners – sowie der anthroposophischen Sekundärliteratur – nicht allzu groß. Nun jedoch nahm er verbindlich an den regelmäßig stattfindenden Studien-Zusammenkünften zur allgemeinen und speziellen Anthroposophie in der Klinik teil, an den esoterischen Klassenstunden, die Ita Wegman im hölzernen Therapiehaus der Klinik hielt, an Veranstaltungen im Goetheanum und an anderem. Auch hatte er zahlreiche Einzelgespräche mit Menschen, die Rudolf Steiner über Jahre gehört und mit ihm fachlich zusammengearbeitet hatten. In gewisser Hinsicht holte Hauschka in zeitlich geraffter und intensiver Weise vieles von dem nach, was er zu Lebzeiten Rudolf Steiners – seit seiner ersten Begegnung mit Karl Schubert auf der Wiener Hochschule – versäumt hatte.

Hauschka brauchte die geisteswissenschaftlichen Inhalte nicht nur für seine persönliche Entwicklung, sondern auch für seine Arbeit. Eine Vielzahl – ja eine immense Fülle – differenzierter Aussagen Rudolf Steiners zur Menschen- und Naturkunde, zu Heilmitteln und zur Pharmazeutik, zu Rhythmusfragen und Substanzprozessen lag vor – der Anblick

Aerzteabend am Mittwoch den 24.I.34., 20 Uhr 15.

Anwesend: Dr. Kaelin, Dr. Suchantke, Dr. Marti, Dr. Hooghout, Dr.v.Deventer Dr. Bockholt, Dr. Stavenhagen, Dr. Bort, Dr. Suchtelen und der Unterfertigte.

Neue Klinik: Professor Hoettger hat,angeregt durch die Vitaminversuche, einen genialen Plan für eine neue Klinik entworfen. Es soll in den nächsten Tagen ein Modell aus Gips angefertigt werden, das dann zur Werbung ausgestellt werden soll. Es herrscht allgemeine Begeisterung.

Vorträge in Basel:
Infolge der Saalschwierigkeiten im Goetheanum wird die Vortragstätigkeit in Basel in nähere Erwägung gezogen. Ueber die Notwendigkeit und auch über die gute Wirkung eines solchen Schrittes herrscht Einmütigkeit.

Schlaflosigkeit:
Dr. Steiner schildert in den Vorträgen über die Aetherisation des Blutes die Rolle der Epiphyse bei einem Zusammentreffen des moralischen Stromes von oben unten und der Strömung aus dem Stoffwechsel von unten nach oben. Normalerweise entwickelt sich um die Epiphyse dabei ein ruhiges Leuchten. Treten Störungen auf, so entwickelt sich an Stelle dessen ein Kampf mit zuckendem, blitzartigem Flackern.

Man kann den Eindruck haben, wenn aus dem Stoffwechsel herauf ungeläuterte und unbeherrschte Astralität aufsteigt, der Anschluss an die kosmische Strömung von oben nach unten nicht gefunden wird, und dadurch die Schlaflosigkeit eintritt. Dr. Bort hat im Falle Drake als Medikament Glyzerin=extrakt Epiphyse D 6 H mit Erfolg gegeben.

Professor Dauner erzählt aus Selbstbeobachtung, er glaubt er könnte schlafen, wenn die Strömung von unten nach oben acceptiert werden würde. (Er kennt die oben erwähnten Vorträge nicht.)

Intelektuelle Gedanken führen zu materiellen Ablagerungen im Stoffwechsel, bzw. zu solchen Verdichtungs- und Verhärtungsprozessen, dass der Strom von unten nach oben gestört ist und keinen Anschluss an den moralischen Strom von oben nach unten findet. Rudolf Steiner weist auch darauf hin, dass mit fortschreitendem Intellektualismus Epidemien von Schlaflosigkeit eintreten werden.

Nach den Versuchen von Suchantke erzeugt intellektuelles Denken Harnsäure, die sich ablagert oder ausgeschieden wird.Wenn sie durch Wärme nicht zerstäubt und ätherisiert wird, bleibt sie im Blut zurück.Harnsäureretension im Blut bewirkt Schlaflosigkeit. Man findet bei solchen Kranken auch eine unruhige Gedankenwelt ohne Erinnerung. (Blitzgedanken). Man kann den Eindruck eines Zusammenhanges mit der Vogelwelt haben. Licht und Luft (Astralleib) dominieren. In diesem Zusammenhang ist das Vorkommen der Harnsäure in den Vogelfedern interessant.

Abb. 15: Rudolf Hauschka: Protokoll eines Arlesheimer Ärzteabends

Eine andere Art der Harnsäure ist die von den Schmetterlingsflügeln.

Von dieser sagt Rudolf Steiner, dass sie in das Universum hinaus zerstäubt. Schmetterlinge sind auch Träger der Feuergeister. (Vögel Träger der Sylphen). Und man kann daran ermessen, welchen Einfluss auf die Zerstäubung der Harnsäure und aller Materie aus dem Stoffwechsel heraus die durchwärmte Erinnerung hat. Die durchlichte Erinnerung, die Anregung der Saturnkräfte, müsste bei Schlaflosigkeit gepflegt werden. Man kann an sich selbst erleben, wie nach einem aufgeregten Tag die Rückschau beruhigend wirkt und in einen ruhigen erquickenden Schlaf führt.

Erinnerungsstörungen können zweierlei Ursachen haben. 1. zu starke Austrocknung, Sklerotisierung, wo sich der Astralleib im Physischen verkrampft. 2. ein zu wenig starkes Eingreifen des Geistig-seelischen, wo der Mensch nicht wach genug ist.

Aus diesen Betrachtungen ergibt sich ein Verständnis der Wirkung der diversen Schlaflosigkeitsmittel. Sie wirken entweder zerstäubend u. strahlend im Sinne der Schmetterlingsflügel, die Entmaterialisierung fördernd.

(Wenn man einen Schmetterlingsflügel in der Dunkelkammer auf eine photographische Platte einwirken lässt, und diese dann entwickelt, so zeigt sich auf der Platte das Bild des Flügels).

Zu dieser Gruppe von Medikamenten gehören: Blei, Phosphor, Epiphyse, Coffea (Coffea ist ein Harnsäurederivat) . Oder die Mittel wirken quellend , den verhakten Astralleib lösend. Dazu gehören: Silber, Sulfur, Orangenblüte, Conchae. Von einer guten Wirkung ist auch Antimon hochpotenziert, dessen Wirkung man im Sinne des Vorangegangen so verstehen kann, dass es die durchlichte Aetherströmung von oben nach unten anregt. Wohltuend wirkt eine wechselweise Applikation von Silber und Phosphor, gewissermassen im Rhythmus der Atmung. In diesem Zusammenhang wird auch berichtet, dass Viscum, dessen Wirkungsweise ja auch vorzugsweise eine druchatmende ist, bei Schlaflosigkeit gut wirkt.

Die Strömung von oben nach unten und von unten nach oben, kann man vom Gesichtspunkte der Ein- und Ausatmung so verstehen, dass die Einatmung, die ja astralisch orientiert ist, mit dem Strome von unten nach oben zusammenhängt, und die Ausatmung, die ätherisch orientiert ist, mit dem durchlichten Aetherstrom von oben nach unten zusammenhängt.

Daraus kann man die heileurythmische Wirkung von T und M verstehen.

Die Musik ist dreigliedrig nach Melodie, Harmonie, Takt. Sie entspricht dem Denken, Fühlen und Wollen, bzw. dem Sinnesnervensystem, dem rhythmischen System und dem Stoffwechsel-Gliedmassensystem. Es wird berichtet, dass durch Singen von Melodien (nach Werbek), wodurch ein von Emotion geläutertes Strömen von unten nach oben angeregt wird, in einem Falle zu Heilung von Schlaflosigkeit geführt hat.

Schluss 22 Uhr 30

Der Chronist: Dr. Rudolf Hauschka

dieses reichhaltigen Materials war überwältigend, obwohl zu diesem Zeitpunkt noch keinesfalls alle (oder auch nur ein Großteil der) Originalangaben in schriftlicher Weise zugänglich waren. Das Ziel der Arlesheimer Bemühung war die Grundlegung einer neuen, christlichen Mysterienmedizin unter den Bedingungen der Moderne – des 20. Jahrhunderts und der kommenden Zeiten. Um daran produktiv mitwirken zu können, musste man einen realen und konkreten Bezug zum Leben der Erde und des Kosmos finden, zu den Jahreszeiten und Wandlungsprozessen in Natur und Mensch. «Anthroposophie ist ein Erkenntnisweg, der das Geistige im Menschenwesen zum Geistigen im Weltenall führen möchte», hatte Rudolf Steiner 1924 in seinem ersten anthroposophischen Leitsatz geschrieben.[63]

*

Als Rudolf Hauschka in das Klinisch-Therapeutische Institut eintrat, war dessen Erweiterungsbau seit längerer Zeit in vollem Betrieb. Allein acht bis zehn Ärzte waren in der Klinik tätig, deren Schwerpunkt im ambulanten Bereich lag – mit lokaler und internationaler Ausstrahlung. In den folgenden Jahren begründete Ita Wegman zusätzliche medizinische Zentren in Berlin und London und war überaus expansiv tätig.

Hauschka stieg sofort mit allen Kräften in die Arbeit ein, ohne jedes Zögern und ohne allzu große Bescheidenheit, die nicht sein Lebenselement war. Er liebte es, leidenschaftlich tätig zu sein – und hatte bereits zu Schulzeiten die menschliche Arbeit als essentielles Lebensgut gegenüber Mitschülern und Lehrern eindrucksvoll verteidigt.[64] Seine eigenen Arbeits- und Forschungsergebnisse legte Rudolf Hauschka in Arlesheim Ita Wegman nach Möglichkeit persönlich vor – er schätzte ihr fachliches Urteil, ihre Kritik und ihre Hilfestellung sehr. Durch die Heilung seiner Tochter Walburga im Sommer 1924 hatte er Wegmans therapeutische Fähigkeiten (und die ihrer Klinik) erstmals kennengelernt, später auch in der fachkundigen Behandlung und Begleitung seiner Ehefrau. Die unternehmerischen und kosmopolitischen Fähigkeiten Ita Wegmans waren ihm ebenfalls früh deutlich geworden, weswegen er in Krisensituationen seiner Geschäfte immer wieder den Kontakt mit ihr gesucht hatte. Nun, innerhalb des Ärztekollegiums, in Einzelgesprächen und bei Besuchen Ita Wegmans in seinem Labor, erlebte Hauschka, wie gut sich Wegman auch in schwierigen Fragen der anthroposophischen Medizin und Heilmittelherstellung auskannte – mit erstaunlich intuitivem Blick und spiritueller Sicherheit sowie in lebendiger Erinnerung an viele Richtungshinweise Dr. Steiners.

Allerdings war Ita Wegman oft auf Arbeitsreisen zu therapeutischen Einrichtungen und Konsultationen (addiert nahezu die Hälfte des Jahres) – und bei ihrer Anwesenheit in Arlesheim entsprechend zeitknapp und beansprucht, von Patienten, Mitarbeitern und dem Goetheanum (letzteres bis 1935). Wenn es Rudolf Hauschka in solchen Zeiten nicht gelang, einen persönlichen Termin bei ihr zu bekommen – und sie nicht spontan in seinen Laboratorien vorbeikam – schrieb er ihr vor Ort einen Brief, oder bat in schriftlicher Weise um eine Unterredung. Am 12. Dezember 1930 hieß es in einer Nachricht an sie:

> Ich sehne mich danach, mit Ihnen zu sprechen. Nicht nur, dass laufende Angelegenheiten zu besprechen und zu erledigen wären, ich möchte Ihnen *öfter* erzählen, was ich denke; ich möchte mit Ihnen *arbeiten*, von Ihnen geleitet werden. Ich wage es ja nicht, Sie um regelmäßige Unterredungen zu bitten, so wie Sie sie mit den Ärzten haben; aber ich möchte Sie bitten, doch ab und zu mit mir Rat zu pflegen, vielleicht auch mit den Ärzten zusammen. Denn wenn etwas gemeinsam besprochen wird, dann wird das, was im Labor gearbeitet wird, auch von der Gemeinschaft getragen.
> Ich bin nun seit über einer Woche bei Ihnen angemeldet.[65]

Die Tätigkeit von Rudolf Hauschka war wichtig – und Ita Wegman nahm sie vollkommen ernst, ja erachtete sie als zukunftskräftig. Dennoch war Hauschkas Beitrag nur einer von vielen, den sie im Blick halten und begleiten musste.

Die Hauschka-Arbeit in Arlesheim wuchs und gedieh bald nach seinem Eintritt ins Institut, energisch, zielstrebig, schnell und ohne allzuviele Bedenken, was sie von manchen anderen unterschied – sie war auch diesbezüglich im Sinne Ita Wegmans. Selbst in der Rekrutierung von begabten und kostengünstigen Mitarbeitern war Rudolf Hauschka geschickt und gewann unter anderem Patienten für eine Hilfstätigkeit in seinem Labor. Auch kamen Menschen, die aufgrund seiner Vorträge und Seminare nach einer Ausbildungsstelle unter seiner Obhut fragten,

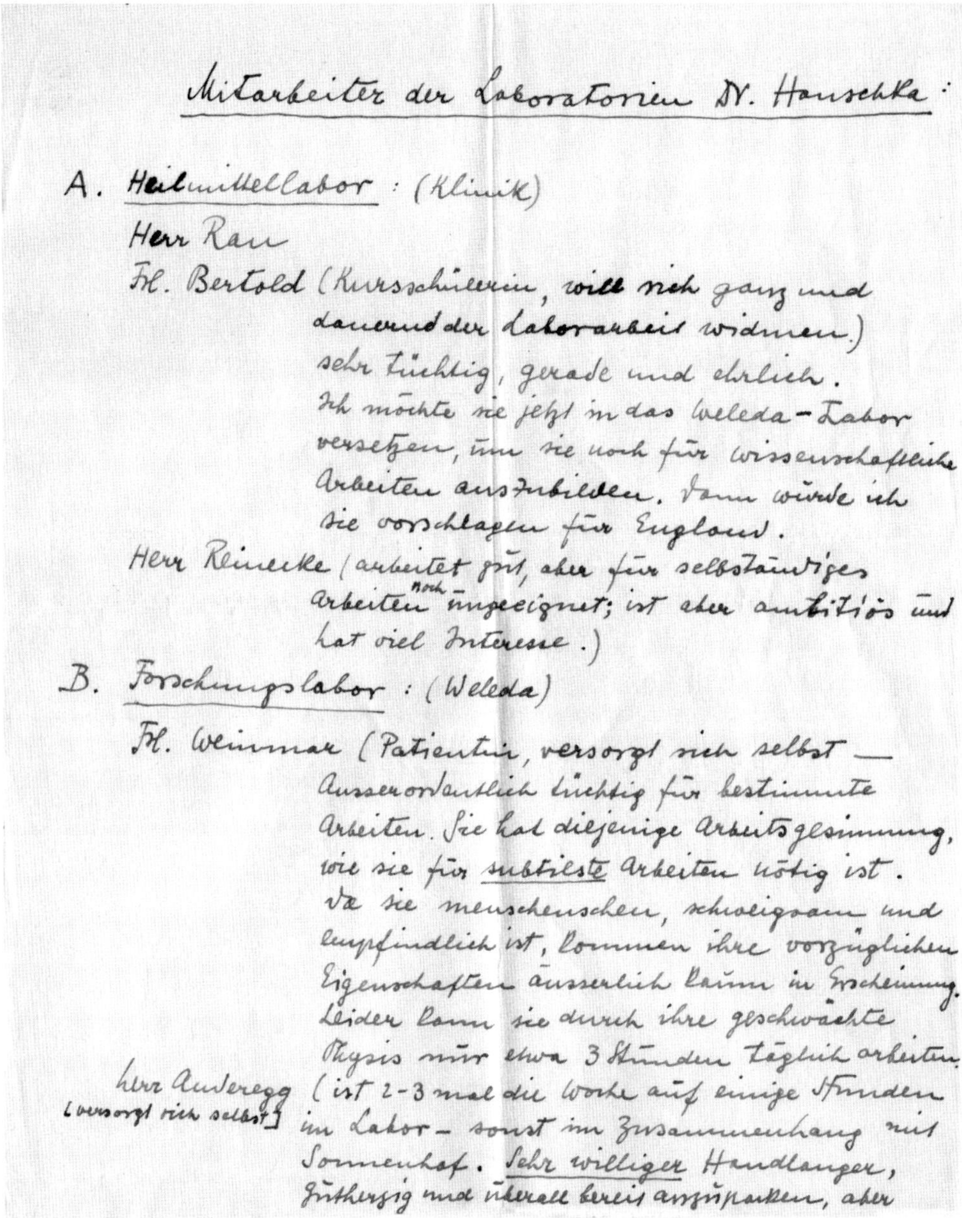

Mitarbeiter der Laboratorien Dr. Hauschka:

A. Heilmittellabor: (Klinik)

Herr Rau

Frl. Bertold (Kursschülerin, will sich ganz und dauernd der Laborarbeit widmen.) sehr tüchtig, gerade und ehrlich. Ich möchte sie jetzt in das Weleda-Labor versetzen, um sie noch für wissenschaftliche Arbeiten auszubilden. Dann würde ich sie vorschlagen für England.

Herr Reinecke (arbeitet gut, aber für selbständiges Arbeiten noch ungeeignet; ist aber ambitiös und hat viel Interesse.)

B. Forschungslabor: (Weleda)

Frl. Weinmar (Patientin, versorgt sich selbst — Ausserordentlich tüchtig für bestimmte Arbeiten. Sie hat diejenige Arbeitsgesinnung, wie sie für subtilste Arbeiten nötig ist. Da sie menschenscheu, schweigsam und empfindlich ist, kommen ihre vorzüglichen Eigenschaften äusserlich kaum in Erscheinung. Leider kann sie durch ihre geschwächte Physis nur etwa 3 Stunden täglich arbeiten.

Herr Anderegg [versorgt sich selbst] (ist 2-3 mal die Woche auf einige Stunden im Labor – sonst im Zusammenhang mit Sonnenhof. Sehr williger Handlanger, gutherzig und überall bereit anzupacken, aber

Abb. 16: Rudolf Hauschka: Mitarbeiterverzeichnis der Laboratorien, o.D.

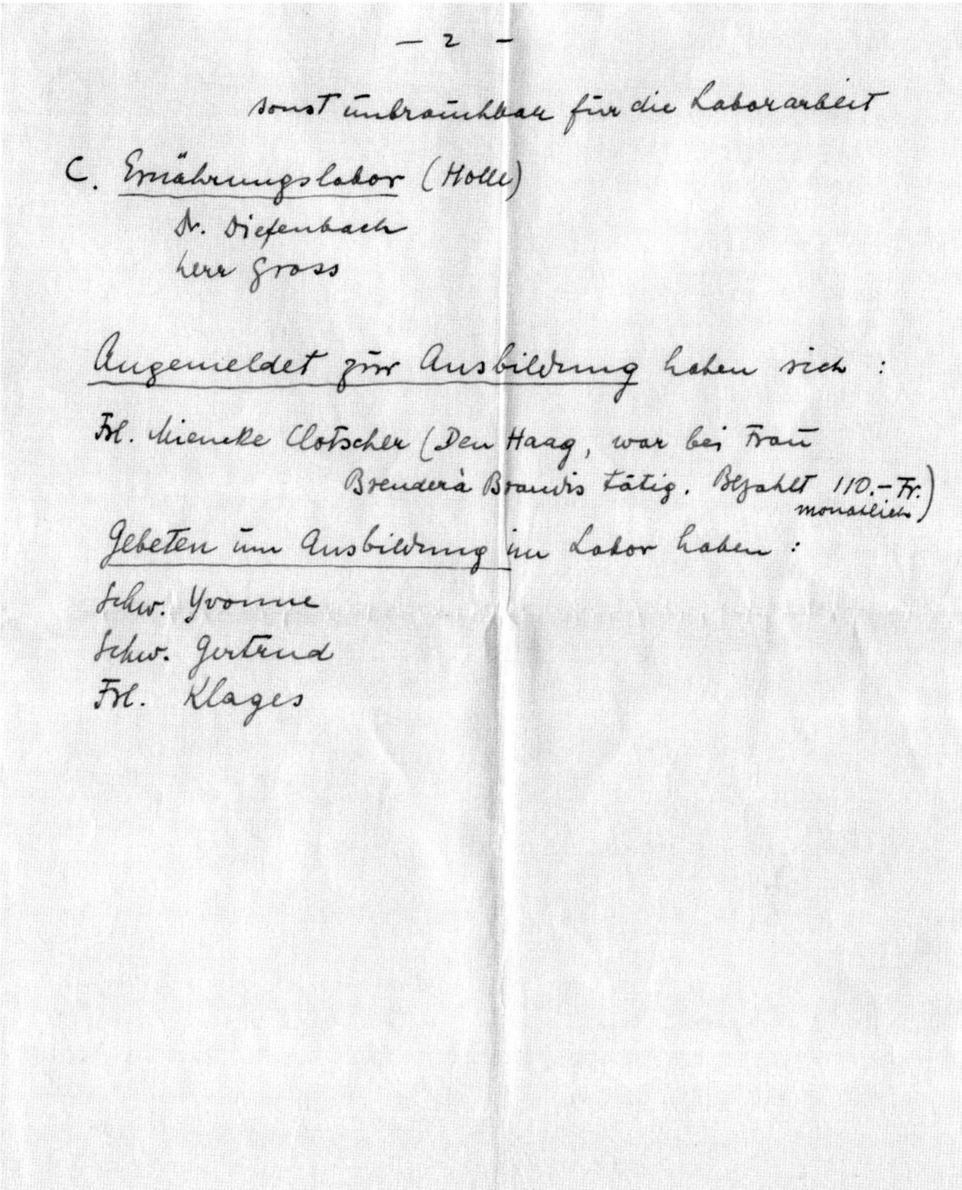

— 2 —

sonst unbrauchbar für die Laborarbeit

C. Ernährungslabor (Holle)
Dr. Diefenbach
Herr Gross

Angemeldet zur Ausbildung haben sich:

Frl. Mienke Clotscher (Den Haag, war bei Frau Brender à Brandis tätig. Bezahlt 110.- Fr. monatlich)

Gebeten um Ausbildung im Labor haben:

Schw. Yvonne
Schw. Gertrud
Frl. Klages

kostenlos und voller Elan Praktika machten und in die Arbeit einstiegen. Hauschka war ein befähigter Lehrer, und verfügte nicht nur über originelle Kenntnisse und Fähigkeiten, sondern auch über Charisma. So entstand in kürzester Zeit eine neue Abteilung des Klinisch-Therapeutischen Instituts, sehr zur Freude seiner Leiterin.

*

«Rudolf Hauschkas erste Aufgabe von Ita Wegman war, dass er einer Patientin die Pflanzenwelt und alles lebendige Grün nahe bringen musste. Dies sollte in einer Art geschehen, dass sie die Pflanzenwelt lieben lerne, um auch mit Freude Gemüse zu essen. Als Diät war ihr dies verordnet, doch sie konnte sich nicht damit befreunden. Es sollte ihr nicht eher Gemüse zu den Mahlzeiten verabfolgt werden, bis sie selber dazu den Wunsch äußere. Ita Wegman sagte, dass die beste Diät nicht helfen könne, wenn der Patient sie innerlich ablehne. Das gleiche gelte für die Therapie.» (Irmgard Marbach[66])

Ita Wegman hatte mit Rudolf Hauschka im Juli 1928 – während der Weltkonferenz – über Aufgabenstellungen seiner möglichen Tätigkeit in Arlesheim gesprochen. Sechs Monate später hatte sie in ihrem Brief vom 29. Januar 1929 in erster Linie die Arbeit an den Heilmitteln erwähnt, aber auch von «manchen anderen Versuchen» gesprochen, «die für uns wichtig sein könnten». Wie die Ausführungen von Irmgard Marbach, die Chronologie von Hauschkas Arlesheimer Publikationen, aber auch die noch vorhandenen Klinikunterlagen belegen, gehörten ernährungsphysiologische und diätetische Studien tatsächlich mit zu dem ersten, was Ita Wegman von Rudolf Hauschka erbat.

Die gesunde Ernährung ihrer Patienten und der enge Zusammenhang zwischen Nahrung und Therapie war – entgegen allen Abirrungen der Moderne – bereits zur Zeit der Klinikbegründung im Juni 1921 eines der Kernanliegen Ita Wegmans gewesen. Einen großen Kräutergarten ließ sie neben der Klinik anlegen, kümmerte sich jedoch auch um eine eigene Milchversorgung und einen klinikbezogenen Gemüseanbau – spezielle Diäten für einzelne Patienten gehörten von vornherein zum Therapieplan in Arlesheim. Vieles spricht dafür, dass Ita Wegman in den nachfolgenden Jahren ernährungsphysiologische und diätetische Fragen häufig mit Rudolf Steiner besprochen hatte, der in zahlreichen Vortragskursen – auch vor Ärzten – die Ernährungs- und Stoffwechselprozesse des Menschen hochdifferenziert

Diätetik

nach geisteswissenschaftlichen Gesichtspunkten

I. Band:

Die Kochkunst in West und Ost

Rezepte des Klinisch-Therapeutischen Instituts
Arlesheim bei Basel.

Bearbeitet von E. M. Dank

Ganzleinwand RM. 6.80

Demeter-Erzeugnisse

Brot Getreide auf Steinen vermahlen, Holzfeuerung **Brot**

Butterzwieback · Butterkeks · Weizenmehl
Weizengrieß · Weizenflocken · Haferflocken

Von jetzt ab direkte Belieferung nach Süddeutschland
Wiederverkäufer gesucht.

RUDOLF HEINEMEYER / HANNOVER 1 M, OSTERSTR. 66
Bäckerei und Vertrieb von Demeter-Erzeugnissen

Abb. 17: Anzeige in der «Natura». 4. Jg. 1929/30, S. 343.

und mit grundlegend neuen Perspektiven behandelte.[67] Auch wies Steiner immer wieder darauf hin, von welcher Bedeutung eine adäquate Ernährung nicht nur für die Gesundheit des Menschen, sondern auch für die kulturelle und geistige Weiterentwicklung der Zivilisation sei.[68] Steiner war nie ein fanatischer Vegetarier – obwohl er selbst vegetarisch lebte und dies seinen esoterischen Schülern auch ans Herz legte; er beschrieb vielmehr im Einzelnen, welcher Substanzaufbau dem menschlichen Organismus eignet und der geistig-seelischen Entfaltung zuträglich ist. Auf Fragen von Landwirten nach neuen Formen des Landbaus – statt seiner immer weitergehenden Integration in technologisch-industrielle und finanzpolitische Systeme – und nach Alternativmöglichkeiten zur chemischen Ausbeutung und sukzessiven Erschöpfung der Erde hatte Steiner schon vor 1924 zahlreiche Hilfestellungen gegeben.[69] Zur Pfingstzeit des Jahres 1924 war dann im schlesischen Koberwitz, auf dem Gut des Grafen Carl von Keyserlingk ein eigenständiger Kurs für Landwirte zustande gekommen, der die biologisch-dynamische Arbeitsweise begründete.[70] Als Rudolf Hauschka nach Arlesheim kam, lag dieser Kurs erst knapp fünf Jahre zurück – viel Aktivität aber war im Anschluss an Koberwitz unter den Landwirten und im Kreis anthroposophischer Naturwissenschaftler entstanden, die die Angaben des Kurses experimentell weiterbearbeiteten und u.a. die ätherischen Bildekräfte zur Darstellung bringen wollten. Zu diesen Forschern gehörten in erster Linie Lilly Kolisko in Stuttgart sowie Guenther Wachsmuth und Ehrenfried Pfeiffer am Goetheanum, die alle noch mit Rudolf Steiner zusammengearbeitet hatten.

Steiners grundlegender Kurs von Koberwitz war eng mit Ita Wegman und der medizinischen Abteilung der neuen Dornacher Hochschule verbunden gewesen, auch wenn Ita Wegman nicht mit nach Schlesien fahren konnte; mündlichen Berichten zufolge hatte Rudolf Steiner gewünscht, dass Wegman die landwirtschaftliche Sektion leiten sollte. Die Heilung der Erde und des Menschen gehörte zu ihrem innersten Anliegen – und sie förderte die Zusammenarbeit mit dem Forschungsring der Biologisch-Dynamischen Wirtschaftsweise in jeder Hinsicht. Mit Carl Graf von Keyerlingk stand sie bis zu dessen frühem und überraschendem Tod am 29.12.1928 in vertrautem Kontakt – er starb auf dem Weg nach Arlesheim, wo er bei Ita Wegman wohnen und an einer weiteren Krisensitzung im Goetheanum teilnehmen wollte. Ita Wegmans energisches Schreiben an Rudolf Hauschka vom 29.1.1929 (vier Wochen nach Keyserlingks Tod) und ihre mit Nachdruck vertretene Einladung an ihn folgte Briefen nach, die sie Johanna von Keyserlingk gesandt und in denen sie davon gesprochen hatte, dass der Verstorbene die Entwicklung des Koberwitzer Impulses geistig weiter begleiten werde («Es wird geistig die Sache vom Grafen schon so gelenkt, dass die Dinge in der rechten Richtung gehen werden. Wir müssen jetzt recht, recht vorsichtig sein auf Erden, das Richtige zu tun, wie es von oben gewollt wird», schrieb sie an Johanna von Keyserling am 21. Januar 1929[71]). Wegmans Bitte an Hauschka, in Arlesheim mitzuarbeiten, stand möglicherweise auch in diesem Kontext. Die von ihm in den folgenden Jahren mitaufgebaute und -geleitete «Abteilung für Ernährungshygiene» des Klinisch-Therapeutischen Instituts gehörte den Intentionen von Koberwitz an.

Bereits kurz nach seiner Ankunft in Arlesheim wurde Hauschka in Ernährungsfragen energisch tätig. Er nahm Kontakt zu den Forschern am Goetheanum auf und besuchte wiederholt Ehrenfried Pfeiffer, dessen Arbeiten zur «empfindlichen Kristallisation» er außerordentlich schätzte und mit dem er bald zusammenarbeitete. Hauschka war von allen Gesellschaftskonflikten unbelastet – er ging zu den Menschen, die fachlich herausragende Arbeit leisteten und interessierte sich für ihre Methoden und Ergebnisse. Wie von Ita Wegman erhofft, arbeitete er bereits 1929 – wie auch in den folgenden Jahren – eigene Studien zu ernährungsphysiologischen Themen aus, die in der «Natura» veröffentlicht werden konnten und großen Anklang fanden:

- *Die Ernährung als kosmisch-irdisches Kräftespiel. Experimentelles zur Ernährungsfrage aus dem Versuchslaboratorium des Klinisch-Therapeutischen Institutes, Arlesheim»*. Oktober 1929
- *Der Salzprozess und das Brot.* Januar/Februar 1930
- *Naturprozesse und ihre Umwandlung in der menschlichen Ernährung. Betrachtung lebendiger Naturprozesse als Grundlage für eine zeitgemäße Hygiene.* Mai 1931
- *Die Metamorphosen des Zuckers. Ihre gesundheitliche und soziale Bedeutung.* 1935

Wie von Ita Wegman intendiert, berücksichtigte Hauschka in den meisten seiner diesbezüglichen Veröffentlichungen auch eigene Forschungsergebnisse aus seinem Kliniklabor; so bemühte er sich bereits in den ersten Monaten seiner Arbeit in Arlesheim um den Aufbau einer Versuchsanordnung zum Nachweis des irdischen und kosmischen Ernährungsstromes im menschlichen Organismus. – Gleichwohl wandten sich seine «Natura»-Beiträge gemäß der prinzipiellen Ausrichtung der Zeitschrift nicht an Ernährungswissenschaftler und spezifisch interessierte Anthroposophen, sondern an ein breiteres Publikum. Mit ihren Ernährungsinitiativen wollte Ita Wegman in erster Linie die Öffentlichkeit erreichen – «Es kam ihm [Graf Carl von Keyserlingk] nicht darauf an, ob ein Rentner am Sonntagnachmittag in seinem Schrebergarten die biologische Düngung ausprobierte, sondern ob die Landwirtschaftsministerien von Berlin, London und Washington sich untereinander ins Einvernehmen setzen über die Notwendigkeit, den Völkern durch das neue landwirtschaftliche System eine neue Ernährungsform zu bringen», schrieb Johanna von Keyserlingk zwei Wochen nach dem Tod ihres Mannes an Guenther Wachsmuth nach Dornach.[72] In diese Richtung gingen auch Ita Wegmans Absichten, mit therapeutischer Akzentuierung.

*

«Rudolf Steiner hatte angegeben, dass unser Zeitalter ein neues Brot nötig hätte. Die Entwicklung des Brotes vom Brei über Fladen, Sauerteigbrot, Hefebrot bis zum Backpulverbrot zeigt nicht nur die fortschreitende Mineralisierung infolge der Qualität des Getreides, sondern auch durch die Mittel der Herstellung. Nach Rudolf Steiner sollte das zeitgemäße Brot weder mit Sauerteig noch mit Hefe oder Backpulver hergestellt werden, sondern mit Honig und Salz. Umfangreiche Versuche ergaben den Sinn dieser Anregung. Es zeigte sich, dass ein solches Brot nur mit biologisch-dynamischem Getreide gelingt und zwar nur frisch geschrotet. Länger lagerndes Mehl verliert die frische Lebendigkeit des Kornes. Am besten ergab sich eine Mischung der vier Getreidearten Weizen, Roggen, Gerste und Hafer.» (Rudolf Hauschka[73])
Zeitgleich mit seinen Versuchen zur Ernährungsphysiologie arbeitete Rudolf Hauschka in Arlesheim von Anfang an auch an der Herstellung neuer Produkte mit. In einem Holzbackofen der «Holle» – einem Anwesen nahe der Arlesheimer Eremitage, das Ita Wegman bereits 1922 gepachtet und später erworben hatte – verbesserte er zusammen mit einem Bäckergesellen das Brot für die Klinik. Er wirkte an der Entwicklung und Erzeugung neuer Käse- und Butterarten, aber auch von «Kraftnahrung» mit und begann noch 1929 mit der Herstellung von

Natura

eine Zeitschrift zur Erweiterung der Heilkunst nach geisteswissenschaftlicher Menschenkunde

Herausgeber: Die Medizinische Sektion der Freien Hochschule für Geisteswissenschaft am Goetheanum, Dornach bei Basel

Schriftleitung: Dr. med. Ita Wegman / Dr. med. Hilma Walter / Dr. med. Grete Bockholt

Die Metamorphosen des Zuckers

Ihre gesundheitliche und soziale Bedeutung

Aus den Arbeiten des Klinisch-Therapeutischen Institutes Arlesheim (Schweiz).

Dr. Rudolf Hauschka

I.

Lange bevor man sich das Bewußtsein des Geschmackes durch Salz erhöhte, kannte man schon den Zucker. Wir wissen ja, daß jeder Kulturstufe ganz bestimmte Nahrungsmittel und Nahrungsformen entsprechen und wie Zucker und Salz eine besondere Rolle spielen in der Bewußtseinsentfaltung der Menschheit.[1])

In den ältesten Ueberlieferungen wird der Genuß des Honigs erwähnt. Der Honig ist diejenige Form des Zuckers, die die früheste Kindheit der Menschheit schon kannte. Sowohl die orientalischen wie die altgermanischen Lebensformen waren so, daß der Honig ein unentbehrliches Nahrungs- und Genußmittel war. Plutarch und Aristoteles schildern dies in anschaulicher Weise.

Da kam ein neuer Einschlag durch die Alexanderzüge. Alexander der Große zog mit seinen Heeren durch Persien nach Indien und hier fanden sie ein „*Schilf,* das Honig ohne die Tätigkeit der Bienen hervorbringt". Es war das Zuckerrohr, welches

[1]) Auf die Einzelheiten wird in einem folgenden Aufsatz näher eingegangen werden.

Abb. 18: «Natura». 7. Jg. 1935, S. 1.

«diätetischen Heilgetränken», die auf der Basis wässriger Wildobstsäfte mit rhythmischen Herstellungs- und Konservierungsverfahren gewonnen wurden. In seinen Versuchen hatte Hauschka erlebt, dass mit den rhythmischen Herstellungsprozessen zwar die Qualität der Obstsäfte zugenommen hatte, nicht jedoch ihre Haltbarkeit. In der Annahme, dass die verbreiteten Obstsorten aufgrund ihrer Überzüchtung realiter eine Kosmosentfremdung erlitten und dadurch den rhythmischen Verfahren nur bedingt zugänglich sind, war Hauschka zu Wildobst und Wildbeeren (wie Hagebutten, Ebereschen, Weißdorn, Schlehdorn und Quitten) übergegangen und hatte wesentlich bessere Ergebnisse erzielt. Von seinen Erzeugnissen waren Ita Wegman und die Klinikmitarbeiter ausgesprochen beeindruckt – seine diesbezüglichen Vorträge (mit Kostproben) wurden bald zu einem festen Bestandteil der Klinikkultur und erfreuten sich allseitiger Beliebtheit. Auch Abendkurse für das Küchenpersonal der Klinik führte Hauschka durch.

Allerdings wollte Ita Wegman die Ergebnisse von Rudolf Hauschkas diätetischen Bemühungen – und den assoziierten Bestrebungen ihrer weiteren Mitarbeitern, die auf diesem Felde arbeiteten und veröffentlichten (darunter mit in erster Linie Hilma Walter[74]) – nicht in erster Linie oder gar ausschließlich für Arlesheim. Im April 1930 referierte Rudolf Hauschka bereits in Wien auf einem Ärzteabend von Ferdinand Wantschura über seine neuen «diätetischen Präparate» und servierte Kostproben der von ihm entwickelten Getränke. Im Oktober desselben Jahres (17. – 19.10.1930) nahm er auf einer großen Ernährungstagung in Berlin (unter dem Titel «Heilkunst, Ernährung und Landwirtschaft») teil, die gemeinsam von der medizinischen und naturwissenschaftlichen Sektion am Goetheanum veranstaltet wurde und überaus gut besucht war. Nahezu 1000 Menschen hörten die Ausführungen von Guenther Wachsmuth und Ehrenfried Pfeiffer über die experimentelle Darstellung ätherischer Bildekräfte und ihre Bedeutung für die zeitgenössischen Vitamin-Diskussionen. Medizinische Vorträge zur Ernährungsphysiologie und Diätetik hielten die eng mit Wegman verbundenen Sektionsärzte Gerhard Suchantke, Eberhard Schickler und Kurt Magerstädt – und Rudolf Hauschka skizzierte in einem gemeinsamen Beitrag mit Karl König den zweifachen Ernährungsstrom bzw. sprach über die irdische und kosmische Nahrungssubstanz des Menschen. Eine umfangreiche Ausstellung wissenschaftlicher Forschungsergebnisse und landwirtschaftlicher Produkte war in Berlin zu sehen – und Ita Wegman berichtete in eigener Person und detaillierter Weise über die Veranstal-

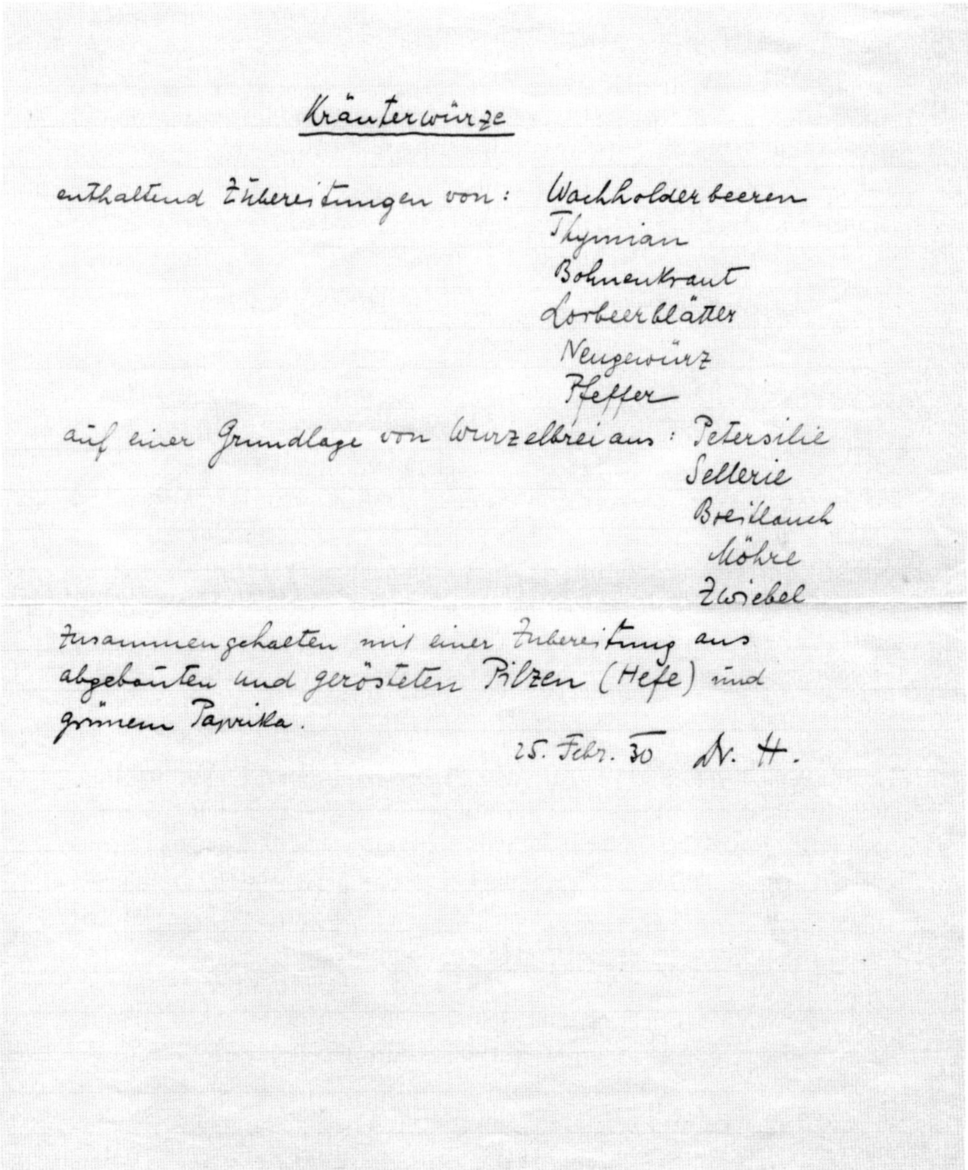

Kräuterwürze

enthaltend Zubereitungen von: Wachholderbeeren
Thymian
Bohnenkraut
Lorbeerblätter
Neugewürz
Pfeffer

auf einer Grundlage von Wurzelbrei aus: Petersilie
Sellerie
Breitlauch
Möhre
Zwiebel

zusammengehalten mit einer Zubereitung aus abgebauten und gerösteten Pilzen (Hefe) und grünem Paprika.

25. Febr. 30 R. H.

Abb. 19: Rudolf Hauschka: «Kräuterwürze». 1930

tung im Nachrichtenblatt der Wochenschrift «Das Goetheanum».[75] Auch 1932 und 1933 fanden noch große, von der Medizinischen Sektion (sowie der «Allgemeinen Sozialen Hilfe e.V.») veranstaltete Tagungen in Berlin statt, die sich unter anderem mit Ernährungsfragen beschäftigten. Die naturwissenschaftliche Sektion nahm daran nicht mehr teil, aufgrund der weiter fortgeschrittenen Zerwürfnisse in Dornach; dann übernahmen die Nationalsozialisten die Macht in der Stadt. An weitere anthroposophische Veranstaltungen war nicht mehr zu denken.

*

So lange es aber noch möglich war, versuchten Ita Wegman und Rudolf Hauschka zu wirken. Bereits 1930 bemühte sich Hauschka mit Wegmans Unterstützung, die neu hergestellten Erzeugnisse wirksam zu vermarkten, d.h. aus dem anthroposophischen Binnenkreis heraus in die «Welt» zu bringen. Hauschka strebte dabei eine Zusammenarbeit mit der zeitgenössischen Reformhausbewegung an und trat in Beziehung mit Eugen Herrmann aus Vaihingen sowie dem Leiter und Protagonisten der «Diätschule» Emil Drebber, der zahlreiche populäre «Lebensreform»-Schriften verfasst hatte und einen Versandhandel zur Belieferung von Reformhäusern betrieb. Weder Herrmann noch Drebber waren Anthroposophen – und wegen seiner Zusammenarbeit mit Drebber, die 1931 zur Begründung der gemeinsamen Firma «Zeitgemäße Ernährung» führte, wurde Hauschka aus den eigenen Reihen zum Teil heftig kritisiert. «Ich führte [dagegen] aus, dass die Lebensreformbewegung wie sie heute ist, lediglich eine Leibesreform ist, die nur auf Gesundheit, langes Leben und Glück hinschaut und dass Drebber der einzige ist, der eine wirkliche Lebensreform anstrebt, indem er den Leib nur als Instrument des Seelisch-Geistigen in seinen Schriften darstellt und seine Diätschule darauf aufbaut. Dadurch nähert er sich der Anthroposophie. Es mögen in seinen Schriften viele Irrtümer vorkommen und es mag seine Sprache für uns unmöglich sein, aber dadurch, dass wir uns mit ihm verbinden, wird eine Art Kontinuität geschaffen zwischen den Menschen, die draußen suchen und dem, was wir geben wollen. Und ein wesentliches Moment unserer Verbindung ist auch dies, Drebber selbst auf seinem Weg zu fördern. Ich werde Drebber nicht fallen lassen, aber ich bin bereit, mich belehren zum lassen, über die Form, in der wir Drebber mitnehmen können.» So schrieb Rudolf Hauschka am 19. März 1932 an Ita Wegman[76] – die sein Vorgehen und

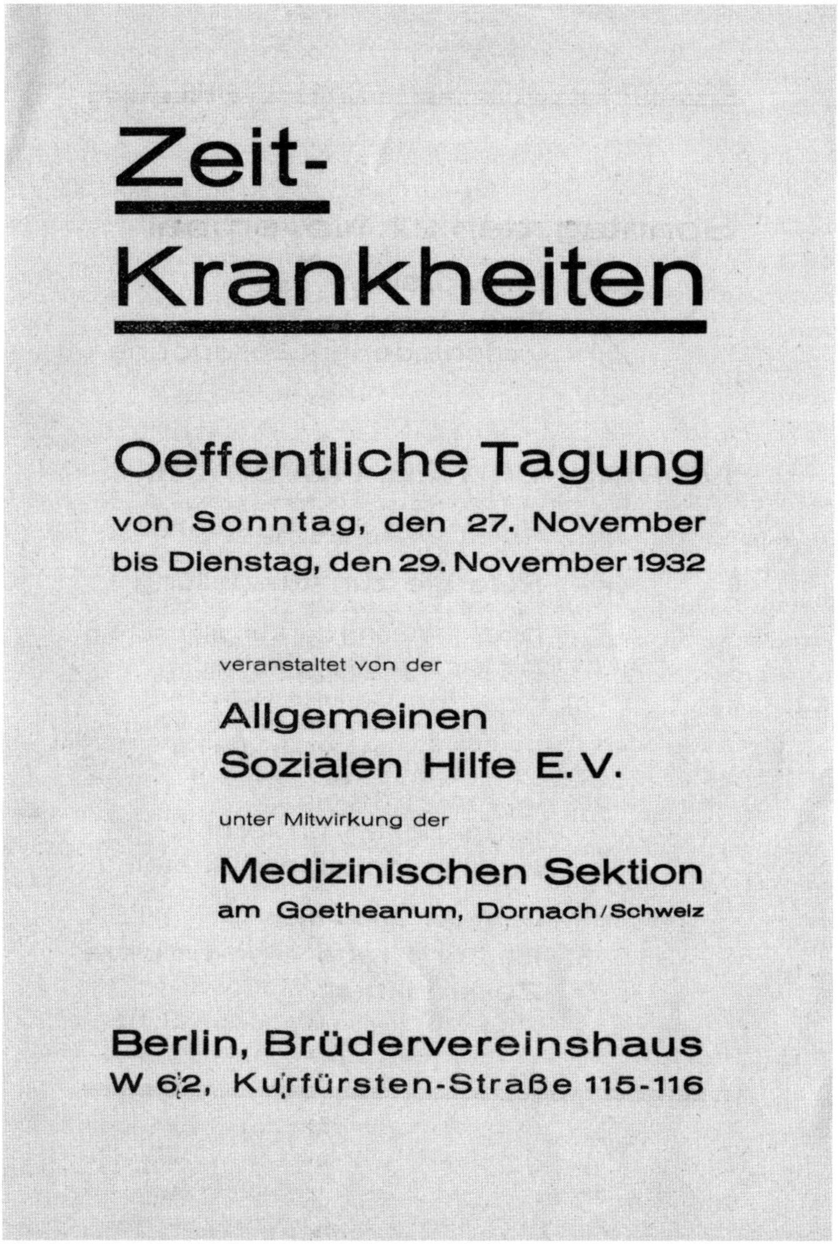

Zeit-

Krankheiten

Oeffentliche Tagung

von Sonntag, den 27. November
bis Dienstag, den 29. November 1932

veranstaltet von der

**Allgemeinen
Sozialen Hilfe E.V.**

unter Mitwirkung der

Medizinischen Sektion
am Goetheanum, Dornach/Schweiz

Berlin, Brüdervereinshaus
W 62, Kurfürsten-Straße 115-116

Abb. 20: Tagungsprospekt. Berlin, 1932

die gemeinsame Firmengründung unterstützte und in einem Brief an Drebber vom 13. Oktober 1931 den Namen «Drebber und Dr. Hauschka. Eine zeitgemäße Diätschule» für das Unternehmen vorgeschlagen hatte.[77] Nicht zuletzt die Stuttgarter Ärzte Eugen Kolisko und Eberhard Schickler waren mit dem Weg Rudolf Hauschkas anfänglich wenig einverstanden – «Er [Kolisko] war beleidigt, dass man ihn durch die Firma ‹Zeitgemäße Ernährung› vor eine vollendete Tatsache stellte. Er sagte, eine Ernährungsbewegung, die aus der Anthroposophie heraus inauguriert ist, eine solche Ernährungsbewegung liegt auch ihm am Herzen, aber da muss sie ganz anders aufgezogen werden. Sie muss durch die Ärzteschaft getragen werden und muss gemeinsam organisiert und besprochen werden. Dies sei nicht geschehen.»[78]

Für eine durch die anthroposophische Ärzteschaft gemeinsam organisierte und getragene Ernährungsbewegung aber blieb 1932 nicht mehr viel Zeit – und die anthroposophische Ärzteschaft war in sich keineswegs homogen und einer Meinung. Wegman unterstützte in dieser Situation Hauschkas Vorträge in vielen Städten – die zum Teil von Reformhäusern organisiert wurden – sowie seine Bemühungen, von Berlin aus eine Vertriebsorganisation für die Arlesheimer Produkte aufzubauen. Hauschka reiste mehrmals durch Holland und fand auch dort viele fachliche Partner aus den verschiedenen Lagern. Er sprach vor Ärzten, Medizinstudenten und interessierten Menschen, von denen nur die wenigsten der Anthroposophie nahe standen. An Madeleine van Deventer, der ärztlichen Kollegin Ita Wegmans in Arlesheim, die ihn bei der Vorbereitung der holländischen Reise unterstützt hatte, schrieb Rudolf Hauschka in einem Reisebericht vom 24. Mai 1932:

> Ich habe hier bis jetzt täglich einen Vortrag gehalten, manchmal zwei pro Tag. Das ist sehr ermüdend; nicht die Vorträge ermüden mich – im Gegenteil – aber das Reisen von Ort zu Ort, überall nur ein paar Stunden, intensive Gespräche führen, alle Fragen richtig beantworten und wieder weiterreisen – nirgends sich ordentlich sammeln können. Man wird auch menschlich sehr beansprucht, keinen Tag vor 2h im Bett und früh morgens reisen. Aber das macht nichts. Ich habe eine gute Fühlung mit den Menschen und das freut mich und gibt mir etwas Selbstbewusstsein zurück. In Amsterdam waren mehrere außenstehende Ärzte da, die ich durch meine

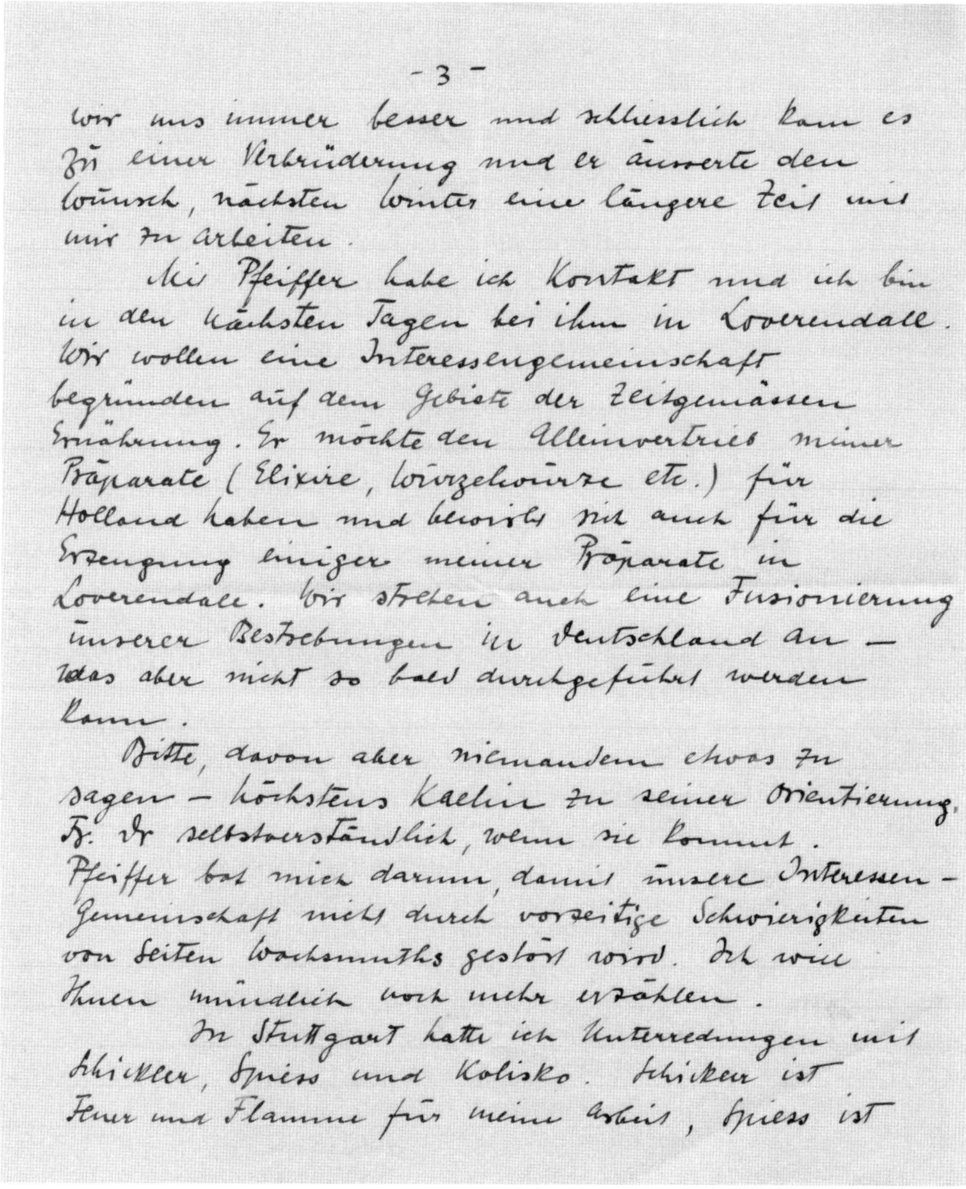

\- 3 -

wir uns immer besser und schliesslich kam es zu einer Verbrüderung und er äusserte den Wunsch, nächsten Winter eine längere Zeit mit mir zu arbeiten.

Mit Pfeiffer habe ich Kontakt und ich bin in den nächsten Tagen bei ihm in Loverendale. Wir wollen eine Interessengemeinschaft begründen auf dem Gebiete der zeitgemässen Ernährung. Er möchte den Alleinvertrieb meiner Präparate (Elixire, Wurzelwürze etc.) für Holland haben und bewirbt sich auch für die Erzeugung einiger meiner Präparate in Loverendale. Wir streben auch eine Fusionierung unserer Bestrebungen in Deutschland an — was aber nicht so bald durchgeführt werden kann.

Bitte, davon aber niemandem etwas zu sagen — höchstens Kaelin zu seiner Orientierung, Fr. Dr selbstverständlich, wenn sie kommt. Pfeiffer bat mich darum, damit unsere Interessen-Gemeinschaft nicht durch vorzeitige Schwierigkeiten von Seiten Wachsmuths gestört wird. Ich will Ihnen mündlich noch mehr erzählen.

In Stuttgart hatte ich Unterredungen mit Schickler, Spiess und Kolisko. Schickler ist Feuer und Flamme für meine Arbeit, Spiess ist

Abb. 21: Rudolf Hauschka: Brief an Madeleine van Deventer. 24.5.1932, S. 3.

> Ausführungen gewann. Am schönsten war es in Utrecht, wo viele fremde Studenten in einer schönen Diskussion mit ihren Gedanken ganz dabei waren. Man hat mich gefragt, im nächsten Winter einen längeren Kurs für Studenten zu geben.[79]

Auch Ehrenfried Pfeiffer, der mittlerweile für die biologisch-dynamische Landwirtschaft in Holland arbeitete, besuchte Hauschka auf Gut Loverendale (Halbinsel Walcheren) und führte die im Dornacher Forschungskontext begonnene Zusammenarbeit auf anderem Feld weiter: «Wir wollen eine Interessengemeinschaft begründen auf dem Gebiete der zeitgemäßen Ernährung. Er möchte den Alleinvertrieb meiner Präparate (Elixiere, Wurzelwürze etc.) für Holland haben und bewirbt sich auch für die Erzeugung einiger meiner Präparate in Loverendale. Wir streben auch eine Fusionierung unserer Bestrebungen in Deutschland an – was aber nicht so bald durchgeführt werden kann.»[80]

Weniger als drei Jahre später sollte Ehrenfried Pfeiffer die vernichtende «Denkschrift» gegen Ita Wegman mitherausgeben, die das Ende ihrer Arbeit am Goetheanum besiegelte – und er hatte bereits jetzt zahlreiche Vorbehalte gegen Arlesheim. Wie oft in persönlichen Kontakten aber gelang Rudolf Hauschka eine positive Beziehungs- und Arbeitsgestaltung, unkonventionell und direkt. Auch gegenüber Menschen, die Kritik an seiner Arbeit oder seinem unternehmerischen Vorgehen äußerten, gab er sich nicht einfach geschlagen (oder beleidigt), sondern führte nach Möglichkeit das Gespräch fort – was im anthroposophischen Gesellschaftsmilieu dieser Jahre keineswegs üblich war. In einem weiteren Reisebericht schrieb Hauschka an Ita Wegman: «In Stuttgart hatte ich Unterredungen mit Schickler, Spiess und Kolisko. Schickler ist Feuer und Flamme für meine Arbeit, Spiess ist hoffnungslos starrköpfig. Immerhin sprachen wir menschlich nett miteinander und schieden trotz verschiedener Meinungen als gute Freunde. Sehr nett war Kolisko. Er möchte zwar bei der zeitgemäßen Ernährung nicht aktiv mittun, aber er findet meine Art der Substanzerkenntnis sehr interessant und möchte mit mir auf diesem Gebiete gerne arbeiten. – Mit Dr. Stein sprach ich in Hamborn. Er sagte, dass er die wenigen Jahre, die wir noch zu leben haben, einer intensiven Zusammenarbeit mit mir widmen wolle und dass wir daher in möglichster Nähe leben sollten. Er denkt insbes. an gemeinsame Veröffentlichungen.»[81]

*

In dieser Weise wirkte Rudolf Hauschka für seine Arbeit in der «Außenwelt» mit Einsatz und Geschick – parallel dazu führte er seine Arlesheimer Laboratoriumstätigkeit kontinuierlich fort. Das Themenfeld der bearbeiteten Fragen dehnte sich weiter aus (und umfasste bald auch den experimentellen Nachweis physiologischer Farbwirkungen – im Kontext der Farbtherapiestudien mit Dr. Margarethe Stavenhagen –, die Fortsetzung der Torffaser-Studien – die später zur Entwicklung der Solum-Präparate führten – sowie die Entwicklung von Kosmetika, zu der bereits Rudolf Steiner einige Anstöße gegeben hatte[82]). Viele von Hauschkas Arbeiten waren dabei in grundlegender Weise um den Substanzbegriff zentriert, um die Entstehung und Wandlung der organischen Substanz, ihre Lebens- und Todesprozesse. Durch einen Hinweis in Rudolf Steiners Schrift «Die Rätsel der Philosophie» war Hauschka – über das Buch «Geist und Stoff» des Philosophen Hugo Preuss (1882) – auf die empirischen Untersuchungen Albrecht Freiherr von Herzeeles aufmerksam geworden, der 1879 (im Anbeginn des Michael-Zeitalters) umfangreich über die «Entstehung der unorganischen Stoffe» publiziert hatte, auf der Basis langjähriger Analysen. Herzeele hatte u.a. den experimentellen Nachweis erbracht, dass der Mineralgehalt von keimenden Samen im destillierten Wasser ansteigt und über die organische Entstehung mineralischer Stoffe durch die Pflanze geschrieben («nicht der Boden bringt die Pflanze hervor, sondern die Pflanze den Boden»). Hauschka wandte viel Mühe auf, um die (an allen Orten verschollenen) Originalschriften Herzeeles zu Gesicht zu bekommen, erlangte schließlich Abschriften und begann, seine Experimente und Ergebnisse in Arlesheim nachzuprüfen. Später schrieb er: «Diese Arbeiten Herzeeles wurden in dem Forschungslaboratorium des Klinisch-Therapeutischen Institutes Arlesheim-Basel in mehrjährigen Versuchsreihen nachgearbeitet und im Wesentlichen bestätigt.»[83]

Hauschkas Forschungen zur Stoffeskunde waren vielfältig und stießen im Arlesheimer Ärztekollegium auf großes Interesse. Der Substanzbegriff des Buches «Grundlegendes für eine Erweiterung der Heilkunst nach geisteswissenschaftlichen Erkenntnissen» von Rudolf Steiner und Ita Wegman wurde durch Hauschkas Arbeiten für viele Mitarbeiter anschaulich und fasslicher. Auf der anderen Seite profitierte Hauschka von der Vertiefung, die seine chemischen Studien u.a. durch die Kunst der Eurythmie erfuhren, ihre Gebärdensprache und sichtbare Kräftesignatur kosmischer Herkunft. Der Musik und den Weltgesetzen der Mathematik war Rudolf Hauschka bereits in seiner Jugend nahe getreten; nun lernte er die Eurythmie in ihrer Tiefe kennen, die ebenfalls mit jenem «Reich des Wirkenden» verbunden ist, das «über der Welt des Stofflichen webt» und in welchem «die Schöpferkräfte noch nicht in die Fixität der Materie erstorben sind», wie Hauschka schrieb.[84] Margarete Bockholt, Julia Bort und Margarethe Stavenhagen vertraten die von Rudolf Steiner begründete Kunst im Klinik- und Sonnenhofzusammenhang auf hohem Niveau. Sie veröffentlichten auch eindrucksvolle Studien aus ihrer Arbeit in der «Natura» – aus Hauschkas Zusammenarbeit mit Margarete Bockholt entstand der zweiteilige Aufsatz: «Die Erdenstoffe als Ausdruck der Gebärdensprache des Tierkreises». Selbst schrieb Rudolf Hauschka den Natura-Beitrag: «Metalle, Vokale und Planeten.»

Letztendlich aber waren diese Substanz-Forschungen kein Selbstzweck, sondern dienten der Gewinnung der Heilsubstanz: *«Meine Hauptarbeit in der Klinik war das Suchen nach neuen Wegen der Heilmittelherstellung.»* (Rudolf Hauschka[85]) In seinem Lehrbuch mit Ita Wegman hatte Rudolf Steiner im Hinblick auf das Wesen der Heilsubstanz betont:

> Man muss die Substanzen, deren Verwendung als Heilmittel in Betracht kommen soll, zunächst in der Art kennen, dass man die in ihnen enthaltenen möglichen Kräftewirkungen außerhalb und innerhalb des menschlichen Organismus beurteilen kann. Dabei kann es sich nur in einem geringen Grade darum handeln, die Wirkungsmöglichkeiten ins Auge zu fassen, die von der gewöhnlichen Chemie erforscht werden, sondern es kommt darauf an, *die* Wirkungen zu beobachten, die sich aus dem Zusammenhange der inneren Kräftekonstitution einer Substanz im Verhältnis zu den Kräften ergeben, die von der Erde ausstrahlen oder in sie einstrahlen.[86]

In einem seiner in Arlesheim verfassten Aufsätze schrieb Rudolf Hauschka in einem Kommentar zu dieser Lehrbuch-Passage:

> Mit anderen Worten: es kommt darauf an, diejenigen Verhältnisse zu studieren, die zwischen einer Substanz und den wechselnden Beziehungen von Erde und Universum bestehen, und die sich ausdrücken in *Rhythmen*.[87]

Natura

eine Zeitschrift zur Erweiterung der Heilkunst nach geisteswissenschaftlicher Menschenkunde

Herausgeber:	Schriftleitung:
Die Medizinische Sektion der Freien Hochschule für Geisteswissenschaft am Goetheanum, Dornach bei Basel	Dr. med. Ita Wegman / Dr. med. Hilma Walter / Dr. med. Grete Bockholt

Metalle, Vokale und Planeten

Dr. Rudolf Hauschka

I.

Metalle im Gegensatze zu Erden sich zum Erlebnis zu bringen, führt unmittelbar in diejenige Erkenntnisstimmung, aus der heraus wir die oben ausgesprochenen Zusammenhänge verstehen können.

Kiesel, Kalk, Tonerde und Phosphatgesteine bilden den festen Erdenleib; Wasserstoff, Sauerstoff, Stickstoff und Kohlenstoff durchdringen und umhüllen ihn; Schwefel, Alkali-Erden und Fluoriges weben in den Elementen der Erde; dies alles gibt die Substanz ab für den Erdenkörper. Nicht so können wir von den Metallen sprechen. Wir finden sie nicht in solchen Massen, daß wir sie als Aufbausubstanzen der Erde betrachten könnten. In Adern von relativ geringer Ausdehnung durchziehen sie als Erze oder auch als gediegene Metalle das Gestein der Erde. Einzig und allein das Eisen kann man vielleicht als eine Ausnahme ansprechen, indem dieses sowohl in größeren Erzgängen als auch in feiner Verteilung fast überall in Kalk und Ton und Urgestein auftritt. Aber im Allgemeinen hat man doch den Eindruck, daß die Metalle in einer ganz anderen Beziehung zum Erdenkörper stehen, als die ihn substanziell aufbauenden Erden.

Wenn wir auf einer Wanderung ein Stück Kupferkies finden oder einen Pyrit oder einen Bleiglanz oder irgend ein Erz, so fühlen wir uns seelisch in einer ganz anderen Weise angesprochen, als wenn wir einen Bergkristall finden oder einen Kalkspat.

Abb. 22: Natura. 6. Jg. 1933/34, S. 369.

Daraufhin fuhr Hauschka weiter erläuternd fort:

> In der Tat finden wir alles Naturgeschehen durchzogen von Rhythmen und immer wieder weist Rudolf Steiner in Vorträgen vor Ärzten darauf hin, wie wichtig es ist, diese Rhythmen zu beachten: «Es ist wahrhaft nicht darum zu tun, ins Mystische zu verfallen, sondern es ist darum zu tun, endlich einmal die Natur zu betrachten, so, dass wir auf ihren rhythmischen Gang auch mit Bezug auf die Eigenschaft der Substanzen wirklich eingehen.» Ja, ich möchte diese Worte bis in ihre letzten Konsequenzen, bis auf die Betrachtung der Substanz als *materielle* Entität selbst, verstanden wissen.[88]

«Das Durchdringen der Naturrhythmen, das wird wahre Naturwissenschaft sein.» (Rudolf Steiner[89])

*

Der Gang und Inhalt von Hauschkas Arlesheimer Heilmittel-Forschungen ist aus den nur fragmentarisch hinterlassenen Dokumenten nicht im Einzelnen rekonstruier- und beschreibbar. Mit Sicherheit begann er seine diesbezüglichen Arbeiten bereits 1929, zeitgleich zu den ernährungsphysiologisch-diätetischen Studien und Produktentwicklungen. Ein erstes Autoreferat, das über den Stand seiner Arbeiten im Kontext einer Ärztetagung berichtete – soweit Hauschka diesen Stand vor größerem Publikum mitteilen wollte –, datiert vom Oktober 1931 («Substanzerkenntnis und Heilmittelerkenntnis»), behandelt jedoch mehr prinzipielle Gesichtspunkte und Fragestellungen in einführender Weise (vgl. S. 243ff.). Ein Jahr später sprach Hauschka kurz vor Michaeli 1932 im Verlauf einer nächsten Ärztetagung am Goetheanum erstmals über seine «Versuche zur Konservierung von Heilmitteln ohne Alkohol» (vgl. S. 255ff.). Im Dezember desselben Jahres, nach fast dreijähriger Tätigkeit am Klinisch-Therapeutischen Institut von Arlesheim, veröffentlichte er in einem ärztlichen Beiblatt der «Natura» nicht nur das Autofererat dieses Vortrages, sondern (gemeinsam mit seinem Labormitarbeiter Rau) einen längeren Bericht über «Methoden zur Heilmittelherstellung und deren Beziehung zur Heilwirkung», der Rechenschaft über seine Arbeit gab. Im selben Heft publizierte er auch eine

XVI. Heilmittel-Erkenntnis.

Man muss die Substanzen, deren Verwendung als Heilmittel in Betracht kommen soll, zunächst in der Art kennen, dass man die in ihnen enthaltenen möglichen Kräftewirkungen ausserhalb und innerhalb des menschlichen Organismus beurteilen kann. Dabei kann es sich nur in einem geringen Grade darum handeln, die Wirkungsmöglichkeiten ins Auge zu fassen, die von der gewöhnlichen Chemie erforscht werden, sondern es kommt darauf an, *die* Wirkungen zu beobachten, die sich aus dem Zusammenhange der inneren Kräftekonstitution einer Substanz im Verhältnis zu den Kräften ergeben, die von der Erde ausstrahlen oder in sie einstrahlen.

Man betrachte von diesem Gesichtspunkte aus z. B. den Antimonglanz. Das Antimon hat eine starke Verwandtschaft zu den Schwefelverbindungen anderer Metalle. Der Schwefel hat eine Summe von Eigenschaften, die sich in verhältnismässig nur engen Grenzen konstant erhält. Er ist empfindlich gegen die Prozesse der Natur wie Erwärmung, Verbrennung usw. Das macht ihn fähig, auch eine bedeutende Rolle innerhalb der sich völlig aus den Erdenkräften herauslösenden und in die ätherischen Wirkungen sich einspannenden Eiweisssubstanzen zu spielen. Indem das Antimon sich verwandtschaftlich an den Schwefel bindet, macht es diese Einspannung in die Ätherwirkungen leicht mit. Es ist daher leicht in die Tätigkeit des Eiweisses im menschlichen Körper hineinzubringen, und diesem zu einer Ätherwirkung zu verhelfen, wenn dieser Körper durch irgendeinen krankhaften Zustand

77

Abb. 23: Rudolf Steiner/Ita Wegman: Grundlegendes für eine Erweiterung der Heilkunst nach geisteswissenschaftlichen Erkenntnissen

Liste der von ihm in besonderer Technik hergestellten Versuchspräparate, die über die Weleda bezogen werden konnten.

In seinen medizinischen Vorträgen von Arnheim hatte Rudolf Steiner (wie auch in anderen Darstellungskontexten) darauf hingewiesen, dass die Wirksamkeit pflanzlicher Heilmittel u.a. von den jahreszeitbezogenen Substanzprozessen der Pflanze abhängig sei – Steiner hatte in Arnheim in exemplarischer Weise ausgeführt, dass die Wirkungsrichtung von Enzianpräparaten je nach dem Erntezeitpunkt variiere.[90] Als Rudolf Hauschka im Dezember 1932 erstmals ausführlicher von seiner Heilmittel-Arbeit in den letzten drei Jahren berichtete («Methoden zur Heilmittelherstellung und deren Beziehung zur Heilwirkung»), verdeutlichte er bereits zu Beginn seiner Darstellung, dass die Beachtung der optimalen Erntezeiten *und* die Bewahrung der in ihnen vorhandenen Substanz- und Kräftespektren der Heilpflanzen von Anfang an mit ihm Zentrum seiner Studien stand. Ita Wegman hatte ihm Ende Januar 1929 mitgeteilt, es gehe darum, *«in unserem Laboratorium die Medikamente alle nochmals tüchtig durchzunehmen»*, d.h. nicht primär um die Auffindung neuer, bisher unbekannter Heilsubstanzen, sondern um die Gewinnung einer höheren therapeutischen Wirksamkeit aus den etablierten, in ihrer Ratio stimmigen anthroposophischen Präparate. Im Dezember 1932 schrieb Hauschka nun, es sei von wesentlicher Bedeutung, all jene Faktoren kennenzulernen, die «mitbestimmend auf die Heileigenschaften» der Pflanzen wirken, und schrieb im ärztlichen «Natura»-Beiblatt in näherer Erläuterung dieses Themas:

> Eine besondere Frage, wenn man sich speziell dem Pflanzenheilmittel zuwendet, tritt in den Vordergrund: Wie ist es möglich, das Kräftewirken in einer Pflanze, das sich auf eine bestimmte Jahreszeit beschränkt, so zu isolieren und in seiner Gesamtheit zu erhalten, dass es im Heilmittel hochwertig enthalten bleibt.
>
> Da müssen die verschiedensten Umstände beobachtet werden. Es ist von Bedeutung, ob wir eine Pflanze früh morgens, wenn die Sonne aufgeht und die Tauperlen auf ihr eben zu verschwinden beginnen, pflücken oder zur heißen Mittagszeit oder abends. Wem feinere objektive Methoden zur Prüfung dieser Verhältnisse nicht zur Verfügung stehen, prüfe geruchsmäßig, z. B. Holunderblüten, die früh morgens, solche, die mittags und

> solche, die abends gepflückt sind. Nach vielen Monaten noch erweisen sich die Morgenblüten bedeutend aromatischer als die Mittags- und Abendblüten. Denn am frühen Morgen hat die Blüte noch ihr ganzes Aroma in sich verschlossen und verströmt es im Laufe des Tages. Am Abend ist sie arm geworden, das Aroma einer solchen Blüte ist flau. Sie hat geringere sulfurische Qualitäten. Wieder andere Blüten haben das Maximum ihrer Wirksamkeit zu anderen Tageszeiten erarbeitet, z.B. Hypericum – seine ätherischen Öle mittags. Hier können nur eingehende nicht nur chemisch quantitative, sondern dynamisch-qualitative Studien zu verbesserten Präparaten führen.
> Was von der ganzen Pflanze gilt, hat im Besonderen eine Berechtigung auch für ihre Teile. Die Frühlingswurzel hat, wenn eben die ersten Sprossen treiben, ganz andere Kräfte als die Herbstwurzel, wenn die Pflanze wiederum verwelkt ist. Man kann von beiden sagen, dass sie das Pflanzenwesen ganz in sich verschlossen haben, und doch sind beide in ihren Wirkungen sehr verschieden. Erstere wirken auf die aufbauenden, letztere auf die abbauenden Kräfte. Sie haben beide ihre gesonderten Indikationen. Ebenso kann die geologische Unterlage, der Boden, auf dem die Heilpflanze wächst, von Bedeutung sein. Kieselboden oder Kalkunterlage beeinflussen die Heilkräfte einer Pflanze; je nach dem individuellen Fall, für den sie zur Verwendung kommt, wird man eine aus Kieselunterlage, ein anderes Mal eine solche aus Kalkunterlage vorziehen.
> Feinheiten der genannten Art können nur dann sich im fertig hergestellten Medikament auswirken, wenn die spätere Verarbeitung auch derart subtil ist, dass die feineren Kräftewirkungen erhalten bleiben und nicht durch eingreifende Maßnahmen zerstört werden.[91]

Im Anschluss daran veröffentlichte Hauschka übersichtsartig Verbesserungen bzw. Optimierungen der Heilmittelwirksamkeit, die er bei verschiedenen Weleda-Präparaten erreicht hatte und die zu modifizierten Medikamenten führten («diese Modifikationen wurden in Zusammenarbeit mit der Weleda A.-G. von dieser hergestellt und sind von ihr zu beziehen»). Er führte dabei zahlreiche Präparate auf, bei denen u.a. durch Wurzel- und Rindenabkochungen (anstelle der bisherigen alkoholischen oder wässrigen Auszüge) «die Kräfte in besserer Weise hervorgeholt und zur Wirksamkeit gebracht werden konnten», aber auch einige von ihm neu entwickelte Mittel zur äußeren und inneren Anwendung, wie z.B. ein oral zu applizierendes Gundelreben-Aschen-Präparat (Glechomae hederaceae cinis) zur Therapie tuberkulöser Prozesse, das er nach prinzipiellen Hinweisen Rudolf Steiners im 2. Ärztekurs vom Frühjahr 1921 ausgearbeitet hatte. Über einige weitere Präparate hieß es am Ende des Artikels, dass sie noch «im Stadium der Erprobung durch die Praxis» seien:

> Obwohl mit diesen Präparaten schon gute Erfolge erzielt wurden, muss vor allem noch eine Ratio der Anwendungsmöglichkeiten der auf verschiedene Art hergestellten Pflanzenextrakte herausgearbeitet werden. Als eine Anregung in dieser Hinsicht mag gelten:
>
> Lichtbehandelte Pflanzenextrakte –
Beziehung zum Sinnesnervensystem
>
> Wärmebehandelte Pflanzenextrakte –
Beziehung zum Stoffwechsel
>
> Mit der eigenen Asche verarbeitete Pflanzenextrakte –
Beziehung zum rhythmischen System[92]

Im Anschluss an diese Ausführungen – mit denen der Artikel «Methoden zur Heilmittelherstellung und deren Beziehung zur Heilwirkung» schloss –, folgte Hauschkas Darstellung zu «Versuchen zur Konservierung von Heilmitteln ohne Alkohol».

*

Später schrieb Rudolf Hauscha im Rückblick auf seine Arlesheimer Zeit, dass die Herstellung von Heilmitteln ohne Alkohol zu den Problemen gehört habe, die ihm zuerst «ans Herz» gelegt worden seien.[93] Auch Madeleine van Deventer betonte in einer geschichtlichen Arbeit zur Entwicklung der anthroposophischen Medizin, Ita Wegman habe in den Jahren vor Hauschkas Arbeitsbeginn immer wieder zu nichtalkoholischen Herstellungsverfahren gedrängt; die Weleda sei, so van Deventer, zur Bewältigung der damit verbundenen methodischen Herausforderungen jedoch nicht in der Lage gewesen und habe abgelehnt, Rudolf Hauschka mit ihnen zu betrauen. Erst daraufhin habe sich Ita Wegman entschlossen, Hauschka um eine Mitarbeit im klinikeigenen Forschungslabor zu bitten.[94] Über Ita Wegman schrieb van Deventer in diesem Kontext auch: «Für sie selbst wurde zum Beispiel immer für den akuten Fall Infludo ohne Alkohol hergestellt. Aber sie wünschte dies nicht nur für sich.»[95]

Seinem eigenen Bericht vom September bzw. Dezember 1932 zufolge (Vortrag auf der Ärztetagung bzw. Schriftfassung im Beiblatt der «Natura»; vgl. S. 255ff.), stellte Hauschka nach seinem Arbeitsbeginn in Arlesheim u.a. Kristallisationsversuche an, die zeigten, wie sehr durch Alkohol konservierte (oder durch Hitze sterilisierte) Pflanzensäfte in ihrer Feinstruktur verändert werden. Hauschkas Ziel war dagegen die Erhaltung der ursprünglichen Lebens- und Kräftestruktur der Pflanzenextrakte, wobei er das Verderben des Saftes durch Verwesung oder Schimmelbildung – dem die alkoholische Konservierung entgegenwirken sollte – als Sekundärphänomen betrachtete: «Mikroorganismen können sich nur dort entfalten, wo das Leben zerfällt, und wenn man sie abtötet, so tritt der Zerfall nur nicht in Erscheinung, trotzdem vom Standpunkt der lebendigen Wirkungen ein solcher zweifellos vorliegt. So kommt es meiner Meinung nach vielmehr darauf an, das Leben zu erhalten, statt es abzutöten. Das ist das Wesentliche einer zeitgemäßen Konservierung, dass sie in den Bereich einer *Lebens*hygiene fällt. Ein frischer Pflanzensaft ist bis zu einem gewissen Grad durchaus noch ein lebender Organismus, den es gilt zu erhalten.»[96] In der Hauptsache zielten Hauschkas experimentelle Bemühungen dahin, dem Pflanzensaft ein «ätherisches Gerüst» aus kosmischen Kräften hinzuzufügen, beginnend mit rhythmischen Belichtungsverfahren, denen er die wässrigen Heilpflanzenextrakte aussetzte (Extraktion unter Einwirkung von Morgen- und Abendlicht). Hauschka begann 1929 oder (wahrscheinlicher) 1930 mit der lichtrhythmischen Behandlung von Rosenblätterextrakten, die sehr gute Ergebnisse zeitigte,[97] ging dann jedoch bald (1930) zu Heilpflanzen im engeren Sinne über. In seinem Bericht vom Dezember 1932 schrieb er:

> Da war es zunächst die Mistel, die im Mittelpunkt des Interesses stand. Wässriger Apfelmistelextrakt wurde durch längere Zeit der rhythmischen Behandlung ausgesetzt. Der Saft zeigt jetzt nach zwei Jahren noch ein klares goldgelbes Aussehen, gutes Aroma und keinerlei

> Schimmelbildung oder dergleichen. Die mit demselben Saft angesetzte Kontrolle ohne rhythmische Belichtung ist durch und durch verrottet, mit Schimmelkrusten durchsetzt und dunkelschwarzbraun.[98]

Zahlreiche lichtbehandelte – und z.T. mit der eigenen Asche verarbeitete – Heilpflanzenextrakte («LA» – Licht-Asche-Präparate) stellte Hauschka offensichtlich erst im Verlauf des Jahres 1932 her – er sprach im September bzw. Dezember 1932 von Extrakten, «die, ohne Alkohol zu enthalten und ohne sterilisiert oder eingedickt worden zu sein, *nun schon ein halbes Jahr haltbar sind*»[99]. Desweiteren beschrieb Hauschka Verfahrensweisen, die jenseits der lichtrhythmischen Behandlung zur Anwendung gekommen waren und sich bewährt hatten – u.a. den siebenfach wiederholten Vorgang einer rhythmischen Gärung bei 37°C («WA»-Wärme-Asche-Präparate). Am Ende seiner Darstellungen hieß es: «Mit diesen Ausführungen ist nur eine ganz aphoristische Darstellung gegeben von den Wegen, die beschritten wurden, um die Verwendung des Alkohols als Konservierungsmittel bei der Herstellung von Heilmitteln überflüssig zu machen und die lebendige Wirksamkeit möglichst zu erhalten. Diese Ausführungen sollen zunächst dem engeren Kreis unserer Ärzte zugänglich gemacht werden, um Anregungen auf diesem Gebiete zu geben – aber auch zu empfangen, damit sich die Ärzte mit diesen Fragen beschäftigen und die Präparate in ihrer Praxis versuchen. Diese können als Versuchspräparate des Klinisch-Therapeutischen Instituts durch die Weleda A.-G., Arlesheim, bezogen werden.»[100]

Wie Rudolf Hauschka in einem späteren Erinnerungsaufsatz hervorhob, vollzogen sich seine Forschungen zu den wärmerhythmischen Behandlungsverfahren, nicht nur unter Anteilnahme Ita Wegmans, sondern auf ihren Rat hin.[101] Auch Madeleine van Deventer schrieb, Hauschka habe seine rhythmischen Methoden zur Behandlung der Pflanzensäfte *«in ständiger Zusammenarbeit»* mit Ita Wegman ausgebildet[102] – einer inhaltlichen Zusammenarbeit auf hohem qualitativem Niveau. Die rhythmischen Substanz-Behandlungen erachteten beide als Zukunftsaufgabe des Menschen. Sie gehören dem Reich des Ätherischen und damit des Christus-Wesens an und stehen im Dienst Seines Wirkens – im Sinne einer Verwandlung der Erde. Die in Arlesheim praktizierte Medizin sah Ita Wegman als Teil der neuen, christlichen Mysterien.

*

<u>Verfahren zur Aktivierung von Stoffen und Prozessen</u>

Dr. W. Kaelin
und
Dr. I. Wegman
Arlesheim Baselland.

Gegenstand vorliegender Erfindung ist ein Verfahren zur Aktivierung von Stoffen,womit chemische und biologische Prozesse zwecks Erzielung eines technischen Effektes beeinflusst werden können.

Es wurde gefunden, dass Substanzen, wenn sie einer grossen Geschwindigkeit ausgesetzt werden (-z.B. in einer schnell laufenden Centrifuge-) ihrn Energie-Inhalt ~~sich~~ verändern. Der Verlauf chemischer Reaktionen, deren Komponenten vorher centrifugiert wurden, oder welche in einem Lösungsmittel ablaufen, welches vorher centrifugiert wurde, ist ein anderer, als dem Massenwirkungsgesetz entspricht.

Auch der Effekt centrifugierter Nährlösungen auf biologische Systeme (z.B. auf Pilzkulturen und Keimlinge) ist stärker als der derselben Nährlösung welche nicht einer Geschwindigkeitsbehandlung unterworfen wurde.

Es handelt sich hierbei um Geschwindigkeiten von 200 bis 300 m/sec und darüber.

Das Verfahren eignet sich für die technische Praxis in allen jenen Fällen, wo es auf eine Aktivierung chemischer oder biologischer Prozesse ankommt.

<u>Beispiel 1 :</u>

Es ist bekannt, dass die Ester-Synthesen mit zu den schwierigsten und unrationellsten Operationen in der organischen Technik gehören.Die Ausbeuten sind gering infolge der Reversibilität des Prozesses.

$$\text{Säure} + \text{Alkohol} \rightleftarrows \text{Ester} + \text{Wasser}$$

Es wurde gefunden, dass das obige Gleichgewicht zu Gunsten der Ester-<u>synthese</u> verschoben wird, wenn die Reaktion unter dem Einfluss grosser Geschwindigkeiten ausgeführt wird.

Die praktische Durchführung des Verfahrens gestaltet sich in der Weise, dass die Reakionskomponenten in einer schnell laufenden Centrifuge zusammengebracht und einer Geschwindigkeit von etwa 300 m pro Sekunde ausgesetzt werden.

Es kann aber auch so verfahren werden, dass die Reaktionskomponenten jede separat der Geschwindigkeitsbehandlung unterworfen, und nachher in einem ruhenden Gefäss zur Reaktion gebracht werden.

Abb. 24: Rudolf Hauschka: Patentantrag, S. 1, Arlesheim 1934.

Rudolf Hauschka arbeitete in seinem bescheidenen Kliniklabor – im Souterrain des Hauptgebäudes – unermüdlich weiter. Seine Forschungen, Versuche und Entdeckungen waren weitgespannt und gingen in vieler Hinsicht neue und originelle Wege – bis zur Entwicklung einer Diabetes-Therapie aus einem Grapefruit-Präparat, die spätestens Ende 1930 begann und in die Ita Wegman, nach positiven klinischen Erfahrungen, zeitweise große Hoffnungen setzte.[103] Nicht nur Licht- und Wärmerhythmen, sondern auch spezifische Bewegungsrhythmen erprobte Hauschka in seinen pharmazeutischen Verfahren auf empirischem Wege, insbesondere bei der Aktivierung von Präparaten aus dem Tierreich mit Hilfe des Glyzerins, ein Vorgehen, das er sich Anfang 1934 nach Rücksprache mit Ita Wegman und Werner Kaelin patentieren ließ («Als optimales Lösungsmittel für tierische Gewebe hat sich das Glyzerin erwiesen, denn es steht seiner Herkunft nach den tierischen Prozessen nahe. Auch das Glycerin wird rhythmisch vorbehandelt, um das lebendige Prinzip möglichst ungeschwächt zu erhalten.»[104]). Hauschka war innovativ und fand in Vortragsausführungen Rudolf Steiners und in Gesprächen mit Ita Wegman – sowie im eigenen Inneren – immer wieder Anregungen und Ideen, neue Verfahren im Sinne der modernen Geisteswissenschaft und des ihr immanenten Goetheanismus auszubilden. Gleichzeitig konsultierte er öfter alte alchemistische Werke, die auch Rudolf Steiner mit großem Interesse studiert hatte.[105] 1936 schrieb Hauschka in einem «Beiblatt»-Aufsatz über «Substanzerkenntnis als Grundlage der Heilmittelerkenntnis» im Kontext einer Schilderung der «WA»- und «LA»-Verfahren:

> Diese Prozesse sind das Ergebnis einer langjährigen Forschungsarbeit über die Substanz und ihre Beziehung zu Rhythmen. Es hat sich ergeben, dass erst diese modernen Wege manches wiederum verständlich machen, was in alchymistischer Tradition in ähnlicher Weise noch vorhanden ist.[106]

Rudolf Hauschka gab in Arlesheim für Medizinstudenten Einführungskurse zur Heilmittelherstellung in seinem Kliniklabor und beteiligte sich mit großer Intensität an den Mistelforschungen zur Krebstherapie, die vor Ort insbesondere die Ärzte Werner Kaelin und Gerhard Suchantke energisch vorantrieben. Bei der methodischen Verbesserung von Kaelins «kapillardynamischer» Methode zur Krebsfrühdiagnostik aus dem

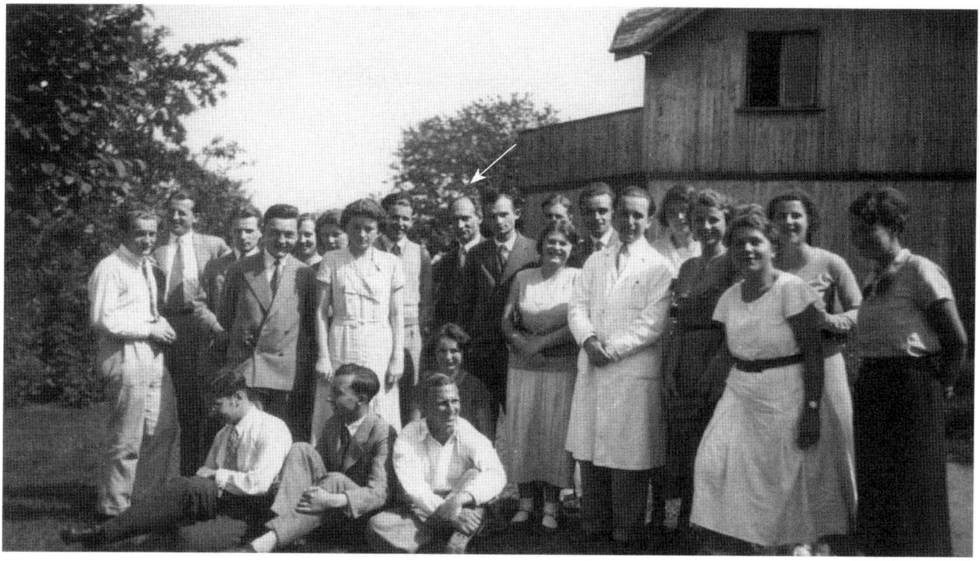

Abb. 25: Rudolf Hauschka (9. v. li.) beim Kurs für junge Mediziner. Arlesheim, August 1932

Blut[107], die im Hinblick auf die Reinheit des Reagenz-Papieres und anderer Materialien hohe Anforderungen stellte, wirkte Hauschka bald nach seinem Eintritt in das Klinisch-Therapeutische Institut mit. Zusammen mit Kaelin und Suchantke arbeitete er an adäquaten Wegen zur lebendigen Konservierung der Mistelsäfte (und betonte im Dezember 1930 in einem Brief an Ita Wegman, die auf Reisen war, es seien in der letzten Zeit bedeutsame Resultate in der Arlesheimer Mistelforschung erzielt worden, «insbesondere [durch] die Art der Aufbewahrung in Tierblasen»[108]). Über seine Zusammenarbeit mit Werner Kaelin und Gerhard Suchantke schrieb Rudolf Hauschka im späteren Rückblick:

> Wir saßen oft zu dritt überlegend, beratend und diskutierend beisammen, und wir verstanden uns trotz der erheblichen Temperamentsunterschiede sehr gut.[109]

Nicht zuletzt die von Rudolf Steiner skizzierte Zentrifuge zur Mischung der Mistelsäfte, durch die das Substrat den Erdenkräften enthoben und in besonderer Weise dynamisiert werden sollte, beschäftigte Hauschka intensiv:

> Es interessierte mich vor allem, experimentell zu untersuchen, was mit einer Materie geschieht, die einer solchen Geschwindigkeit unterworfen wird. Ich habe meine Versuche mit destilliertem Wasser ausgeführt und bei verschiedenen Geschwindigkeiten bedeutsame Qualitätsunterschiede in physikalischer, chemischer und biologischer Hinsicht festgestellt. Das Wasser wurde leichter. Sein spezifisches Gewicht betrug je nach Geschwindigkeit 0,997 – 0,999. Die Reaktionsgeschwindigkeit im gedrehten Wasser, geprüft an der Landoltschen Reaktion, zeigte sich um 50 – 100% erhöht. Bellis (Maßliebchen), mit gedrehtem Wasser begossen, zeigten ein Übermaß an Blühintensität. Aus den Röhrenblüten entwickelten sich Stengel, die ihrerseits wieder voll ausgebildete Korbblüten trugen.[110]

Bei einer internen Tagung mit anthroposophischen Ärzten, die in der Misteltherapie des Krebses engagiert waren, referierte Hauschka am 6.

<u>Vorläufiges Programm</u>

für Drehungs-Versuche:

A. Reaktionsdauer-Untersuchungen (Landolt)

<u>jeden 2ten Tag:</u> 6000 Turen, 1 Min, auslaufen lassen auf 5000 Turen.

jeden ○ : 3000 Turen, 1 Min, auslaufen auf 2000

jeden ● : " " "

jeden ☽ : " " "

jeden ☾ : " " "

B. Optische Untersuchungen mit 5%iger Traubenzuckerlösung u. 5%iger Boniglösung

jeden ○ : 6000 Turen und 3000 Turen wie oben

jeden ● : " " "

C. Kletterkristallversuche mit 15%iger KNO_3-lösung

jeden ○ : 6000 Turen und 3000 Turen wie oben

jeden ● : " " "

D. Estersynthesen

a) Glycerin + Olein bei 6000 Turen bei ○ und ●

b) " + HPO_2 " " " "

4. Januar 1934.

DrH.

Abb. 26: Rudolf Hauschka: Drehungs-Versuche in der Mistel-Zentrifuge, 1934

Oktober 1934 in Arlesheim umfänglich über seine empirischen Forschung zur Veränderung des zentrifugal beschleunigten Wassers und zur Ätherisierung der Substanz. Er präsentierte detailliert ausgearbeitete Diagramme und interpretierte seine Ergebnisse mit Hilfe der synthetischen bzw. projektiven Geometrie – seine Zuhörer waren davon tief beeindruckt, obwohl sie ihm nicht in allem folgen konnten. Werner Kaelin, der ein akribischer Forscher war und nicht leicht in Begeisterung geriet, nannte Hauschkas vorgestellte Resultate «epochemachend», «fundamental neu und wichtig» und war für deren baldige Publikation. – 1935 wurde Rudolf Hauschka Schriftführer im neugegründeten Verein für Krebsforschung und sammelte in dieser Funktion u.a. viele relevante Hinweise in der internationalen Fachliteratur zu Fragen der Krebserkrankung und -therapie (sowie assoziierten Themenkreisen). «Ich kam dadurch mit vielen prominenten Ärzten aus aller Welt in Berührung.»[111]

3. *Hindernisse und Schwierigkeiten*

Die von Rudolf Hauschka – und den anderen ärztlichen und wissenschaftlichen Mitarbeitern des Klinisch-Therapeutischen Instituts – in Arlesheim unternommenen Forschungs- und Entwicklungsaufgaben waren großdimensioniert. Sie verlangten nach institutionellen und ökonomischen Ressourcen, die nur sehr begrenzt zur Verfügung standen. Im Grunde gehörten diese Arbeiten zu der von Rudolf Steiner konzipierten «Freien Hochschule für Geisteswissenschaft» in Dornach – als einem intendierten Zentrum von anthroposophischer Forschung und Lehre auf den verschiedenen Feldern des Lebens. Nach Rudolf Steiners Tod am 30. März 1925 aber war die in seiner letzten Lebenszeit noch begonnene Hochschulentwicklung nicht weitergeführt worden, sondern geriet in den Sog der inneranthroposophischen Auseinandersetzungen, die schließlich zum weitgehenden Verfall der Allgemeinen Anthroposophischen Gesellschaft führten.[112] Bereits die Londoner Weltkonferenz, an der Hauschka teilgenommen hatte, war in Dornach heftig umstritten gewesen.[113] Folgeveranstaltungen, wie sie Daniel Nicol Dunlop in verschiedenen europäischen Hauptstädten konzipierte, waren innerhalb der Anthroposophischen Gesellschaft nicht mehr durchsetzbar – obwohl Rudolf Steiner sie noch im Herbst 1924 für notwendig erklärt hatte[114], was jedoch nur wenige Menschen wussten. Der inhaltliche – wissenschaftliche – Ausbau des Goetheaum stagnierte und der Begriff der Hochschule geriet weitgehend zur «Prätention» (Steiner[115]).

Ungeachtet der gesellschaftsinternen Streitigkeiten versuchte Rudolf Hauschka nach Möglichkeit, mit den Naturwissenschaftlern am Goetheanum zusammenzuarbeiten, darunter insbesondere mit Guenther Wachsmuth und Ehrenfried Pfeiffer, die nicht zu den Freunden Ita Wegmans gehörten. In den ersten Jahren von Hauschkas Arlesheimer Tätigkeit war dies noch bis zu einem gewissen Maße möglich – dann jedoch verschlechterte sich das Klima in dramatischer Weise weiter. Am 27. Juni 1931 sah sich Ita Wegman gezwungen, ihre Klinik administrativ wieder aus dem Goetheanumzusammenhang herauszulösen, in den sie Rudolf Steiner nach der Weihnachtstagung und Sektionsübergabe aufgenommen hatte. Am 25. Februar 1924 hatte Steiner an die Aktionäre der ILAG geschrieben, dass ihm die Zukunft der Klinik «vor allem» am Herzen liege, und betont: «Dieses Institut ist – unter Frau Dr. Wegmans Leitung – in meinem Sinne eine wirkliche Musteranstalt, wie sich eine solche die Anthroposophische Gesellschaft nur wünschen kann. Es liegt nun im Karma dieser Gesellschaft, möglichst bald dieses Institut ganz in das Goetheanum einzugliedern.»[116] 1931 sah Ita Wegman – nach einer jahrelangen Hetze gegen sie, die Arbeit der medizinischen Sektion, die «Natura»-Zeitschrift etc. – keine andere Möglichkeit mehr, als diesen Schritt rückgängig zu machen. Sie gründete – zusammen mit ihren ärztlichen Klinikkollegen Madeleine van Deventer, Margarete Bockholt, Margarethe Stavenhagen, Ilse Knauer, Julia Bort, Werner Kaelin und Gerhard Suchantke sowie mit Rudolf Hauschka – einen gemeinnützigen Verein Klinisch-Therapeutisches Institut und kaufte die Klinik (sowie den Sonnenhof und die Holle) vom Verein des Goetheanum für knapp 530 000 Schweizer Franken zurück.[117]

Dieser Schritt markierte eine Zäsur; dennoch gingen die Auseinandersetzungen in den Folgejahren weiter und erreichten ein katastrophales Niveau.[118] Mit der Generalversammlung der Allgemeinen Anthroposophischen Gesellschaft im Frühjahr 1934 wurden Ita Wegman und Elisabeth Vreede ihrer Vorstandsämter faktisch enthoben; ein Jahr später verloren sie auch ihre Sektionen. Die intendierte enge fachliche Zusammenarbeit der medizinischen Sektion (unter Ita Wegman) mit der naturwissenschaftlichen Hochschulabteilung (unter Guenther Wachsmuth), der mathematisch-astronomischen Sektion (unter Elisabeth Vreede) und dem biologischen Institut am Goetheanum (unter Lilly Kolisko) war damit endgültig gescheitert – gerade diese kollegiale Zusammenarbeit und Bündelung aller Kräfte zur Lösung wissenschaftlicher Aufgaben sowie zur wirksamen Repräsentanz der Anthroposophie in der Welt wäre jedoch notwendig gewesen. Vieles von dem gemeinsam Begonnenen und fachlich Veranlagten endete nach 1935 definitiv, zumal die Gesellschafts-Auseinandersetzungen auch die anthroposophische Ärzteschaft erreichten und folgenreich schwächten.

Ita Wegman jedoch arbeitete auf ihrem Feld – nach einer schweren Erkrankung im Kontext der Goetheanum-Krise – entschieden und ungebrochen weiter, was auf Hauschka einen tiefen Eindruck machte. Sie strebte möglichste Effizienz unter den gegebenen (schlechten) Umständen an und tat das ihr und Arlesheim Mögliche. Im Rückblick auf diese Zeit schrieb Hauschka Jahrzehnte später:

Blatt III.

senden Mitglieder gefasst. Bei Beschlüssen, wo Stimmengleichheit vorhanden ist, entscheidet der Vereinsvorsitzende. Eine Statutenänderung und der Beschluss über die Auflösung des Vereins bedarf einer qualifizierten Mehrheit von 3/4 sämtlicher Vereinsmitglieder.

Art. 7. Der Mitgliedsbeitrag beträgt jährlich Frs. 10.--.

Art. 8. Bei Auflösung des Vereins entscheidet der Vorstand über die Verwendung des Vereinsvermögens.

Arlesheim,

den 14. Juli 1931.

Die Gründer des Vereins,

Klinisch-Therapeutisches Institut.

Dr. I. Wegman

Dr Kaelin

Dr. I. Bort

Dr. Grete Bockholt

Dr. Knauer.

M. P. v. Deventer.

Dr. G. Suchantke

Dr. G. Stavenhagen

Dr. Rudolf Hauschka

Abb. 27: Gründungsdokument des Vereins «Klinisch-Therapeutisches Institut», Blatt III.

> Frau Dr. Wegman und mit ihr die Klinik ging in den Dreißiger-Jahren durch schweres Schicksal, das zu meistern schon die besonderen Eigenschaften dieser in meinen Augen königlichen Frau bedurfte.
> Schwer angegriffen verteidigte sie sich nie, sie blickte auf das Geschehen hier auf Erden von einer Warte, die viel größere Gesichtspunkte überpersönlicher Natur in Betracht zog. – Unverrückbar sich ihrer Weltenaufgabe bewusst, versuchte sie, Keime auszustreuen und soviel als irgend möglich war, die Hinweise Rudolf Steiners zur Erweiterung der Heilkunst zu realisieren. Ja, sie konnte angesichts unversöhnlicher Gegensätze ihre Mitarbeiter trösten etwa mit den Worten: «Das ist doch alles Maja; wenn wir gestorben sind, stehen wir wieder alle einig um unseren großen Lehrer.»[119]

Beim ersten Ärztetreffen nach ihrem Ausschluss von der Sektionsleitung ließ Ita Wegman Rudolf Hauschka – neben anderen – ausführlich über seine Heilmittelforschungen berichten. Wegman war nicht bereit, die wissenschaftlichen Tätigkeitsfelder ihrer Klinik nach dem Verlust der Sektionsleitung und dem Ausbleiben vieler anthroposophischer Patienten zu reduzieren. «Unverrückbar ihrer Weltenaufgabe bewusst», wollte sie am Ausbau der anthroposophischen Medizin auch in den angebrochenen schweren Zeiten festhalten:

> Wir mussten den Gürtel erheblich enger schnallen, und die Wirtschafter bestürmten Frau Dr. Wegman, diesen oder jenen Zweig abzubauen und Mitarbeiter zu entlassen. Sie aber schenkte solchen Vorschlägen kein Gehör – im Gegenteil – sie berief Persönlichkeiten an die Klinik, mit denen sie neue Initiativen entwickelte, um dadurch das Gleichgewicht wieder herzustellen. (Hauschka[120])

*

Trotz Wegmans Einsatz aber war unübersehbar, welche gravierenden Folgen die Dornacher Gesellschaftskrise in einer politisch-ökonomischen Lage hatte, in der die anthroposophische Bewegung um ihr Überleben kämpfte – und zugleich dringlich gebraucht wurde. Nur vier Jahre nach Hauschkas Arbeitsbeginn in Arlesheim übernahmen die Nationalsozialisten unter Adolf Hitler die Macht in Deutschland – und Ita Wegman erkannte früh und deutlich, was dies für die Zukunft bedeutete.[121] Am 24. März 1933 schrieb sie an heilpädagogische Freunde in England:

> Die Verhältnisse in Deutschland sind ganz bizarr und außerordentlich schwierig zu beurteilen, weil da auf geschickte Art das Böswollende gut eingekleidet wird und sogar die Illusion erweckt wird, richtig zu sein; eine Verführung ohnegleichen entsteht da. Das ist schon von ungeheurer Tragweite, was da geschieht.[122]

Vier Wochen später hieß es in einem Brief von Wegman an Dunlop:

> Die Situation in Deutschland ist wirklich so, dass man darüber sehr viel Sorgen haben könnte. Es ist eine Welle des blinden Nationalismus, in die jeder, der nicht etwas mehr weiß von den geheimen Zusammenhängen zwischen Mensch und Welt, so wie wir es von Dr. Steiner wissen, unweigerlich mitgezogen wird. Das macht es so furchtbar schwierig, auch jetzt mit den Menschen zu sprechen, und die Anthroposophen sind viel zu schwach – und das sieht man jetzt wieder, wie schwach sie sind – um zu klaren Erkenntnissen zu kommen. Es wird jetzt wohl so gehen in Deutschland, dass die Freiheit da nicht mehr herrschen wird und vielleicht überall Kommissarien eingesetzt werden, die über die Dinge zu bestimmen haben, sowohl im politischen Leben als auch im Geistesleben, wie der Verwaltung der Schulen und andere Dinge, sowie auch, dass alle Juden doch herausgesetzt werden. Das ist jetzt natürlich auch unsere erste Sorge, die verschiedenen Freunde, die jetzt nicht in Deutschland bleiben können, sei es dass sie von jüdischer Herkunft sind, sei es dass sie durch eine bestimmte Arbeit, die mehr auf dem sozialen Gebiet stattgefunden hat, nicht ganz sicher sind in Deutschland. Und es ist für mich die bange Frage: wie organisieren wir uns so als wahre

> Anthroposophen, um dem wahren Menschentum zu dienen, dass wir über den Nationalismus hinaus Geisteswissenschaft in der richtigen Art weiter verbreiten und auch darnach leben können, weil ich es herankommen sehe, dass die Welle, die jetzt in Deutschland ist, nicht nur bei Deutschland bleiben wird, sondern sich auf die verschiedenen anderen Länder ausbreiten wird und jedes Land sich abkapseln wird, bis dies zuletzt – weil das natürlich gegen alle wahre Evolution ist – zu einem allgemeinen großen Krieg wieder entartet. Wie verhalten wir uns – und das gehört doch auch zu unseren Aufgaben, sonst hat Anthroposophie gar keinen Sinn, wenn wir sie nur für uns im stillen Kämmerlein uns aneignen – zu diesen großen Dingen, um so zu arbeiten, dass wir vielleicht manches verhüten können durch unsere richtige Einstellung und durch die richtigen Taten?[123]

Ita Wegman versuchte bereits im Frühjahr 1933, Schutzmaßnahmen für jüdische Freunde in die Wege zu leiten, aber auch die heilpädagogischen Heime anthroposophischer Ausrichtung vor den kommenden Entwicklungen zu retten. Sie organisierte Ende März/Anfang April ein erstes Treffen in Stuttgart zur Vorbereitung gemeinsamer Aktionen. Rudolf Hauschka, der nicht daran teilnehmen konnte, weil er sich auf einer lange geplanten Vortragsreise in Holland befand, schrieb ihr von dort am 31. März, einen Tag nach Rudolf Steiners achtem Todestag: «Gestern war ich in Gedanken viel bei Ihnen und bei Dr. Es ist ja gerade hier in Holland gewesen, wo ich Sie und den Dr. vor 9 Jahren zum erstenmal sehen und sprechen durfte. Viele Erinnerungen steigen auf, gerade in diesen Tagen und in diesem Lande. – Ich fühle eine brennende Sehnsucht nach dem Dr.»[124]

Vieles von dem in Deutschland in den letzten Jahren initiativ Begonnenen konnte nach der Machtübernahme Adolf Hitlers nicht mehr weitergeführt werden. Die öffentlichen Aktivitäten des therapeutischen Zentrums in der Berliner Schillstraße, die auch für die Verbreitung von Hauschkas ernährungsphysiologischen Arbeiten und seinen Heilmitteln von Bedeutung waren, mussten noch 1933 komplett eingestellt werden. Auch die heilpädagogische Tagesklasse im selben Haus musste Ita Wegman schließen. Im November 1935 wurde die Anthroposophische Gesellschaft in Deutschland verboten. «Ich reiste viel in Deutsch-

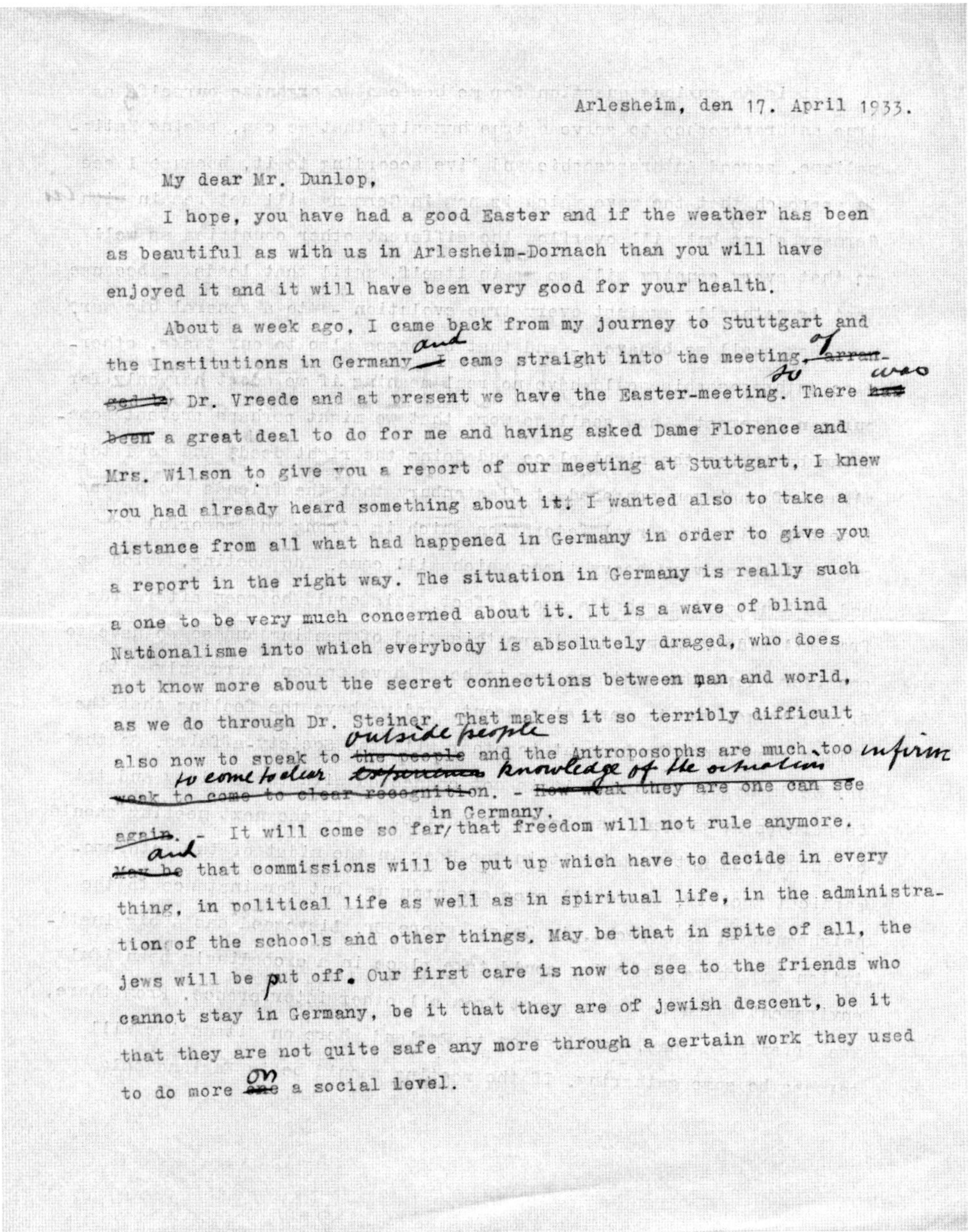

Arlesheim, den 17. April 1933.

My dear Mr. Dunlop,

I hope, you have had a good Easter and if the weather has been as beautiful as with us in Arlesheim-Dornach than you will have enjoyed it and it will have been very good for your health.

About a week ago, I came back from my journey to Stuttgart and the Institutions in Germany and ~~I~~ came straight into the meeting of ~~, arranged by~~ Dr. Vreede and at present we have the Easter-meeting. There so was ~~has been~~ a great deal to do for me and having asked Dame Florence and Mrs. Wilson to give you a report of our meeting at Stuttgart, I knew you had already heard something about it. I wanted also to take a distance from all what had happened in Germany in order to give you a report in the right way. The situation in Germany is really such a one to be very much concerned about it. It is a wave of blind Nationalisme into which everybody is absolutely draged, who does not know more about the secret connections between man and world, as we do through Dr. Steiner. That makes it so terribly difficult also now to speak to outside people ~~the people~~ and the Antroposophs are much too infirm to come to clear ~~experience~~ knowledge of the situation ~~weak to come to clear recognition~~. - ~~How weak they are one can see again~~ in Germany. - It will come so far, that freedom will not rule anymore, and ~~May be~~ that commissions will be put up which have to decide in every thing, in political life as well as in spiritual life, in the administration of the schools and other things. May be that in spite of all, the jews will be put off. Our first care is now to see to the friends who cannot stay in Germany, be it that they are of jewish descent, be it that they are not quite safe any more through a certain work they used to do more on ~~one~~ a social level.

Abb. 28: Brief Ita Wegmans an Daniel Nicol Dunlop. 17.4.1933, S. 1

land und Österreich umher und versuchte, die geschrumpften und verschüchterten Arbeitsgruppen am Leben zu halten», schrieb Rudolf Hauschka in seiner Autobiographie über die Zeit des Nationalsozialismus.[125]

*

Traf Hauschkas Tätigkeit im Klinisch-Therapeutischen Institut von Anfang an auf schwierige Zeitumstände, in denen sie sich nur sehr erschwert entwickeln und verbreiten konnte, so machte ihm auch interne Kritik bald nach seinem Arbeitsbeginn zu schaffen. Hauschka hatte keine labile Konstitution und vermochte, vieles wegzustecken. Die internen Vorbehalte gegen ihn, seine Arbeit, seine Person und sein Vorgehen aber waren nicht klein – und möglicherweise auch nicht immer unberechtigt. Ein ernstzunehmender Mensch und Wissenschaftler, der bereits im November 1929 gegen Hauschka Einspruch erhob, war Lilly Kolisko, deren hingebungsvolle Forschungsarbeit im Bereich der ätherischen Bildekräfte von Rudolf Steiner überaus geschätzt worden war. Steiner hatte Koliskos Versuche und Versuchsanordnungen häufig in Augenschein genommen, mit ihr vieles besprochen und ihr «Biologisches Institut», dessen Sitz in Stuttgart war, nach der Weihnachtstagung als Einrichtung der Dornacher Hochschule bezeichnet. Ihre Forschungsergebnisse zur Landwirtschaft, die auf der Basis des Koberwitzer Kurses erfolgt waren, hatte Steiner noch im Februar 1925 auf seinem Krankenbett angesehen. Nun, sechseinhalb Jahre später, am 21. November 1929, schrieb Lilly Kolisko nach der Lektüre von Hauschkas «Natura»-Aufsatz «Das Brot und die Erde» an Ita Wegman als Sektionsleiterin und Herausgeberin der Zeitschrift – und zeigte sich tief erschüttert:

> Sehr verehrte Frau Dr. Wegman,
> Soeben bekam ich die neueste Nummer der «Natura» zugeschickt und kann nicht umhin, Ihnen sofort darüber zu schreiben. In dem Artikel von Doktor Hauschka wird über Experimente berichtet, die ausgeführt sein sollen nach der Methode von L. Kolisko. Zitiert wird dabei das Mond-Silber Buch. In dem Mond-Silber Buch sind aber keineswegs Versuche mit Pflanzensäften, kombiniert

mit Metallsalzlösungen, veröffentlicht. Dass ich diese Versuche schon seit Jahren mache, ist eigentlich nur wenigen Menschen bekannt, die mich im Laboratorium aufsuchen und denen ich, wenn es sich gerade nicht vermeiden ließ, derartige Bilder gezeigt habe, da ich über unveröffentlichte Arbeiten nicht gerne rede. (Ich habe schon üble Erfahrungen damit gemacht.) Wenn ich diese Versuche zeige, füge ich jedes Mal hinzu: «Das sind noch unveröffentlichte Arbeiten, die zurückgehen auf eine Aufgabe, die Doktor Steiner mir gestellt hat und ich muss bitten, dass darüber nicht gesprochen wird.» Herr Dr. Hauschka war noch nicht in meinem Laboratorium. Dr. Suchantke wurde einmal von Ihnen zu mir geschickt, damit ich ihm meine Methode der Steigbilder zeige. Ich erinnere mich genau, dass ich auch Dr. Suchantke und Dr. Dieffenbach, der in seiner Begleitung war, gebeten habe, speziell über diese Versuche nicht zu sprechen und sie auch nicht selber auszuführen, da ich mir noch die weitere Ausarbeitung und Veröffentlichung vorbehalten müsse.

Tatsache ist aber nun, dass Dr. Hauschka in der «Natura» derartige Versuche veröffentlicht hat, die also von mir stammen und von mir noch nicht veröffentlicht worden sind. In der Außenwelt hat man für ein solches Vorgehen einen bestimmten Namen, den ich Ihnen wohl nicht zu nennen brauche.

Abgesehen nun davon, bedaure ich außerordentlich, dass in so dilettantischer Weise Experimente ausgeführt werden und unter Ihrer Leitung in die Welt hinausgehen. Bedenken Sie vielleicht, wenn Ihnen der Ton etwas zu scharf erscheint, den ich hier anschlagen muss, dass ich die Methode ausgearbeitet habe in jahrelangem Mühen. Seit 1924 beschäftige ich mich ununterbrochen mit dem Herausarbeiten der Kräfte, die in den Pflanzen ruhen im Zusammenhang mit Sonne und Mond, Silber und Gold, und selbstverständlich auch mit allen übrigen Planeten. Bis heute habe ich darüber geschwiegen, weil ich es noch nicht an der Zeit fand, darüber zu sprechen. Nun wird hinter meinem Rücken von anderer

Seite daran herangegangen und es werden Bilder veröffentlicht, die ich aus meiner reichen Erfahrung heraus als «misslungene» Experimente ansprechen muss, die man einfach wegwerfen kann. In Abbildung 1 und 2 ist es mir beim besten Willen nicht möglich, charakteristische Pflanzenformen zu entdecken, oder gar «tierische» Formen zu sehen, noch kann ich darin «die Kalkkräfte angeregt» finden. Abbildung 3 und 4 berechtigen ebenfalls nicht zu den Schlüssen, die daraus gezogen wurden. Das Gleiche gilt für Abbildung 6, 7, 8, 9. Auch in Abbildung 8 ist es mir unmöglich, etwas zu sehen, was dem «Lungengewebe vergleichbar» wäre.
Jeder ernste Wissenschaftler muss derartige Versuche und Interpretationen als dilettantisch zurückweisen. Es tut mir leid, dass ich nicht früher wusste, was in dieser Naturanummer erscheint, denn dann hätte ich früher Einspruch erheben können. Keinesfalls hätte ich selbst noch einen Beitrag zu dieser Nummer geliefert. Jetzt ist das Unheil schon geschehen und ich werde wohl noch an anderer Stelle darauf eingehen müssen. Wenn *so* gearbeitet wird, entwertet man dadurch die ernsthafte wissenschaftliche Arbeit, die in der Gesellschaft geleistet wird.
Herr Dr. Hauschka hatte den Wunsch, mich im Laboratorium in Stuttgart aufzusuchen. Unter diesen Umständen bin ich leider gezwungen, ihn zu ersuchen, davon Abstand zu nehmen. Man kann nur arbeiten, wenn eine gewisse Vertrauensbasis gegeben ist und die ist mir vollständig genommen worden, sowohl zu Herrn Dr. Hauschka, wie auch zur medizinischen Sektion.
Ich bedaure, dass es so weit gekommen ist, aber ich sage lieber offen die Wahrheit, als dass ich versteckten Krieg führe.
Mit freundlichem Gruss
L. Kolisko

Eine schriftliche Antwort Ita Wegmans an Lilly Kolisko erhielt sich nicht in ihrem Nachlass – möglicherweise erfolgte die Aussprache mündlich, unter Einbezug Rudolf Hauschkas. Kolisko warf Hauschka

Biologisches Institut am Goetheanum
der
Freien Hochschule für Geisteswissenschaft in Dornach

Stuttgart, den ....
Kanonenweg 44 II

Jeder ernste Wissenschafter muss derartige Versuche und Interpretationen als dilletantisch zurückweisen. Es tut mir leid, dass ich nicht früher wusste, was in dieser Naturanummer erscheint, denn dann hätte ich früher Einspruch erheben können. Keinesfalls hätte ich selbst noch einen Beitrag zu dieser Nummer geliefert. Jetzt ist das Unheil schon geschehen und ich werde wohl noch an anderer Stelle darauf eingehen müssen. Wenn so gearbeitet wird, entwertet man dadurch auch die ernsthafte wissenschaftliche Arbeit, die in der Gesellschaft geleistet wird.

Herr Dr. Hauschka hatte den Wunsch, mich im Laboratorium in Stuttgart aufzusuchen. Unter diesen Umständen bin ich leider gezwungen, ihn zu ersuchen, davon Abstand zu nehemen. Man kann nur arbeiten, wenn eine gewisse Vertrauensbasis gegebenen ist und die ist mir vollständig genommen worden, sowohl zu Herrn Dr. Hauschka, wie auch zur medizinischen Sektion.

Ich bedaure, dass es so weit gekommen ist, aber ich sage lieber offen die Wahrheit, als dass ich versteckten Krieg führe.

Mit freundlichem Gruss

L. Kolisko

Abb. 29: Lilly Kolisko: Brief an Ita Wegman. 21.11.1929, S. 3.

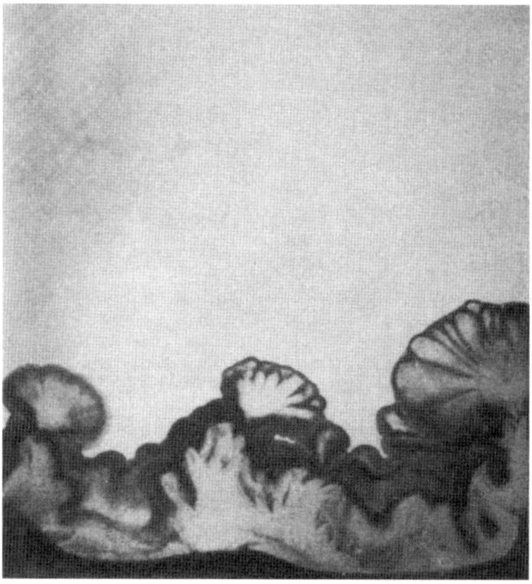

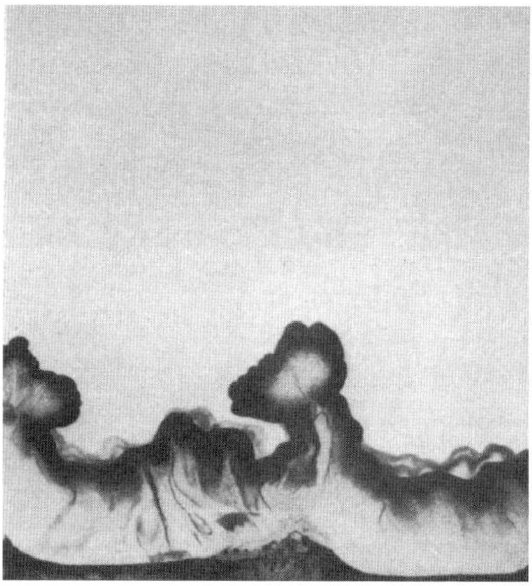

Abb. 30: Rudolf Hauschka: «Das Brot und die Erde». Abb. 1 und 2

Plagiat vor – und zudem die übereilte Publikation von Forschungsergebnissen, die nicht stichhaltig waren («jeder ernste Wissenschaftler muss derartige Versuche und Interpretationen als dilettantisch zurückweisen»).

Wie auch immer die Kontroverse weiter- und ausging, so muss zumindest konzidiert werden, dass Lilly Kolisko wusste, wovon sie sprach. Sie arbeitete mit hoher Präzision, ja Akribie und vollständiger Hingabe seit Jahren an den entsprechenden Versuchen und publizierte nur, was sie für qualitätsvoll und komplett gedeckt erachtete. Ihre kritische Infragestellung der Aussagekraft von Hauschkas Bildern mit «Pflanzenformen» und ähnlichem war sachlich berechtigt – und sein methodisches Vorgehen ihr gegenüber mit Sicherheit problematisch. Zehn Monate zuvor hatte Rudolf Hauschka noch in der «Haifischverwertung» vollumfänglich gearbeitet; nun trat er mit Ergebnissen von Forschungen an die Öffentlichkeit, die er gerade erst unternommen (oder begonnen) hatte und deren Methodik diejenige Lilly Koliskos war.

Auf der anderen Seite ging es Wegman und Hauschka in der «Natura» nicht um exakte wissenschaftliche Beweisführungen, sondern um eine anthroposophische Stellungnahme zu Ernährungsfragen, die aktuell waren und zügig nach vorne gebracht werden mussten. Gegen jahrelange Versuchsreihen sprach Hauschkas, aber auch Wegmans Temperament – sowie die beiden gemeinsame Intention, Lebenswirklichkeiten zu schaffen und zu verändern. Ein Plagiat im engeren Sinne hatte Hauschka weder beabsichtigt noch unternommen, sondern auf Koliskos Arbeiten hingewiesen, wenn auch nicht mit der notwendigen Genauigkeit und Differenzierung – und ohne jede persönliche Rücksprache. Vieles spricht dafür, dass er die Arbeitsansätze der Menschen, die gemeinsam für die Verbreitung der anthroposophischen Geisteswissenschaft Rudolf Steiners eintraten, nicht als persönliches Eigentum, sondern als der Gemeinschaft anvertrautes Gut betrachtete. Übertriebene Rücksichtnahme auf persönliche oder institutionelle Empfindlichkeiten waren Hauschka fremd – und die z.T. massiven Verletzungen, die sich in den letzten Jahren innerhalb der Anthroposophischen Gesellschaft ereignet und einen Menschen wie Lilly Kolisko nahezu traumatisiert hatten, kannte er nur sehr bedingt.

Ob eine Entschuldigung Ita Wegmans und/oder Rudolf Hauschkas nach Eingang des Kolisko-Briefes erfolgte, ist nicht bekannt. Zumindest mit Ita Wegman blieb Lilly Kolisko in Verbindung und Korrespondenz – auch wenn sie nie mehr eigene Arbeiten in der «Natura»-Zeitschrift veröffentlichte. Eine Begegnung und Aussprache Rudolf Hauschkas mit Lilly Kolisko nach Eingang des Briefes ist nicht dokumentiert, aber wahrscheinlich. Lilly Kolisko und er traten in den folgenden Jahren noch gemeinsam bei Tagungen auf, die Ita Wegman für die Medizinische Sektion veranstaltete – so im Juli 1931 am Goetheanum, als sie beide nacheiander sprachen («Weitere Ergebnisse in den Untersuchungen über die Wirkung kleinster Entitäten» – Lilly Kolisko. «Substanzerkenntnis als Grundlage der Heilmittelerkenntnis» – Rudolf Hauschka).

*

Während die Schwierigkeiten mit Lilly Kolisko möglicherweise vorübergehender Natur waren, wurden die Auseinandersetzungen Rudolf Hauschkas mit den leitenden Persönlichkeiten der ILAG bzw. Weleda ein dauerhafter Bestandteil seines Lebens und Arbeitens in Arlesheim. Der von Steiner gewünschte und durchaus mögliche Einbezug Hauschkas in die Heilmittelforschung und -fabrikation der Weleda war im Herbst 1924 gescheitert – als Wegman Hauschka dann etwas über vier Jahre später an die Klinik holte, um dort ein unabhängiges Forschungslaboratorium zu führen, waren die Weleda-Verantwortlichen tendenziell konsterniert. An dieser Ausgangslage oder -voraussetzung seiner Arlesheimer Mitarbeit hatte Rudolf Hauschka keinen Anteil, ebenso wenig an den Spannungen, die bereits vor seinem Eintritt zwischen dem Ärztekollegium der Klinik und der Weleda (um Oskar Schmiedel und Edgar Dürler) bestanden.[126] Die Klinikärzte waren seit längerer Zeit mit der Wirksamkeit zahlreicher Weleda-Präparate unzufrieden – und Ita Wegman wünschte sich mehr forscherischen und kreativen Elan in der Entwicklung neuer Medikamente und pharmazeutischer Verfahren. Hauschkas Arbeitseinsatz und die ganze Dynamik seiner phantasievollen Initiativen (im Bereich der Heilmittelentwicklung, der Ernährungsphysiologie und Substanzforschung) kamen diesem Wunsch ab Februar 1929 mehr als entgegen, und das Ärztekollegium – nicht jedoch die Weleda – war froh, ihn in Arlesheim zu haben. – Wegman jedoch setzte auf die Zukunft, in Form einer sinnvollen und konstruktiven Zusammenarbeit. Sie war selbst keineswegs der Meinung, dass sämtliche Weleda-Medikamente einer Veränderung durch Hauschka bedurften und war mit vielem sehr zufrieden; ein Neuanfang in nächster Nähe

TELEGRAMM-ADRESSE:
WELEDA ARLESHEIM
TELEPHON ARLESHEIM: 202
POSTCHECK-KONTO: V 6054

WELEDA A.-G.
VORMALS
INTERNATIONALE LABORATORIEN A.-G.
ARLESHEIM
(SCHWEIZ)
FABRIKATION PHARMAZEUT. UND KOSMET. PRÄPARATE

Schwestergesellschaften
und Zweigniederlassungen:
WIEN - HAAG - LONDON
STUTTGART - NEW-YORK
ST-LOUIS (Ht. Rhin) - PRAG

ARLESHEIM, den 7. August 1931

Sehr geehrte Frau Dr. Wegman!

In Ihrem Schreiben vom 7.ds.Mts. an Herrn Dürler sprechen Sie die Vermutung aus, dass ich ihm gegenüber merkwürdige Angaben über die Coldcream von Dr. Hauschka gemacht haben soll und dass dadurch der Brief an Herrn Dürler veranlasst wurde. Ich sehe mich dadurch veranlasst, Folgendes festzustellen:

Ich habe immer - sowohl Ihnen als auch Herrn Dürler gegenüber, und auch in der letzten Verwaltungsratssitzung - den Standpunkt vertreten, dass es selbstverständlich ist, dass die Weleda A.-G. diese Coldcream übernehmen wird, wenn:

1). sie wirklich gut ist,

2). sie sich hält,

3). die Aussagen der Herren Dr.Kaelin und Dr.Suchantke unrichtig sind, dass die Kieselsäure-hältige Cream den Haarwuchs beschleunigt. Wenn dies stimmt, so wäre es selbstverständlich unmöglich, eine Coldcream herauszugeben, die Kieselsäure enthält - wie dies bei der Hauschka'schen Coldcream der Fall sein soll - da eine haarwuchsfördernde Wirkung in der Hautcrème nicht sehr erwünschte wäre.

ad.1). Ich konnte bis jetzt mich von der Qualität nicht selbst überzeugen, da ich bis letzten Samstag keine Probe noch erhalten habe. Auch die am Samstag erhaltene nahm Herr Dr. Hauschka wieder mit,um mir separate Versuchsproben zuzustellen. Das einzige, was ich bisher von dieser Coldcream (mit Ausnahme einer kleinen Probe, die mir Dr. Diefenbach vor einigen Tagen zeigte) gesehen habe, war das erste Muster, das Sie mir vor über einem halben Jahr gezeigt haben. Diese Cream war nach dem

Abb. 31: Brief von Oskar Schmiedel an Ita Wegman, 7.8.1931, S. 1.

aber konnte eine positive Herausforderung und ein Impuls zur kraftvollen Weiterarbeit werden. Alle Präparate, die Hauschka im Forschungslaboratorium ausarbeiten würde, sollten nach ihrer klinischen Erprobung und Bewährung der Weleda zur Fabrikation und zum Vertrieb angeboten werden.

Dennoch gestaltete sich die reale Zusammenarbeit von Anfang an schwierig – und die Weleda hatte bereits Zweifel an der Qualität von Hauschkas ersten Produkten. Den von Wegman offerierten Vertrieb von Getränken und Nahrungsmitteln, die er ausgearbeitet hatte, lehnte sie per Verwaltungsratsbeschluss im März 1931 ab; kurze Zeit danach auch die Fabrikation einer von ihm entwickelten Hautcreme, deren Haltbarkeit den Weleda-Verantwortlichen – neben anderem – fraglich erschien.

Wie schwierig die Situation und die menschlichen Verhältnisse ein Jahr später – im Frühjahr 1932 – bereits waren, zeigt ein Brief Rudolf Hauschkas an Edgar Dürler, der Josef van Leer als Präsident des Verwaltungsrates der Weleda mittlerweile abgelöst hatte:

19. April 1932

Sehr geehrter Herr Dürler!
Frau Dr. Wegman hat mich um Aufklärung ersucht mit Bezug auf die folgende Angelegenheit: Auf der Weleda-Sitzung vom 16. ds. in Arlesheim sei Klage geführt worden, dass ich und mein Labor den Ruf der Weleda schädigen dadurch, dass wir andauernd unsere Erzeugnisse in mangelhafter Qualität und nachlässiger Art versenden und eine unklare Vermischung mit Anthroposophie, Klinik und Weleda herbeiführen. In diesem Zusammenhang wurden folgende Behauptungen vorgebracht:

1. Ein Prospekt, der beim Publikum eine Konfusion über die Herkunft der darin angezeigten Präparate hervorrufe, sei in allen Reformhäusern zu haben.
2. An die Hofapotheke in Stuttgart sei erst drei Wochen nach Bestellung eine Kristallpaste geliefert worden, die dazu noch obendrein durch und durch schwarz und schlecht war. Außerdem sei sie etikettiert gewesen: Klin.therapeut.Institut, hergestellt durch Weleda-Arlesheim

Ich habe Frau Dr. Wegman die erbetene Aufklärung gegeben und nehme die Gelegenheit wahr, auch Ihnen den wahren Sachverhalt mitzuteilen.

ad 1) Es handelt sich um den Prospekt der Firma «Zeitgemäße Ernährung, Hermann, Vaihingen-Enz», wie aus dem Titelblatt ersichtlich ist. Diese Firma ist durchaus selbständig und akzeptiert keine Diktate, weder von mir noch von der Weleda. Es ist uns nur möglich, auf dem Wege des gütlichen Einvernehmens unsere Wünsche zur Geltung zu bringen. Auf diesem Wege ist es uns bereits vor etwa 6 Wochen gelungen, die Herausgabe jenes beanstandeten Prospektes zu verhindern. Laut Mitteilung der Firma sind nur 25 Stück Probedrucke schon vorher an persönliche Freunde und Bekannte von Herrn Hermann zur vorläufigen Information abgegeben worden. Die Liste dieser Persönlichkeiten hat uns die Firma freundlicherweise zur Verfügung gestellt. Aus alledem dürfte ersichtlich sein, dass die Behauptung, der Prospekt sei in allen Reformhäusern zu haben, vollständig hinfällig ist.

ad 2) In dieser Behauptung sind zwei durchaus verschiedene Fälle miteinander vermengt.

a.) Die Schlüterapotheke in Berlin returnierte einen Tigel Kristallpaste nach Stuttgart; am 30. März wurde dieser von Herrn Spiess an Dr. Schmiedel weitergeleitet. Die Kristallpaste war verdorben und mit einer Arlesheimer Weleda-Etikette beklebt. Die Lieferung erfolgte vor mehr als einem Jahr durch die Weleda-Arlesheim, die sie zuvor von uns bezogen hatte. Die Etikettierung wurde von der Weleda selbst vorgenommen. (Sämtliche Etiketten, die von der Weleda der Klinik ausgehändigt wurden, sind an einem besonderen Zeichen zu erkennnen.) Eine widerrechtliche Benutzung einer Weleda-Etikette durch uns liegt

> also absolut nicht vor. Die Ursache des Verderbens ist die ungewöhnlich lange Lagerzeit in jener Apotheke. Die Kristallpaste ist, im Gegensatz zur Kristallcreme, leicht verderblich und wird gegenwärtig nur nach ärztlicher Verordnung zum sofortigen Gebrauch hergestellt.
>
> b.) Die Hofapotheke in Stuttgart musste wegen verspäteter Lieferung 2 Tuben Kristallcreme returnieren. Anhand unserer Akten können wir feststellen, dass wohl das betreffende Rezept am 29. Februar ausgestellt ist, die Bestellung jedoch auf dem Wege über Weleda-Stuttgart-Weleda-Arlesheim erst am *18. März* (laut Brief von Dr. Schmiedel) uns erreicht hat. Am 19. März erfolgte dann durch uns der Versand. Es dürfte demnach ersichtlich sein, dass ein Verschulden unsrerseits an der verspäteten Lieferung nicht vorliegt. Es besteht also auch bei dieser Behauptung in keiner Weise eine Übereinstimmung mit dem wahren Sachverhalt.

> Ich hoffe, Ihnen mit diesen Richtigstellungen gedient zu haben. Zu weiteren Klarstellungen objektiver Sachverhalte stehe ich Ihnen stets gerne zur Verfügung; ebenso sind auch die diesbezüglichen Akten Ihnen jederzeit zur Einsicht offen.[127]

Eugen Herrmann, mit dem Hauschka in der Ernährungs- und Reformhausfrage eng zusammen arbeitete, hatte von der Weleda kurz zuvor einen kritischen Brief erhalten, und sich daraufhin an Ita Wegman gewandt: «Mein Bestreben geht ausschließlich dahin, die großen Impulse, die Sie, sehr verehrte Frau Doktor und Herr Dr Hauschka zur praktischen Ausführung mir übergeben, in die Menschheit zu tragen. Zeit und Kraft für Streit habe ich nicht.»[128] Für Außenstehende (wie Eugen Herrmann) waren die anthroposophischen Kontroversen in Arlesheim nur bedingt verständlich.

Noch weitaus komplizierter wurden die Verhältnisse und Auseinandersetzungen, als es in der Folgezeit um die ersten von Hauschka hergestellten Heilmittel ging, die den mit der Klinik verbundenen anthro-

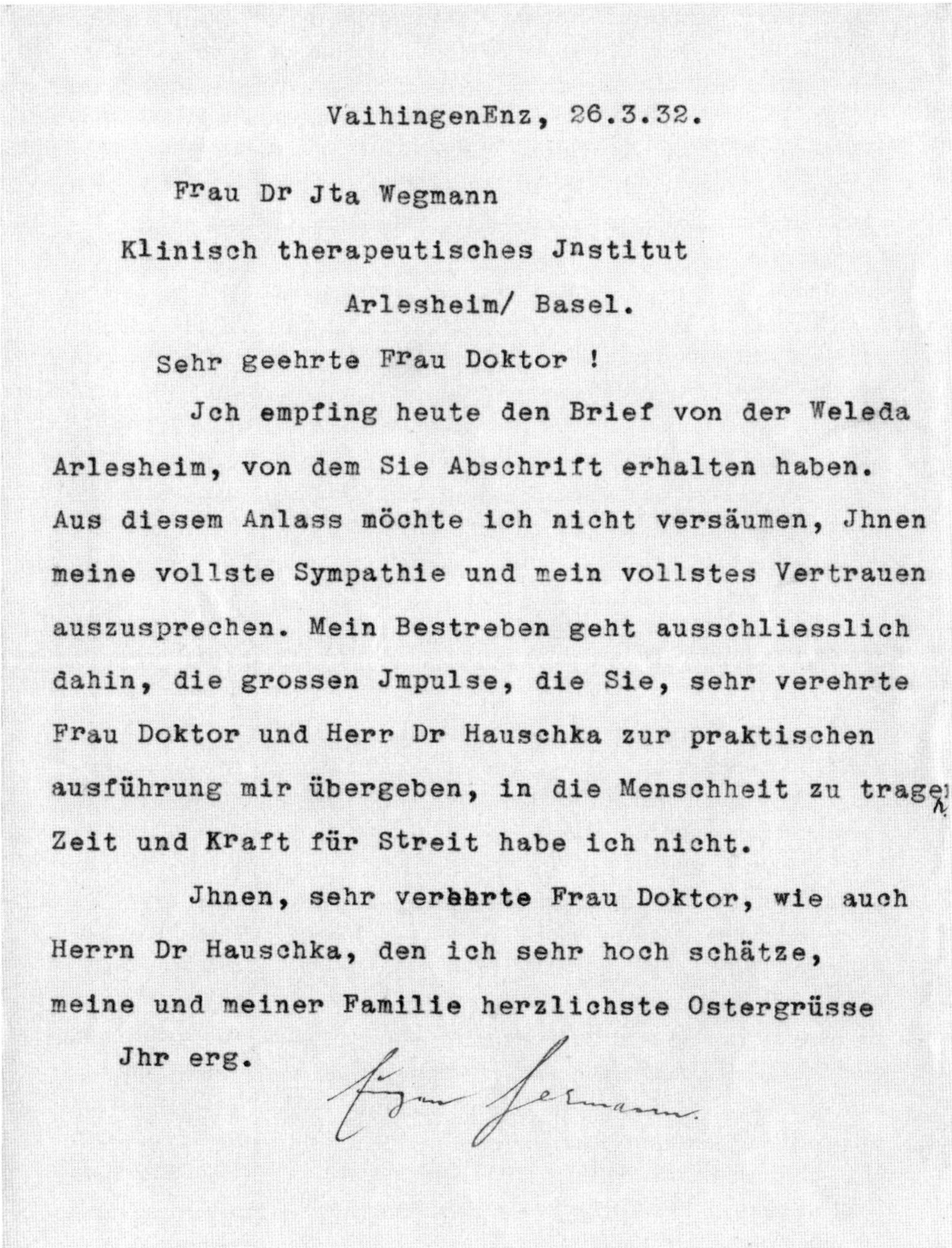

VaihingenEnz, 26.3.32.

Frau Dr Jta Wegmann

Klinisch therapeutisches Jnstitut

Arlesheim/ Basel.

Sehr geehrte Frau Doktor !

Jch empfing heute den Brief von der Weleda Arlesheim, von dem Sie Abschrift erhalten haben. Aus diesem Anlass möchte ich nicht versäumen, Jhnen meine vollste Sympathie und mein vollstes Vertrauen auszusprechen. Mein Bestreben geht ausschliesslich dahin, die grossen Jmpulse, die Sie, sehr verehrte Frau Doktor und Herr Dr Hauschka zur praktischen ausführung mir übergeben, in die Menschheit zu tragen. Zeit und Kraft für Streit habe ich nicht.

Jhnen, sehr verehrte Frau Doktor, wie auch Herrn Dr Hauschka, den ich sehr hoch schätze, meine und meiner Familie herzlichste Ostergrüsse

Jhr erg.

Eugen Herrmann

Abb. 32: Brief von Eugen Herrmann an Ita Wegman, 26.3.1932

posophischen Ärzten als «Versuchspräparate des Klinisch-Therapeutischen Instituts» zur Verfügung gestellt wurden. Ganz offensichtlich gewannen die Verantwortlichen der Arlesheimer Weleda zunehmend den Eindruck, dass Hauschka an ihnen vorbei ein eigenes, Weleda-unabhängiges Heilmittelsortiment aufzubauen bestrebt war, worüber zahlreiche Aussprachen folgten. Am 14. Oktober 1932 schrieb Rudolf Hauschka an Ita Wegman (die auf Reisen war) über eine solche Kontroverse, in der es unter anderem um die Abgabe einer Heilmittelliste mit den neuen Versuchspräparaten an Ärzte ging, von der die Weleda keinerlei Kenntnis hatte: «Ich sagte in meinem Vortrag [bei der Ärztetagung im September] ausdrücklich, dass diese Präparate später, wenn sie aus dem Versuchsstadium heraus sind, bei der Weleda zu haben sein werden. Es hat immer die Absicht bestanden, diese Präparate der Weleda anzubieten, obgleich eine Verpflichtung dazu nicht vorliegt. Ich könnte diese Verfahren ebensogut morgen an Madaus oder an die J.G. verkaufen, oder eine eigene Firma gründen.»[129] – Ita Wegman war über diesen erneuten Streit keinesfalls glücklich. Gegenüber ihrer Kollegin Madeleine van Deventer bedauerte sie in einem Brief vom 17.10.1932, dass Hauschkas Heilmittelliste (wenn auch nur an drei Ärzte außerhalb der Klinik) verbreitet worden war, hoffte jedoch, dass sich die Weleda-Verantwortlichen darüber bald beruhigen würden. Sie hatte über das Vorgehen rechtzeitig mit Oskar Schmiedel sprechen und die Weleda vorab informieren wollen, war dann jedoch an andere Orte und zu anderen Problemen gerufen worden: «Man soll vielleicht ruhig die Liste Dürler geben und ihm sagen, dass ich absolut dafür bin, dass er über alles orientiert ist und dass die Verhältnisse es nur verhindert haben, dass ich rechtzeitig mit Schmiedel Abmachungen treffen konnte. Alles kann abgegeben werden nach den gleichen Lizenzverfahren, das war doch unter uns schon klar. Wir wollten nur eine Probezeit festsetzen, um die Medicamente auszuprobieren und während dieser Zeit sollten sie in unserm Laboratorium gemacht werden. Es werden schon die Gemüter wieder sich beruhigen.»[130] – Tatsächlich fand in der Folgezeit eine gewisse Beruhigung statt. Im Dezember 1932 wurden die Versuchs-Medikamente im ärztlichen Beiblatt der Natura erstmals offiziell angezeigt und ihr Bezug über die Weleda geregelt – die damit auf dem Laufenden blieb. Auch wurden die entsprechenden Vereinbarungen am 1. Januar 1933 vertraglich fixiert. Der erste Punkt der getroffenen Übereinkunft lautete:

> Die Weleda AG erklärt sich einverstanden, dass in dem Versuchslaboratorium des Klinisch-Therapeutischen Institutes in Arlesheim Arbeiten zur Vervollkommnung der Heilmittel unternommen werden. Das Klinisch-Therap. Institut verpflichtet sich, die Weleda AG über die Zusammensetzung und die Herstellung der zur Anwendung kommenden Versuchspräparate zu orientieren.[131]

In den folgenden zwei Jahren, in denen Hauschka zahlreiche weitere Medikamente herstellte, fanden wiederholt Treffen zwischen ihm und den Pharmazeuten der Weleda statt. Ärztliche Erfahrungen wurden gesammelt, aber auch neue Schwierigkeiten festgestellt – darunter die sehr verzögerte Belieferung der deutschen Apotheken mit den neuen Versuchspräparaten durch die Schweizer Weleda. Ende 1934 und Anfang 1935 bot die Weleda Hauschka die Einrichtung eines Versuchslaboratoriums unter seiner Leitung (oder einer Vertrauensperson von ihm) in ihrem Gmünder Werk an, zur Intensivierung der Zusammenarbeit und zur Produktherstellung vor Ort. Rudolf Hauschka lehnte dies nicht grundsätzlich ab, favorisierte jedoch nach einem Besuch des Gmünder Werkes (und seiner räumlichen Enge, die keine zusätzliche Laboratoriumseinrichtung kurzfristig gestattete) die vorrangige Begründung eines deutschen Versuchslaboratoriums in Ludwigsburg, wo ihm der befreundete anthroposophische Arzt Wilhelm Greil geeignete Räume in seiner Praxis angeboten hatte. – Unabhängig vom Laborstandort sollte vereinbarungsgemäß ein weiteres Jahr der klinischen Heilmittel-Erprobung abgewartet und dann entschieden werden, welche Heilmittel die Weleda gegebenenfalls in ihren Arzneimittelbestand zu übernehmen bereit war.

Rudolf Hauschka spürte trotz gegenteiligen Verlautbarungen sehr wohl, dass die Weleda-Verantwortlichkeiten seiner Arbeit – und den Ergebnissen seiner Arbeit – weiterhin sehr skeptisch gegenüberstanden. Auch viele Mitarbeiter der Klinik wussten dies. Der hervorragende Arzt Gerhard Suchantke, der Hauschkas Forschungen in Arlesheim von Anfang an aus nächster Nähe miterlebt hatte, dann jedoch nach Berlin in die Schillstraße gewechselt war, schrieb am 27. Januar 1935 an Ita Wegman über ein Gespräch mit Emil Leinhas, dem kaufmännischen Direktor der deutschen Weleda:

> Als Leinhas zu der letzten Sitzung nach Arlesheim fuhr, besuchte er mich noch einmal, um mich wegen der neuen Präparate von Hauschka zu fragen. Nun sagte ich: die Weleda ist in ihrem eigenen Interesse auf diese Arbeit angewiesen. Alles kann nur weiter gehen, wenn an den Mitteln weiter gearbeitet wird. Ich wies auf Rezepte von Siegfried Knauer hin, wo nur homöopath. Mittel verschrieben werden, auf die Tatsache, dass immer mehr in den Kreisen unserer Ärzte statt Cardiodoron oder Aurum Weleda das sog. Herzgold von Madaus gegeben wird, Beispiele, die man noch beliebig durch andere erweitern könnte. Alles das scheint mir ein Beweis für die unbedingte Notwendigkeit der Hauschka'schen Arbeit zu sein. Damit sind wir auf Tod und Leben angewiesen. Denn die deutsche Weleda ist von solcher Routine und Schwerfälligkeit, dass man in Richtung Präparaten-Arbeit gar nichts machen kann.[132]

Die anthroposophischen Ärzte, so Suchantke, waren im Begriff, die anthroposophischen Heilmitteln aufzugeben – und zu homöpathischen oder biologischen Substanzen überzuwechseln. In dieser Krisenzeit war Hauschkas dringend notwendiger Neueinschlag erfolgt, den Suchantke auch als entscheidende Hilfe für die Weleda verstand. – Knapp drei Wochen später wandte sich auch Ita Wegman – in schriftlicher Form – an Leinhas, und sprach von ihrem Wunsch, «dass die Beziehungen und Arbeiten wissenschaftlich und wirtschaftlich mit unserem Laboratorium Hauschka in gutem Einvernehmen sich gestalten.»[133]

Die Weleda verhielt sich äußerlich korrekt, wenn auch nicht besonders flexibel und entgegenkommend. Die internen Vorbehalte gegen Hauschka aber waren massiv. Eine Woche nach Wegmans Brief an Leinhas berichtete Wilhelm Pelikan, der das Werk in Schwäbisch Gmünd leitete, in einer Stuttgarter Pharmazeutenbesprechung der Weleda (23./24.2.1935) von einem Heilmittel-Vortrag Rudolf Hauschkas und von seinen Präparaten. Es könne nicht abgestritten werden, so Pelikan, dass Hauschkas Mittel gute praktische Ergebnisse zeitigen würden, z.T. von Wert seien und daher in das Sortiment der Weleda übernommen werden sollten, «z.B. die Herstellung von Organ-Präparaten mit Glycerin, die Gewinnung des kohlensauren Kalks aus Knochenasche u.a.» Hauschkas Herstellungs- und Wirksamkeitsbegrün-

Frau Koch ausgezogenes Verzeichnis der in Betracht kommenden Ärzte mit nach hier bringen.

Liebe Frau Doktor, ich halte Ihr Hiersein aus vielen Gründen für sehr wichtig. Erstens einmal ist hier in Berlin eine offene Situation, in der Manches zu machen wäre, wenn die einzelnen noch mehr sich als Vertreter einer Ärztegemeinschaft ~~sich~~ fühlen könnten. Des Ferneren kommen wir nur weiter, wenn es uns gelingt, die im Augenblicke richtige Sprache zu finden. Des Ferneren halte ich es für die Situation von Gerswalde für unbedingt nötig, dass wir alle eine Lösung suchen, die sicherlich möglich ist, zumal die Wirtschaftslage im Augenblicke nicht so erdrückend ist.

Schliesslich finde ich, dass wir unbedingt aus Hauschkas Arbeit etwas mehr machen müssen. Als Leinhas zu der letzten Sitzung nach Arlesheim fuhr, besuchte er mich noch einmal, um mich wegen der neuen Präparate von Hauschka zu fragen. Nun sagte ich: die Weleda ist in ihrem eigenen Interesse auf diese Arbeit angewiesen. Alles kann nur weiter gehn, wenn an den Mitteln weiter gearbeitet wird. Ich wies auf Rezepte von Siegfried Knauer hin, wo nur homöopath. Medikamente verschrieben wurden, auf die Tatsache, dass immer mehr in den Kreisen unserer Ärzte statt Cardiodoron oder Aurum Weleda das sog. Herzgold von Madaus gegeben werde, Beispiele, die man noch beliebig durch andere erweitern könnte. Alles das scheint mir ein Beweis für die unbedingte Notwendigkeit der Hauschka'schen Arbeit zu sein. Damit sind wir auf Tod und Leben angewiesen. Denn die deutsche Weleda ist von solcher Routine und Schwerfälligkeit, dass man in Richtung Präparaten-Arbeit garnichts machen kann.

Zum Schlusse möchte ich Ihnen noch mitteilen, dass am Freitag Herr Prof. Schüler an einer Embolie der Coronargefässe verstorben ist. Ich teile Ihnen das mit, weil Sie ja auch wissen, wie sehr Frau Prof.

Abb. 33: Brief von Gerhard Suchantke an Ita Wegman. 27. Januar 1935, S. 2

dungen in seinen Vorträgen seien jedoch «dilettantisch», auch wenn sie auf die Zuhörer großen Eindruck machten. Pelikan bezweifelte den originär anthroposophischen Hintergrund von Hauschkas Heilmittelarbeit und sah diese in einem anderen Kontext. Im Protokoll der Pharmazeutenbesprechung heißt es: «Herr Pelikan zitiert einige Stellen aus dem Buch eines Okkultisten Surya, in dem spagyrische Arzneibereitungsvorschriften gegeben sind, die der Methode Dr. Hauschkas ähneln. Wenn es auch Dr. Hauschka leugnet, alte Herstellungsverfahren aus der Spagyrik übernommen zu haben: die auffällige Übereinstimmung seines sogenannten W.A.-Verfahrens mit spagyrischen Rezepten bleibe bestehen. Die Spagyrik und andere alte Arzneibereitungsmethoden hätten zu ihrer Zeit ihre Berechtigung gehabt, bei Paracelsus z.B. beruht noch die ratio für seine pharmazeutische Kunst auf einer gewissen Hellsichtigkeit; heute kann es sich für uns aber nur darum handeln, in größter Treue die durch Dr. Steiner gegebenen Richtlinien einzuhalten.»[134] Die Diskussion von Pelikans Eingangsreferat verlief kontrovers, insbesondere im Hinblick darauf, ob Hauschkas Mittel teilweise übernommen und damit – nolens volens – in die Weleda integriert, oder aber vollständig abgelehnt werden sollten. Der Arlesheimer Chemiker Otto Eckstein, der in diesen Wochen die katastrophale «Denkschrift» gegen Ita Wegman mit herausgab, sagte laut Protokoll: «Die Tatsache liege aber nun einmal vor, dass die Hauschka-Mittel verlangt werden. Und da nach und nach getreulich alle Präparate nachgemacht werden, die die Weleda herstellt – es gibt schon ein Cardiodoron W.A., ein Choledoron W.A. u.a. – sei es wichtig, dass man die Sache wenigstens in der Hand zu behalten sucht, um sie zu kontrollieren.»[135] Eckstein war aus diesem Grunde dafür, dass die Präparate Hauschkas zumindest vorübergehend durch die Weleda ausgeliefert würden.

In welchem Ausmaß Rudolf Hauschka solche Gesichtspunkte auch im direkten Gespräch zu hören bekam, ist nicht bekannt – ganz verborgen blieben sie ihm mit Sicherheit nicht. Am 27. Februar 1935, wenige Tage nach dem Stuttgarter Pharmazeutengespräch, teilte er in einem Arlesheimer Treffen den Weleda-Verantwortlichen mit, dass die Einrichtung des deutschen Labors definitiv nicht in Gmünd, sondern in Ludwigsburg – mit Hilfe der Apothekerin Hildegard Beck – vollzogen würde. Im übrigen seinen die Versuchspräparate nicht das Eigentum der Weleda – «Herr Dr. Hauschka betont mit Nachdruck, dass die WA- und LA-Verfahren sein persönliches beziehungsweise das geistige Eigentum des Klinisch-Therapeutischen Instituts seien und dass diese Verfahren

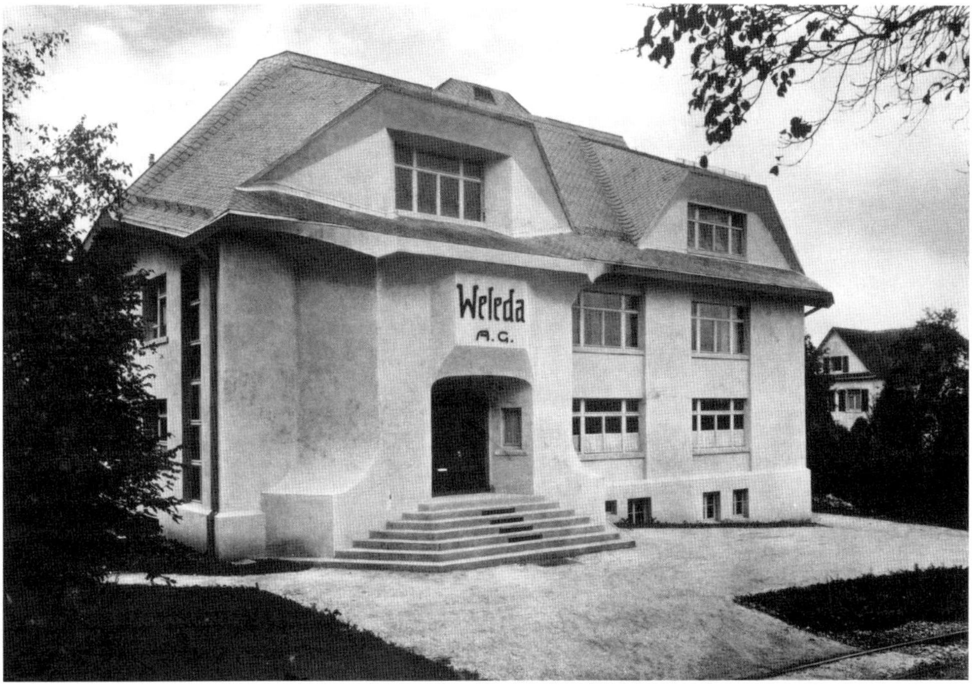

Abb. 34: Die «Weleda» in Arlesheim

nichts mit dem alten Lizenzvertrag zu tun haben, da sie nicht aus den Rezeptangaben Dr. Steiners abgeleitet seien.»[136] Das Treffen verlief insgesamt konstruktiv – einzelne Präparatherstellungen von Hauschka wurden als Verbesserung anerkannt und in den Arzneimittelbestand der Weleda übernommen[137]; am Ende übergab Rudolf Hauschka seinen Gesprächspartnern die Manuskripte von Aufsätzen über die neuen Mittel, die im nächsten ärztlichen Beiblatt der Natura erscheinen sollten.

Die von Hauschka und seinem Arlesheimer Labormitarbeiter Rau verfassten Beiträge stießen bei der Weleda jedoch auf heftige Kritik. Man las in ihnen keine Ankündigung oder Empfehlung der neuen «Versuchspräparate», sondern eine intensive Propaganda für sie und verlangte bereits am nächsten Tag eine Unterredung mit Ita Wegman und Werner Kaelin. Sofern die Aufsätze in dieser Weise publiziert würden, kündige die Weleda die bisherige Zusammenarbeit auf. Wegman – die eigentlich andere Sorgen zu dieser Zeit hatte – sagte am 28. Februar 1935 die Prüfung der Manuskripte zu. Ihre Geduld in der ganzen Angelegenheit war allmählich strapaziert. Um der Sache willen, d.h. der medizinischen Bewegung und Sektion zuliebe, versuchte sie jedoch nach wie vor alles, um den Konflikt zu entschärfen.

Nur zehn Tage später ging es – nach einer Berliner Ärztetagung – erneut in einer internen Pharmazeutenbesprechung der Weleda um den Hauschka-Komplex, diesmal im Privathaus von Emil Leinhas in Stuttgart. Hans Krüger referierte über die Berliner Ärztetagung – in der Weise, wie es Wilhelm Pelikan kurz zuvor getan hatte. «Er betont zuerst, dass man zur richtigen Beurteilung der Lage sich bemühen müsse, jedes Ressentiment auszuschalten, ja man müsse auch eine gewisse Offenheit gegenüber eigenen Fehlern aufbringen. Die praktischen Erfolge Dr. Hauschkas mit seinen Mitteln lassen sich nicht leugnen, die ärztlichen Gutachten sprechen eine deutliche Sprache.»[138] Krüger beschrieb, dass u.a. das von Hauschka hergestellte Asthmamittel (mit Veronica und Quercus) von den Ärzten sehr gelobt wurde; er bezeichnete Hauschkas «Theorien» jedoch wie Pelikan als «dilettantisch und belanglos gegenüber den praktischen Erfolgen». In der Diskussion sprach Wilhelm Spiess, der wie Oskar Schmiedel jahrelang mit Rudolf Steiner pharmazeutisch zusammengearbeitet hatte, erneut von einem Rückgriff auf die alte Spagyrik. Er bezweifelte den anthroposophischen Gehalt von Hauschkas Herstellungsverfahren und sprach von einer «Verwässerung der Angaben Dr. Steiners». Emil Leinhas plädierte trotz dieser Ausführungen für ein Eingehen auf Hauschka, d.h. für die Unterstützung des

Herrn Dr. G. Suchantke   Blatt 2.   19. März 1935.

die von Rudolf Steiner eingesetzt worden ist, abzuberufen, das kann eigentlich nur er tun. Dass das natürlich nicht viel nutzt bei dem grössten Teile der Gesellschaft, verstehe ich sehr gut, aber ein kleiner Teil wird vielleicht auch dieses noch gelten lassen, wenn sie überhaupt Rudolf Steiner noch ernst nehmen wollen.

Auch kommt natürlich die ganze Frage mit der Weleda dadurch in ein sehr akutes Stadium und stehen wir auch da vor sehr grossen Entscheidungen. Sollte es nicht gelingen mit der Weleda, wäre es vielleicht am allerbesten, dass Hauschka ganz für sich einen Heilmittelbetrieb eröffnet, genau so wie Madau oder andere Firmen, und dass die Aerzte, die seine Medikamente gut finden und damit arbeiten wollen, ohne weiteres bei ihm bestellen, ohne sich um die Weleda zu kümmern. Entweder müssen diese Medikamente in die Welt unter die Menschen kommen oder wir müssen sie endgültig aufgeben, sodass im Grunde genommen, wenn die Weleda sie nicht in ihren Betrieb aufnimmt, nichts anderes übrig bleibt, als zu diesem Akt überzugehen. Die Aerzte können dann genau so frei, wie sie auch andere Medikamente nehmen, die Medikamente von Hauschka nehmen, wenn sie sie gut finden.

So sehen Sie, dass die Lage momentan recht schwer ist. Aber ich habe doch geistig kein schlechtes Gefühl. Die Dinge müssen schon gehen, wie sie gehen müssen. Wir dürfen nur nicht den Kopf verlieren.

Grüssen Sie recht herzlich Ihre Frau und Dr. Behre und

ich verbleibe auch mit herzlichen Grüssen an Sie selbst

gez. Ihre I. Wegman
dr. med.

Ich hoffe, dass es dem kleinen
Andreas weiter gut geht.

Abb. 35: Brief von Ita Wegman an Gerhard Suchantke. 19.3.1935, S. 2

jetzigen Versuchsstadiums und für das perspektivische Offenhalten aller Möglichkeiten, die sich bewährenden Mittel später in die eigene Fabrikation übernehmen zu können. Hans Krüger zufolge hatte eine «abweisende Stimmung» gegen die Weleda in Berlin unter den anthroposophischen Ärzten geherrscht, mit Ausnahme von Ita Wegman und Werner Kaelin. Man konstatierte Defizite und Versäumnisse in der klinischen Zusammenarbeit mit Ärzten in den letzten Jahren und suchte nach einer Verständigung mit Hauschka in den nächsten Wochen, die auch teilweise gelang.

Ita Wegman blieb abwartend und schrieb kurz darauf, am 19. März 1935, an Gerhard Suchantke nach Berlin:

> Sollte es nicht gelingen mit der Weleda, wäre es vielleicht am allerbesten, dass Hauschka ganz für sich einen Heilmittelbetrieb eröffnet, genau so wie Madaus oder andere Firmen, und dass die Ärzte, die seine Medikamente gut finden und damit arbeiten wollen, ohne weiteres bei ihm bestellen, ohne sich um die Weleda zu kümmern. Entweder müssen diese Medikamente in die Welt unter die Menschen kommen oder wir müssen sie endgültig aufgeben, sodass im Grunde genommen, wenn die Weleda sie nicht in ihren Betrieb aufnimmt, nichts anderes übrig bleibt, als zu diesem Akt überzugehen. Die Ärzte können dann genau so frei, wie sie auch andere Medikamente nehmen, die Medikamente von Hauschka nehmen, wenn sie sie gut finden.[139]

*

Die Gespräche und Diskussionen mit Hauschka in Stuttgart und Arlesheim gingen weiter – obwohl die Krisenlage in Dornach und die politische Situation in Deutschland andersgeartete Besprechungen und Verabredungen nahe gelegt hätten. Einen Tag nach Wegmans Brief an Suchantke verlangte Edgar Dürler in einem nächsten Treffen mit Hauschka und Wegman die Elimination aller Passagen in den beabsichtigten Beiblatt-Artikeln, die als Kritik an Weleda-Präparaten gelesen werden könnten. Auch forderte er, dass in der Liste der Versuchspräparate sämtliche Kombinations-Medikamente entfallen sollten, die den Typenmitteln der Weleda entsprechen und für die Rezepte von Rudolf

Steiner vorliegen. Ita Wegman unterstützte Edgar Dürler in diesem Punkt und fand die Liste selbst zu umfangreich. Hauschka erklärte sich damit einverstanden und sagte auch die Revision seiner Aufsätze zu. Bald darauf, am 2. April 1935, schrieb er Dürler dann, er sei zu manchem bereit, nicht jedoch zur Streichung *aller* von der Weleda kritisierten Stellen, auch nicht des Satzes: «... und wir glauben daher, dass ein so bereitetes Arzneimittel intensivere Wirkungen am Patienten entfalten kann, als dies eben möglich war, wenn wir zum Beispiel eine alkoholische Tinktur zur Anwendung bringen». Die Herstellung der alkoholfreien Präparate gehörte zum Kernanliegen Rudolf Hauschkas und das Vertrauen in ihre gesteigerte Wirksamkeit zu seiner innersten Überzeugung. Die Weleda sah dies anders – sie reklamierte für sich, bereits zu Lebzeiten Rudolf Steiners und mit Steiners Begleitung Versuche unternommen zu haben, haltbare Arzneimittel ohne Alkohol herzustellen. Diese Bemühungen seien bei Konzentraten, nicht jedoch bei Verdünnungen, erfolgreich gewesen und hätten Steiners Billigung gefunden – keinesfalls habe diese Entwicklung mit Hauschka begonnen. Im Übrigen sei Rudolf Steiner nicht grundsätzlich gegen die Verwendung des Alkohols im Heilmittelprozess gewesen, ja hätte diesen bei einzelnen Präparationen sogar empfohlen.

Hauschkas Weigerung, manche Sätze in seinen Aufsätzen für das ärztliche Beiblatt der «Natura» zu streichen, enragierte Edgar Dürler und Oskar Schmiedel. Sie fragten bei Wegman an, ob Hauschkas Brief vom 2. April 1935 mit ihrem Wissen und Einverständnis verfasst worden sei – wenn ja, würde die Weleda den Auslieferungsvertrag nicht unterzeichnen und die weitere Zusammenarbeit beenden. Wieder folgten zahlreiche Gespräche ... Wegmans Geduld und Toleranz war eindrucksvoll, zugleich musste sie ausgesprochen wachsam und vorsichtig sein. Die Schwierigkeiten Rudolf Hauschkas mit den Weleda-Verantwortlichen und -Strukturen betrafen indirekt auch den Konflikt innerhalb der Allgemeinen Anthroposophischen Gesellschaft. Das Goetheanum erhielt durch die Lizenzverträge für die Heilmittel Rudolf Steiners Geld durch die Weleda; die Rechtsansprüche der Weleda betrafen damit auch das Goetheanum – und Kopien der zentralen Briefwechsel gingen stets mit Durchschlag auch an Albert Steffen und Guenther Wachsmuth. Seit Jahren wurde Ita Wegman am Goetheanum von maßgeblichen Persönlichkeiten mit Verdächtigungen überzogen; wiederholt war ihr die Okkupation des Werkes von Rudolf Steiner, des gemeinsam mit Steiner verfassten Lehrwerkes «Grundlegendes für eine Erweiterung der Heilkunst nach geisteswissenschaftlichen Erkenntnissen» und vieles andere unterstellt worden, in inhaltlich ausgesprochen abwegiger, gesellschaftspolitisch jedoch wirksamer Weise. Wenn nun noch der Verdacht hinzukommen würde, sie hintergehe mit Hilfe Rudolf Hauschkas die Weleda und das Goetheanum, so würde sich die verfahrene Situation noch komplizierter gestalten und am Ende vor Gericht kommen. – Unabhängig davon lag Ita Wegman das weitere Schicksal und Gedeihen der Weleda wirklich am Herzen. Mit einem Menschen wie Oskar Schmiedel hatte sie über Jahre hervorragend zusammengearbeitet und sein Unternehmen entscheidend gefördert und unterstützt, auch nach Rudolf Steiners Tod und bis hin zu Krediten und Darlehen, die sie vermitteln konnte.[140] Nicht mit allen Weleda-Vorgängen der letzten Jahre war Wegman glücklich und oft vermisste sie den notwendigen Elan und die schöpferische Phantasie. Nie aber gab sie das Unternehmen und die in ihr Tätigen auf. Auch im Hinblick auf die Heilmittelwirksamkeit war Wegmans Urteil differenziert. Im Herbst 1935, auf der ersten Ärztezusammenkunft nach ihrem Ausschluss von der Leitung der Medizinischen Sektion, ließ sie Rudolf Hauschka umfangreich über seine Forschungen und Arzneimittelentwicklungen vortragen, sagte in der Diskussion seines Referates jedoch auch, dass ihre eigenen Erfahrungen mit seinen neuen Mitteln bei parenteraler Anwendung sehr positiv seien, nicht jedoch bei oraler Gabe.[141] Und noch zwei Jahre später schrieb sie in einem pharmazeutisch abwägenden Brief an Karl König:

> Ich möchte Sie auch aufmerksam machen auf ein Lungenmittel, hergestellt aus Petasites, das nach den Resultaten, die wir haben, eine gute Wirkung haben muss. Vielleicht machen Sie auch diese Versuche. Wir haben es in zwei Herstellungsarten: erstens nach dem Prinzip Dr. Hauschkas W A D 3, wo wir die ganze Pflanze verwenden, und dann das andere, was gar nicht in unsere Hauschka-Medikamente hereinfällt, aber doch, scheint es, gute Wirkung hat bei bestimmten Fällen, das ist als ein alkoholischer Extrakt. Das Letztere zeigt gute Resultate bei solchen Fällen, wo vom Stoffwechsel aus die Tuberkulose zu bekämpfen ist, das andere dort, wo mehr kopfmäßig die Tuberkulose sich zum Ausdruck bringt, also dort, wo mehr die verhärteten Fälle sind. Es scheinen durch den alkoholischen Extrakt bestimmte Stoffe

> sehr stark herausgezogen zu werden, die gerade diese Wirkung auf den Stoffwechsel haben. Hier sind die Versuche noch nicht abgeschlossen, und ich möchte unsere Vertrauensärzte bitten, doch auch mitzuarbeiten an diesem Mittel. Es wäre doch großartig, wenn daraus etwas entstehen könnte, was für die Tuberkulose-Bekämpfung gut ist.[142]

*

Trotz Ita Wegmans unermüdlichen Vermittlungsbemühungen war jedoch kein Ende des Heilmittelkonfliktes abzusehen. Oskar Schmiedel referierte in einer Weleda-Pharmazeutenkonferenz im Oktober 1935 Hauschkas Referat des vorangegangen Ärztetreffens und macht geltend, dass dieser in seiner Darstellung «in unzulässiger Weise Aussprüche Dr. Steiners als Vorspann für seine Methoden der Heilmittelbereitung» benutzt habe und dafür von Ita Wegman selbst korrigiert worden sei. Otto Eckstein machte im selben Treffen geltend, dass die Heilmittelherstellung mit «ernster anthroposophischer Schulung» einhergehen müsse und es notwendig sei, «die Durchschaubarkeit der Prozesse [zu] wahren, oder sich an die ausdrücklichen Angaben Dr. Steiners [zu] halten». Weiter vermerkte das Protokoll: «Herr Pelikan stellt den Angaben Dr. Hauschkas diejenigen Frau Koliskos gegenüber. Herr Dürler stellt die Frage, ob nicht nach einer gewissen Zeit des Abwartens die Erfahrungen nunmehr dazu drängten, eine weitere Zusammenarbeit mit Dr. Hauschka abzulehnen.»[143]

Ob gegenüber Ita Wegman je von Seiten der Weleda-Pharmazeuten der Eindruck oder das Vor-Urteil ausgesprochen wurde, dass Hauschka auf nicht-anthroposophische Weise zu seinen Heilmitteln kam, ist nicht bekannt. Vieles spricht dafür, dass Wegman einem solchen Vorwurf energisch widersprochen hätte – zumal sie an seinen Verfahren der Heilmittelentwicklung selbst an entscheidenden Punkten mitgewirkt hatte, was den Pharmazeuten der Weleda offensichtlich nicht bewusst war. Auch hätte sie wahrscheinlich davor gewarnt, problematische Argumentationsmuster der Goetheanum-Debatten mit der (allein) «richtigen anthroposophischen Methode» – die seit Jahren die Generalversammlung bestimmten – nun auch nach Arlesheim und in die Heilmittelfrage zu tragen. Möglicherweise hätte sie auch die Gegenfrage gestellt, ob das Unbehagen gegenüber Hauschka ein ausschließlich pharmazeutisch-verfahrensmethodisches sei – oder (neben inhaltlich berechtigten Fragen) auch Ausdruck von Neid und Aversion angesichts seiner unzweifelhaften Genialität und seiner Erfolge, ja der eindrücklichen Dynamik und Expansion seines Vorgehens? Mitunter hatte sie von all diesem genug. «Wenn nicht vollständig klare Situationen geschaffen werden können, müssen Hauschka und Weleda einmal endgültig getrennt werden und daraus zwei Firmen entstehen. Aber ich hoffe immer noch, dass man die Einheit bewahren kann», schrieb Ita Wegman im Oktober 1935 an Dr. Nunhöfer.[144] Als die Arlesheimer Diskussionen auch die «Dépendance» in Kent Terrace (London) vollgültig erfassten, formulierte sie vier Monate später (im Februar 1936) an Madeleine van Deventer, die dort zu Besuch war:

> Ich möchte, dass Sie den Standpunkt einnehmen in Kent Terrace, dass die Sache [des Heilmittellaboratoriums] von Hauschka ausgeht, dass er aber, weil seine Medikamente durch Anregungen von Dr. Steiner und durch Mitarbeit von uns in unseren Laboratorien ausgeführt werden, dieses mir als der medizinischen Sektion zur Verfügung gestellt hat, dass ich diese Medikamente in der Klinik mit den Ärzten allen geprüft und sie für außerordentlich gut befunden habe, dass ich es mit der Weleda zwecks Übernahme besprochen habe, dass diese allerlei Schwierigkeiten gemacht hat, sodass zuletzt die Dinge nur so geregelt wurden, dass die Weleda die Medikamente wohl vertrieb, aber nicht herstellte, und auch dieser Vertrieb der Medikamente immer mit allerlei Schwierigkeiten verbunden ist, sodass – weil die Ärzte diese Medikamente verlangen – man entschlossen ist, auch in Deutschland die Medikamente selber zu fabrizieren, damit die Ärzte das haben können, was sie wollen. Das ist die wahre und richtige Geschichte Hauschka-Weleda.[145]

Einen Tag danach schrieb Ita Wegman auch an Walter Johannes Stein in London: «Das Beste ist, dass Hauschka voll und ganz für sich, unabhängig von Allen, seine Sache macht. Die Weleda soll ganz ruhig auch ihre Sache machen. Es wird sich dann schon herausstellen, welche Medikamente besser sind.»[146]

*

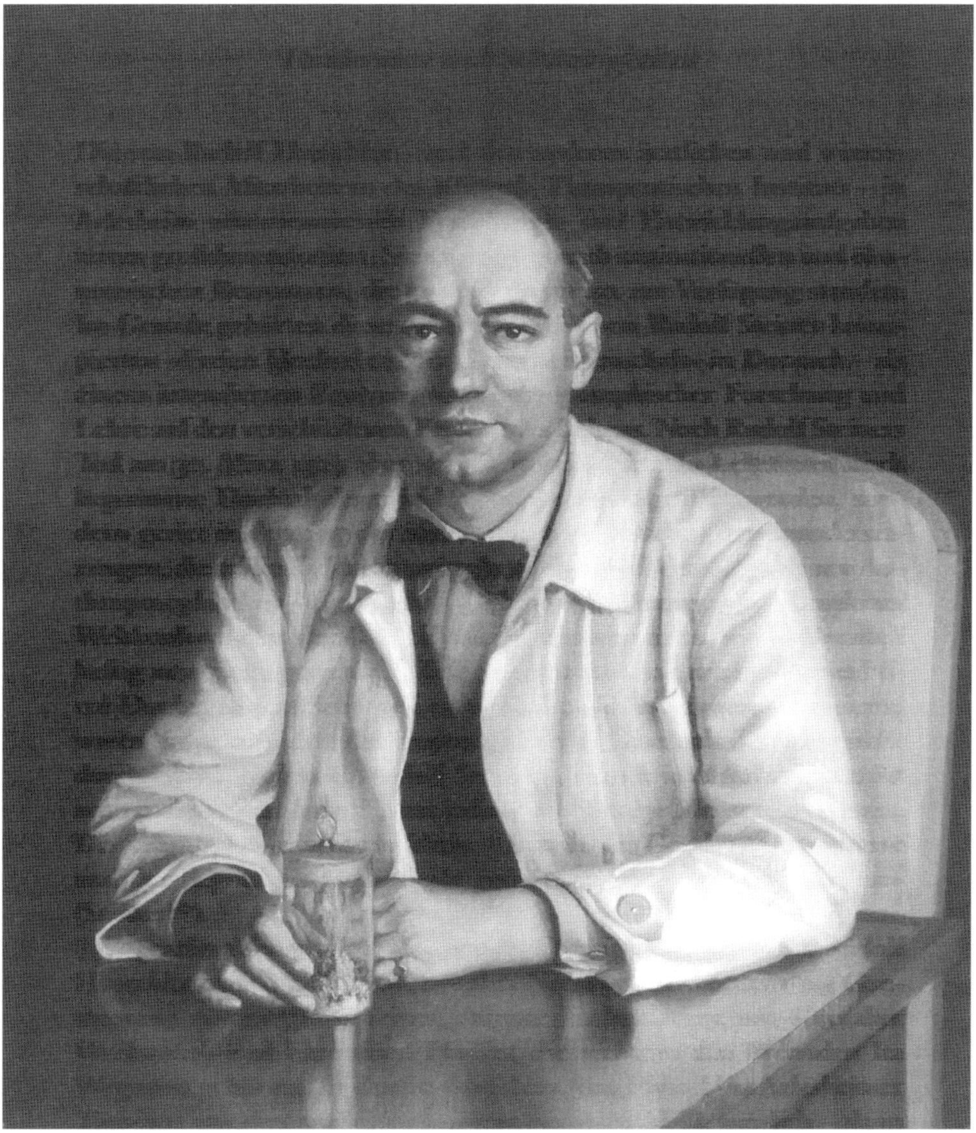

Abb. 36: Rudolf Hauschka. Ölporträt, 30er Jahre

Dass Hauschkas Ludwigsburger Labor seine Medikamente mittlerweile nicht nur herstellte, sondern auch vertrieb – und eine umfangreiche Heilmittelliste herausgab – erfuhr die Weleda nach eigenen Angaben erst im Frühsommer 1936, ebenso die in Ludwigsburg verwandte Firmenbezeichnung: «WA-LA Hilde Beck, Ludwigsburg». Erneut erhielt Ita Wegman daraufhin Post von Edgar Dürler, der über Hauschkas Vorgehen sehr befremdet war und ihr nach zahlreichen Klagen am 8. Juli zusammenfassend schrieb:

> Wir stellen hiermit fest:
> 1. Der handelsmäßige Vertrieb der bisher von dem Laboratorium des Klinisch-Therapeutischen Institutes in Arlesheim hergestellten Versuchspräparate wurde begonnen, ohne dass mit uns Fühlung genommen wurde und ohne dass wir angefragt wurden, ob wir den Vertrieb beziehungsweise die Herstellung aller oder einzelner Präparate übernehmen wollen. Dieses Vorgehen widerspricht den bestehenden Abmachungen und mündlichen Zusicherungen.
> 2. Der Name des Laboratoriums: WA-LA-Heilmittel hat einen unerlaubt ähnlichen Klang mit unserer eigenen Firmenbezeichnung.
> 3. In der von dem Laboratorium in Ludwigsburg herausgegebenen Heilmittelliste werden eine Reihe kombinierter Spezialpräparate angeführt, die nichts anderes als eine Nachahmung von Präparaten bedeuten, deren Rezepte uns zur alleinigen Benützung übergeben worden sind, zum Beispiel Digestodoron, Dermatodoron, Cardiodoron, Thyreodoron, Choleodoron und anderes mehr.[147]

Eine Antwort Ita Wegmans auf dieses Schreiben erhielt sich in ihrem Klinikarchiv nicht. Oskar Schmiedel referierte sie in einem internen Papier über den Verlauf der Heilmittel-Kontroverse mit den Worten: «Sie antwortete Herrn Dürler am 14. Juli 1936, dass sie die Präparate Herrn Dr. Hauschka persönlich freigegeben habe, weil die Weleda dem Vertrieb allerlei Hindernisse entgegenstellte und es ihr notwendig erschien, diese Präparate, welche die Ärzte verlangten, auch zur Verfügung zu stellen. Zu Punkt 2 des Briefes von Herrn Dürler schrieb sie,

~~KLINISCH-THERAPEUTISCHES INSTITUT~~
~~ARLESHEIM (SCHWEIZ)~~

~~TELEPHON ARLESHEIM 62.022~~
~~TELEGRAMME: CLINIC ARLESHEIM~~

~~POSTCHECK-KONTO BASEL V 6487~~
~~POSTCHECK-KONTO KARLSRUHE 70.104~~

III

~~ARLESHEIM~~ 20.April 36.

Dr.Gerhardt Suchantke
Berlin W 62,
Schillstrasse 11a

Lieber Gerhardt,

Die Weleda-Stuttgart hat mir mitgeteilt,dass die Einfuhr der IA-WA präparate wegen der deutschen Devisenlage auf unüberwindliche Schwierigkeiten stösst und die weitere Belieferung der deutschen Apotheken nicht mehr möglich ist.

Gemäss einer Unterredung,die wir letzten Sonntag mit den Herren der Weleda-Stuttgart gehabt haben,wollen sie eine Lagerliste der dort noch vorrätigen IA-WA präparate an die Aerzte verschicken ~~werden~~.

Die Vorraussicht dieser Schwierigkeiten einerseits und der steigende Bedarf an IA-WA präparaten andrerseits haben mich schon vor längerer Zeit angeregt,deren Herstellung in Deutschland ins Auge zu fassen - wie Du weisst.Auch von Seiten der Aerzte selbst ist dieser Wunsch immer dringender laut geworden.

Durch die jetzige Krise veranlasst,habe ich die Herstellung der IA-WA präparate in Deutschland im Lizenzwege an Apotheker Hilde Beck in Ludwigsburg übertragen.Wir kennen Hilde Beck seit Jahren und schätzen sie sehr.Auch Du kennst sie von den Medizinerkursen - sie kamm immer mit Nunhöfer von Nürnberg.Ich habe sie seit Weihnachten vorigen Jahres in meinen Laboratorien hier eingearbeitet.Damit ist die sinngemässe und exakte Bereitung unserer Präparate nunmehr auch in Deutschland gewährleistet.

Damit keine Unterbrechung in der Belieferung bis zur Zeit, wo das Laboratorium Ludwigsburg lieferfähig wird,(in etwa 4 Wochen) eintritt,sind wir in dringenden Fällen gerne bereit,die benötigten Präparate als Aerztemuster gratis zu senden.In solchen Fällen erbitte ich direkte Nachricht nach hier.(~~Labor Hauschka,Arlesheim,Klinik.~~)

Vorraussichtlich werde ich mich in 2-3 Wochen einige Tage in Deutschland aufhalten und würde mich freuen,Dich bei dieser Gelegenheit sehen und sprechen zu können.

Ich freue mich herzlich auf ein Wiedersehen und bleibe inzwischen mit freundlichen Grüssen an Dich und die Deinen

Euer
Rudolf

Abb. 37: Rudolf Hauschka an Gerhardt Suchantke. 20.4.1936

dass wir uns direkt mit der Firma auseinandersetzen müssen. Über Punkt 3 sagte sie, dass sie ihn untersuchen wolle, weil auch sie nicht damit einig gehe, dass Präparate, die der Weleda gehören, in der gleichen Kombination irgendwo anders hergestellt werden.»[148]

Bereits im Herbst 1936 erschien eine revidierte Fassung des Heilmittelverzeichnisses aus Ludwigsburg, in dem der Begriff «WA-LA-Heilmittel» nicht mehr auftauchte und die umstrittenen Kombinationspräparate herausgenommen waren.

Einem weiteren Protest-Brief zufolge, den Wegman eineinhalb Jahre später von Edgar Dürler und Oskar Schmiedel erhielt, war sie in dem dritten Punkt tatsächlich aktiv geworden und hatte bei Hauschka interveniert. Ausgeräumt war das von der Weleda gesehene Problem damit jedoch nicht, ebenso wenig wie die Frage der Firmenbezeichnung. Im Folgebrief der Weleda vom 16.12.1937 hieß es nämlich:

> Sehr geehrte Frau Dr. Wegman!
>
> Wir haben seinerzeit fest mit Ihnen abgemacht, dass der Leiter des Versuchslaboratoriums vom Klinisch-Therapeutischen Institut in Arlesheim, Herr Dr. Hauschka, keinerlei Präparatekombinationen herausgeben darf (auch im Ausland nicht), die in ihrer Zusammensetzung Präparaten, die von uns herausgegeben werden, gleichen. Sie selbst veranlassten damals auch sofort, dass derartige Präparate aus der Heilmittelliste des Ludwigsburger Laboratoriums (Deutschland) entfernt werden. Nun erhalten wir soeben eine «Ergänzung zur grünen Heilmittelliste», September 1937, herausgegeben von dem Heilmittellaboratorium Ludwigsburg. In dieser Liste sind nun wiederum eine Anzahl von Kombinationen aufgenommen, die nichts anderes als Kopien von Kombinationen von uns sind. Wir führen an:
>
> Ananassa comp. WA ist unser Präparat No. 104 A
>
> Colchicum/Chelidonium WAT ist unser Präparat Thyreodoron
>
> Cuprum acet. Praep./Zincum valer. ist unser Präparat Choreodoron II
>
> Fragaria/Urtica WAT ist unser Präparat Anaemodoron.

> Wir können nicht verstehen, wie trotz allen Absprechungen so etwas noch vorkommen kann und bitten Sie dringend, das Nötige zu veranlassen und strikte zu verhindern, daß solche Schritte sich in Zukunft wiederholen.
> Ferner wurde mit Ihnen ebenfalls definitiv abgemacht, dass der Name Wala Laboratorium nirgends verwendet werden darf. Sowohl in Ludwigsburg wie auch in London wurde des befolgt. Wir erhalten nun aber von Wien sehr scharfe Beanstandungen von Seiten unserer Generalvertretung, Herrn C.J. Apel, mit dem Hinweis, dass dort der Name Wala von Seiten des Laboratoriums Dr. Hauschka verwendet werde (Drucksachen, Telephon etc.). Herr Apel kommt beständig in die unmöglichsten Situationen und muss fortwährend Versehen aufklären und Auskünfte erteilen, da die Apotheken Weleda und Wala nicht auseinanderhalten.
> Wir bitten Sie dringend, auch in Wien dafür zu sorgen, dass der Name Wala in Wegfall kommt (gegen den Namen Lava hätten wir nichts einzuwenden) und wir nicht in die Lage versetzt werden, die Wiener Behörden anrufen zu müssen.
> Wir bitten Sie, die Wiener Angelegenheit bis spätestens Januar 1938 in Ordnung zu bringen.
>
> Hochachtungsvoll
> Weleda A.-G.
> E. Dürler, Dr. Schmiedel[149]

Eine Antwort Ita Wegmans auf diesen Brief erhielt sich nicht in ihrem Nachlass. Ob und wie Ita Wegman darauf reagierte, ist nicht bekannt.

Zum letzten Mal intervenierten Oskar Schmiedel und Fritz Götte schließlich am 10. Februar 1939 bei ihr, sieben Monate vor Beginn des Zweiten Weltkriegs. Sie legten Ita Wegman in Arlesheim einen Prospekt einer englischen Firma (Stebbing) vor, die Hauschka-Präparate bewarb, darunter auch Kosmetika, insbesondere einen «Guide to Beauty». Die Art der Werbe-Präsentation irritierte Ita Wegman, auch die erneuten Klagen der Weleda im Hinblick auf die Nachahmung einzelner Produkte. Sie sagte Schmiedel und Götte jedoch, es sei ihr nur begrenzt möglich, Einfluss auf Rudolf Hauschka in London zu nehmen, er sei von der Weleda – nach jahrelangen Auseinandersetzungen und Schwierigkeiten – «enttäuscht und verbittert». In seinem Protokoll des Besuches hielt Fritz Götte weiter fest: «Frau Dr. Wegman blätterte in dem ‹Guide to Beauty›. Sie war sichtlich von dem, was ihr da vor Augen trat, betroffen. Sie sagte dann: ‹Ja, bei solchen Präparaten, die in irgendeiner Weise Nachahmungen von Weleda-Präparaten sind, da kann ich eingreifen.› Sie erbat sich alle Unterlagen und wollte die Angelegenheit untersuchen.»[150]

Tatsächlich wandte sich Ita Wegman daraufhin nach London, wo Hauschka mittlerweile für die «Dépendance» des Klinisch-Therapeutischen Instituts tätig war. Auch in den folgenden, ihr noch verbleibenden vier Lebensjahren – die von den Ereignissen des Zweiten Weltkriegs mitbestimmt und geprägt waren – erreichte sie jedoch keine Befriedung des gegenseitig schwer belasteten Verhältnisses mehr. Sie hätte sich anderes gewünscht: ein *gemeinsames* Vorgehen und eine Konzentration aller anthroposophischen Ressourcen, um den notwendigen Beitrag zur Zivilisation in schwieriger Zeit bestmöglich leisten zu können, im wichtigen Feld der Medizin («…weil doch auf medizinischen Gebiet alle die gleiche Sehnsucht haben, das ist Menschen heilen zu wollen, und das ist doch dasjenige, was alle zusammen verbindet.»[151]) Bereits zu Beginn der ersten allgemeinen Medizinertagung nach dem Tod Rudolf Steiners hatte sie Ende Dezember 1927 gesagt:

> Ich hoffe, dass wir jetzt in gemeinsamer Arbeit uns alle zusammenfinden können, um uns gegenseitig zu fördern und dahin zu streben, dasjenige zu erreichen, was Rudolf Steiner von uns Ärzten erwartet hat.[152]

Die Zersplitterungsvorgänge innerhalb der Allgemeinen Anthroposophischen Gesellschaft, ihre Auswirkungen auf die Berufsgruppen sowie die seelischen Schwächen und Probleme der einzelnen Menschen standen diesem Vorhaben dann jedoch wirkungsvoll entgegen, auch institutionelle Macht- und Eigenansprüche sowie verschiedene Formen von Lähmung und Passivität. So kam vieles nicht rechtzeitig zustande, was zeitnotwendig und hilfreich gewesen wäre.

Ita Wegman aber war kein Mensch der Depression und Resignation; Melancholie als Seelenstimmung war ihr weitgehend fremd. Für Rudolf Hauschka, dessen Fähigkeiten, Elan und Einsatzkraft sie überaus schätzte, und für die Weleda setzte sie – wie für alles Anthroposophische –

weiter auf die Zukunft. Menschen wie Oskar Schmiedel, Wilhelm Spiess und Wilhelm Pelikan hatten mit Rudolf Steiner hervorragend gearbeitet und waren in der Anthroposophie und in der anthroposophischen Pharmazie weit fortgeschritten. Etwas zukünftig Gemeinsames musste möglich sein – und Ita Wegman erwartete Neubeginne spätestens nach dem Zweiten Weltkrieg, im Bewusstsein der geschichtlichen Stunde, die eigene Ansprüche zurückdrängen und das übergeordnet Verbindende zum Vorschein bringen würde.

*

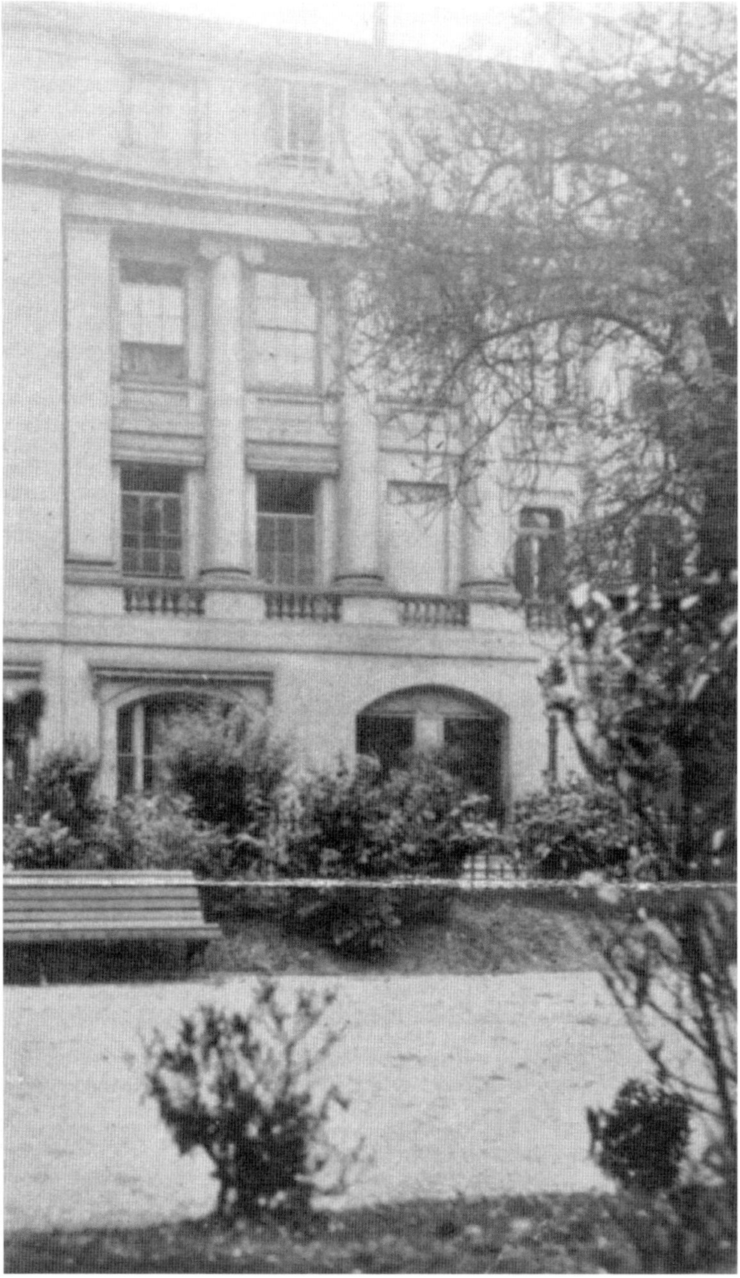

Abb. 38: Kent Terrace. London

4.
In den «Dépendancen»: London und Gnadenwald

Ita Wegman bat Rudolf Hauschka in der Zeit seiner Tätigkeit in Arlesheim auch darum, vorübergehend an zwei Orten aktiv zu werden, die sie von Arlesheim aus begründet hatte und als «Dépendancen» des Klinisch-Therapeutischen Instituts bezeichnete: das Therapeutikum Kent Terrace in London und die Gnadenwalder Kuranstalten in Tirol.

Über die Bedeutung Englands für die Ausbreitung der Anthroposophie nach Westen und als «Sprungbrett» für eine spätere Wirksamkeit in den USA hatte Rudolf Steiner mit Ita Wegman wiederholt gesprochen. In London hatte Steiner 1923 und 1924 Vorträge vor einer interessierten Ärzteschaft gehalten und auf die Entstehung und das Wachstum einer anthroposophisch-medizinischen Bewegung in der Stadt gehofft. Trotz dem eindrucksvollen Beginn, der mit diesen Vorträgen gesetzt worden war, aber hatte sich in der Folgezeit wenig getan – englische Ärzte, die sich der anthroposophischen Geisteswissenschaft verbindlich anschlossen, gab es kaum oder nicht. Nach Steiners Tod entschied sich Ita Wegman, Willem Zeylmans van Emmichoven aus Den Haag und Eugen Kolisko aus Stuttgart um monatlich stattfindende Sprechstunden in London und medizinische Vorträge zu bitten, um wenigstens den Keim eines Anfangs zu legen (1926). Sie setzte sich für den Aufbau der englischen Weleda ein, beteiligte sich aktiv an der Londoner Weltkonferenz und an verschiedenen «Summer Schools», die Dunlop und die englischen Freunde auf die Beine stellten. Bereits am 3. Juni 1927 schrieb sie an George Adams-Kaufmann, Dunlops «rechte Hand» in England:

> Es ist doch wirklich wichtig, dass das, was vom Westen gemacht wird, zum Beispiel gerade diese Summer School in Schottland, von Erfolg ist, weil doch die Bewegung in England unbedingt wachsen muss. Es müssten in England, in Schottland, in Irland, im ganzen Westen, überall Zentren gebildet werden, weil der anthroposophischen Bewegung durch das westliche Element jetzt tüchtig geholfen werden muss, will sie ihre Aufgabe an [für] die Menschheit erfüllen. Die ganze politische Lage zeigt es deutlich und ganz wenig Wert hat es,

> hier in der Schweiz ein großes Gebäude zu haben, das nicht durch eine genügende Anzahl von aus dem Westen kommenden Menschen unterstützt wird. Und wie kann sie unterstützt werden, wenn nicht in England eine fieberhafte Tätigkeit für das anthroposophische Werk geschieht. Oft genug hat Dr. Steiner dieses gesagt und die Geschehnisse zeigen sich jetzt wieder in der Politik, wie Deutschland die Aufgaben, die ihm geistig zugeteilt sind, doch nicht so durchführen kann, wie man sie eigentlich von ihm erwartet. Es versagt und wer weiß, was für Trauriges noch die Zukunft geben wird, wenn nicht vom Westen aus diese Aufgabe übernommen wird. Deshalb ist es momentan so wichtig, dass die Summer School [in Gareloch] stattfindet, dass auch die Weltkonferenz stattfindet, die ich eigentlich am liebsten schon im Oktober [1926] hätte haben wollen, was dann nicht gelungen ist. Deshalb muss man alles tun, damit diese Sachen von Erfolg sind und in England auf keinen Fall in der kleinen Gesellschaft, wie sie jetzt besteht, Uneinigkeit herrschen soll. Oder dass wenigstens diejenigen Leute, die diese großzügigen Züge in sich haben, die Sache auszubreiten, zusammenstehen und unbeirrt sich energisch durchsetzen. Die Zeit ist wirklich ganz kurz noch abgemessen und wir müssen uns schon ungeheuer eilen.[153]

1930 war es Ita Wegman dann gelungen, das dreistöckige Haus «Kent Terrace» in guter Londoner Wohngegend – und in nächster Nähe des «Rudolf Steiner House» – zu bekommen und als großzügiges Therapeutikum auszubauen, das im September 1932 seine Arbeit aufnahm, mit ärztlichen Behandlungszimmern, Therapieräumen für Massage, Heileurythmie, Maltherapie und Bäder. Ihrem Biographen Emanuel Zeylmans van Emmichoven zufolge erwog Ita Wegman 1932 eine Übersiedlung nach London, um von dort wirksamer für die Anthroposophie eintreten zu können.[154] Sie fuhr oft nach England, sah Patienten und versuchte, anthroposophische Arztkollegen für die Mitarbeit im Land zu begeistern. Nach der Machtübernahme der deutschen Nationalsozialisten verstärkte Ita Wegman ihre England-Aktivitäten noch einmal energisch. Sie war im Februar, April, Juni, August/September und November/Dezember 1933 jeweils für mehrere Wochen in London und bemühte sich darum, die Gründung einer Klinik und eines Pflegeheimes in die Wege zu leiten[155] – «Ich bin mit meinen Gedanken sehr viel in England, weil ich eigentlich so wie die Dinge sich hier [in Deutschland] inzwischen auch entwickelt haben, fast gar keine Möglichkeit sehe, in kommenden Zeiten hier richtig noch arbeiten zu können, und so muss man schon alles daran setzen, in England geistige Arbeitsmöglichkeiten zu schaffen. Dazu ist natürlich ein ungeheurer Einsatz der Persönlichkeiten nötig, um solches zustande zu bringen.»[156]

Zu den «Persönlichkeiten», die dazu befähigt waren, die Anthroposophie in der westlichen Welt wirksam zu vertreten, rechnete Ita Wegman auch Rudolf Hauschka. Hauschka war nicht nur auf seinem eigenen beruflichen Feld – im Gebiet der Biochemie und Pharmazeutik – sehr befähigt, sondern hatte Züge eines westlichen Unternehmers. Er war willensstark und durchsetzungsfähig, weltoffen und weltliebend. Hauschka konnte mit vielen Nicht-Anthroposophen hervorragend umgehen, hielt wirkungsvolle öffentliche Vorträge und war pragmatisch begabt. Mit Dunlop hatte er bereits zu seiner Haifisch-Zeit einen engen Arbeitskontakt gehabt, bald darauf auch mit Walter Johannes Stein, der nach London emigriert war. Bereits zu Schulzeiten hatte Hauschka eine innere Nähe zum Nordwesten verspürt («Ich bekam nach der Matura eine Italienreise geschenkt. Ich wäre lieber nordwärts gezogen nach Skandinavien, Schottland, Irland. In Italien fühlte ich mich fremd.»[157]). Wie Stein und Kolisko – die ebenfalls aus Wien stammten – konnte er in London und später eventuell auch in Amerika wirken. Arlesheim war klein und in der räumlichen Enge gediehen die Probleme, auch mit der Weleda. Demgegenüber setzte Ita Wegman auf ein direktes Wirken in der Welt. Sie sprach bereits 1930 Hauschka gegenüber von ihrem Wunsch, in Kent Terrace zwei Laboratorien einzurichten, für die Krebsfrühdiagnose nach Kaelin und für ernährungsphysiologische Fragestellungen. Ein Jahr später – im Frühjahr 1931 – kümmerte sich Hauschka um den Aufbau dieser Einrichtungen, nachdem ihn die englischen Freunde und Mitarbeiter Ita Wegmans auf Anraten Dunlops dringend gebeten hatten, vorübergehend zu kommen. «We feel we cannot get rooms and equipment ready without your advise about some essential matters.»[158] 1932 schrieb Ita Wegman dann aus London an Madeleine van Deventer, wie notwendig Hauschka für den Aufbau und die Entfaltung ihrer Ernährungs-Aktivitäten in England sein würde – Wegman erwarb einen Reformladen und später auch ein kleines vegetarisches Restaurant, in dem Hauschka auf ihre Bitte öfter wirkungsvolle Vorträge hielt. Als ihre Bemühungen um entscheidende Gründungen in London und England Ende 1933 kuliminierten – um dann letztgültig zu scheitern[159] –, ließ Ita Wegman Rudolf Hauschka zu ihrer Unterstützung aus Arlesheim nachkommen. Hauschka kam und wurde aktiv – hoffnungsvoll schrieb Wegman am 8. November 1933 unmittelbar nach seiner Ankunft an Madeleine van Deventer nach Arlesheim:

> Hauschka kam frisch hier an, so dass ich hoffe, hier mit ihm viel erledigen zu können. Studierabende mit den Ärzten, Besuche verschiedener Wissenschaftler, Medicamente Laboratorium einrichten.
> Viele Dinge sind hier im Gange, ich hoffe diesmal ein großes Stück vorwärts zu kommen.[160]

*

Auch wenn Ita Wegmans englische Hoffnungen des Jahres 1933 auf eine große, öffentlich ausstrahlende Initiative sich schließlich nicht erfüllten, so hielt sie doch in allen folgenden Jahren an Kent Terrace und dem dort Begonnenen fest. Immer wieder bat sie Hauschka auch nach 1933 für gewisse Zeiten nach England zu gehen und in ihrem Sinn zu wirken – ganz gehen lassen wollte und konnte sie ihn jedoch nicht, da die Weiterentwicklung der Laboratorien und Forschungen in der Arlesheimer «Zentrale» von wesentlicher Bedeutung war. Hauschka hielt sehr erfolgreiche Vorträge an den Sommerschulen von Bangor und Westonbirt[161] und wirkte mit George Adams, Karl König, Eugen Kolisko, Walter Johannes Stein und Willem Zeylmans van Emmichoven hervorragend zusammen. Er liebte die Atmosphäre dieser großzügigen Veranstaltungen in England, die ihn auch in den künstlerischen und lebensfreudig-humorvollen Seiten seines Wesens ansprachen.[162] Die iroschottische Landschaft und das alte «Hibernia» bedeuteten ihm geistig viel – nicht weniger jedoch die aktuellen Auseinandersetzungen um die Zukunft der Zivilisation, die eine Arbeit in der englischsprachigen westlichen Welt vordringlich erscheinen ließen. An der von Walter Johannes Stein herausgegebenen Zeitschrift «The present age» wirkte Hauschka mit und veröffentlichte in ihr einen bedeutenden Artikel über die Malariaerkrankung, die er 1915 – in der Zeit des ersten Weltkriegs – selbst durchlaufen hatte. Auch die Initiativen von Dunlop und Stein

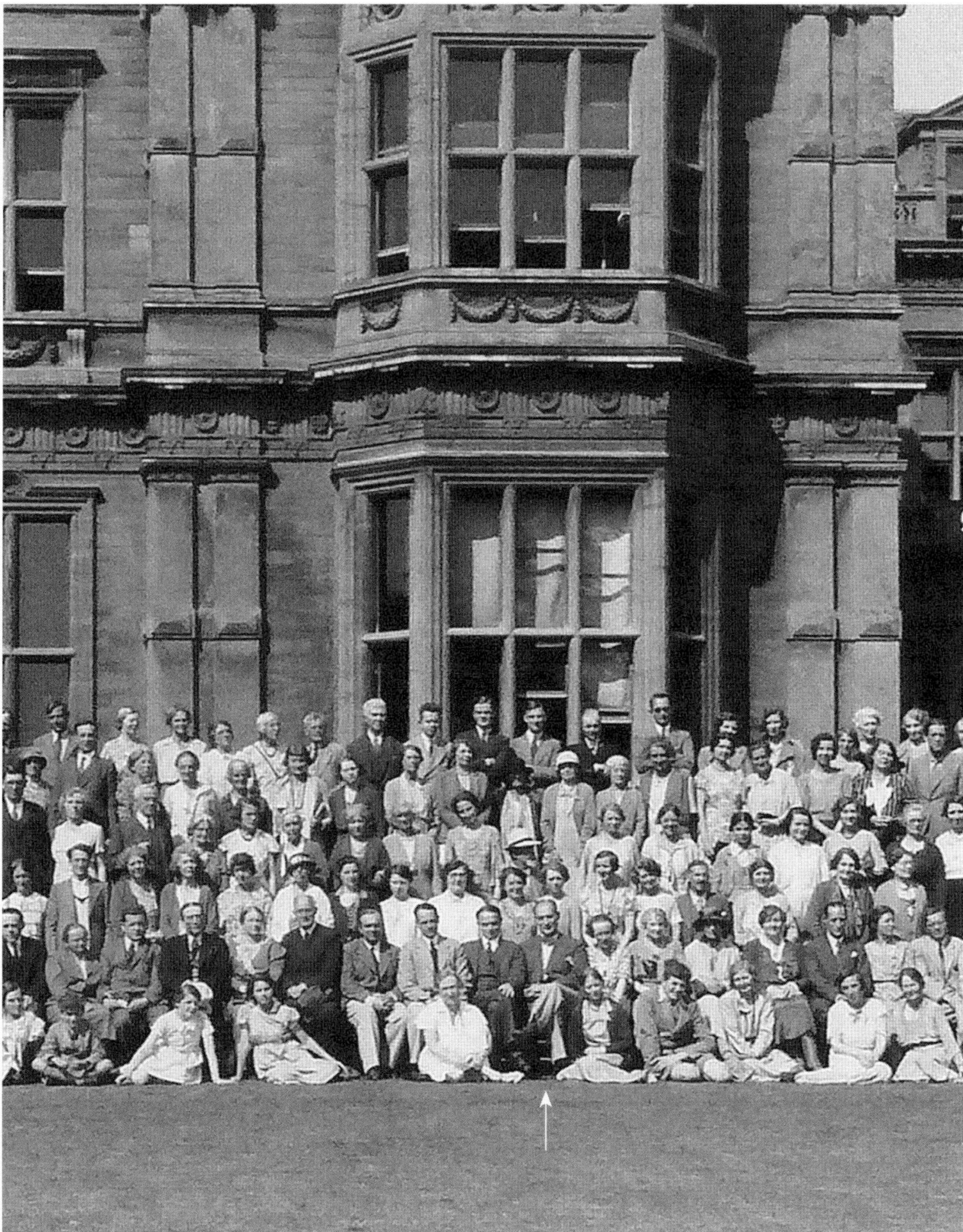

Abb. 39: Anthroposophical Summer School Westonbirt, August 1934.
Auf dem Stuhl sitzend: Rudolf Hauschka, rechts neben ihm Margarethe Stavenhagen

"THE PRESENT AGE."

A MONTHLY JOURNAL, edited, published and printed at 144 Harborough Road, Streatham Hill, London, S.W. 16.

This journal will appear shortly and the first number will contain the following articles :—

A Memorial of Mr. D. N. Dunlop, late Chairman of the World Power Conference, at whose suggestion this journal was initiated.

" The Present Age." An editorial article, describing the aims of the journal and giving a general review of the main aspects of our century.

An article by **Jules Sauerwein,** the well-known writer in the Paris " Soir."

" Malaria." An article describing this illness and methods of healing. A contribution from the work of the Clinic at Arlesheim, Switzerland.

" The History of the Rose."

" Recent Research on Sight." This article deals with work described at the last Zoological Congress, July 1935.

" Earliest Childhood and its Memories." A pedagogical article by Dr. Caroline von Heydebrand.

" World Economic Reorganisation," by H. E. Caustin, Editor of " World Survey," the journal started by Mr. D. N. Dunlop and published under the auspices of the World Power Conference.

" THE PRESENT AGE " will appear every month and will contain articles on the present World Situation, History, Natural Science, such as Geology, Mineralogy, Botany, Horticulture, Agriculture, Zoology, Anthropology, Geography and other subjects. It will have an article about Education, another about Medicine, and another about Economics.

Applications for advertising space should be sent in.

Applications for subscription is direct to the Editor, Printer and Publisher, Dr. W. J. STEIN,

144 Harborough Road,
Streatham Hill,
London, S.W. 16.

The Journal will cost 2/- per month, or 24/- per annum.

Abb. 40: «The Present Age», 1935

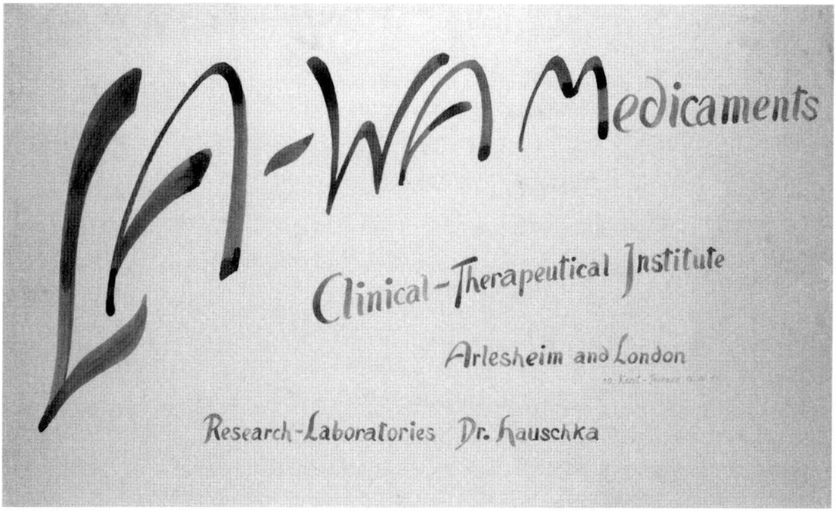

Abb. 41: Rudolf Hauschka: Entwurf für London (Kent Terrace), o.D.

– bis hin zur «World Power Conference» – verfolgte er aufmerksam – *«Neue Horizonte wurden sichtbar – man fühlte den Atem einer weiten Welt.»*[163]

Nachdem im Laufe des Jahres 1935 die Produktion seiner Heilmittel in Ludwigsburg erfolgreich etabliert worden war, bat Ita Wegman Rudolf Hauschka Anfang 1936, entsprechende Voraussetzungen auch in London zu schaffen. Erneut entstanden Probleme mit der Weleda (nach dem Tod Dunlops und vielen Krisen), trotz der anfangs optimistischen Einschätzung von van Deventer, die am 6. Februar 1936 an Ita Wegman aus London schrieb: «Viel Erklärungen über das Verhältnis Hauschka-Weleda brauchte es bisher nicht, da jeder froh ist, wenn er überhaupt Medikamente bekommt ...»[164] Von Hauschkas dynamischem Einsatz in London für den Aufbau der Heilmittelproduktion und -distribution war van Deventer einmal mehr beeindruckt, obwohl sie nicht zu seinen engsten Freunden gehörte:

«Er hat sich im Sturmschritt London erobert, hat in einigen Tagen alle Größen auf dem Gebiet der Krebsforschung besucht, wurde zum Lunch eingeladen und bekam Zusicherung, dass ein von uns geschickter Arzt im hiesigen Krebsspital Patienten behandeln kann.»[165]

*

Hauschkas «Sturmschritt» bzw. die Art seines ganzen Vorgehens stießen jedoch einmal mehr nicht nur auf Gegenliebe. In Arlesheim widersprach Werner Kaelin, mit dem Rudolf Hauschka seit 1929 intensiv in Fragen der Mistel, der Blutdiagnostik und der Zentrifuge zusammengearbeitet hatte. Kaelin und Hauschka waren sehr unterschiedliche Naturen, bezüglich ihrer Persönlichkeit, ihres Temperamentes und ihrer Arbeitsweise. Das gemeinsame Ziel und die große Wertschätzung der Arbeit des Anderen, seiner Fähigkeiten und seines Beitrags, aber hatte sie über sieben Jahre verbunden – vermittelt durch die Sozialkraft Gerhard Suchantkes, der bis zur Eröffnung des Berliner Therapeutikums in ihrer Mitte gewirkt hatte. Mit Hauschkas öffentlichkeitsbetontem und expansivem Mistel-Einsatz in London aber war Kaelin nicht einverstanden. Als er von Hauschka einen Briefentwurf an einen Londoner Onkologen zur Frage der Mistel-Therapie und des Kaelin-Testes zugesandt bekam, antwortete er am 7. Mai 1936:

> Ich habe den an Dr. Miles entworfenen Brief mit Datum vom 1. Mai gelesen. Ich kann mit dieser Art Propaganda nicht einig gehen. Ich sehe den guten Willen und anerkenne ihn, aber ich will nicht, dass mein Name mit solchen Dingen verquickt wird. Die capillardynamische Methode verlangt noch mehrere Jahre intensive stille Arbeit, bevor man sie an die große Glocke hängt, und wenn man das nicht einsieht, so werde ich mich mit *allen Mitteln gegen diejenigen stellen, die es trotz meiner Warnung versuchen wollten.* Erst dann kann dies geschehen, wenn ich selber oder ein qualifizierter Mitarbeiter allen Attacken gewachsen ist, die von einem Cancer Council ausgehen können. Das betrifft die C.D [capillar-dynamische] Reaktion. *Sie ist nicht reif, von einer Behörde geprüft* zu werden, oder vielmehr die zu prüfende Behörde ist unfähig, auf die zugrunde liegenden Gedankengänge einzugehen.
> Die *Carcinombehandlung mit Viscum hält einer Prüfung durch einen Cancer Council nicht stand.* Man wird die Behandlung desavouieren und sich *für die Zukunft die Wege* verbarrikadieren.
> Warum immer sensationelle Erfolge wollen bevor wir selber sachlich und innerlich so weit sind, dass wir die Dinge tragen können? Sieben Jahre Krebsarbeit haben

Dr. med. W. KAELIN
ARLESHEIM b. BASEL
Tel. 62.755

ARLESHEIM, den
Auf der Höhe 8 7. V 36

Fr. Dr. Wegman

Lieber Dr. Hauschka.

Ich habe den an Dr. Miles entworfenen Brief mit Datum vom 1. Mai gelesen. Ich kann mit dieser Art Propaganda nicht einig gehen ..Ich sehe den guten Willen un anerkenne ihn, aber ich will nicht dass mein Name mit solchen Dingen verquickt wird. Die capillardynamische Methode verlangt noch mehrere Jahre intensive stille Arbeit, bevor man sie an die grosse Glocke hängt udn wenn mann das nicht einsieht, so werde ich mit allemn Mitteln gegen diejenigen stellen die es trotz meiner Warnung versuchen wollten. Erst dann kann dies geschehen wenn ich selber oder ein qualifizierter Mitarbeiter allen Attaken gewachsen ist, die von einem Cancer Council ausgehen können. Das betrifft die C.D Reaktion . Sie ist nicht reif von einer Behörde geprüft zu werden, oder vielmehr die zu prüfende Behörde ist unfähig auf die zu grunde liegenden Gedankengänge einzugehen.

Die Carcinombehandlung mit Viscum hält einer Prüfung durch einen Cancer- Council nicht stand. Man wird die Behandlung desavouieren und sich für die Zukunft die Wege.verbarrikadieren

Warum immer sensationelle Erfolge wollen bevor wir selber sachlich und innerlich so weit sind, dass wir die Dinge tragen können.[2] Sieben Jahre Krebsarbeit haben mir klar gemacht dass nur durch intensive und stille Arbeit das Werk weiter gedeihen kann und alle bisherigen Versuche an Spitälern, Autoritäten haben kläglich versagt. Warum vergisst man dies ? Es ist wohl im Sinne Rudolf Steiners , sich einer solchen Behörde mit einer unreifen Sache quasi in die Arme zu werfen ? Wissen Sie nicht selber Dr. Hauschka, dass Sie mit Jhren Versuchen vor einem wissenschaftl. Konzil nicht bestehen könnten ?

Abb. 42: Brief von Werner Kaelin an Rudolf Hauschka. Arlesheim, 7.5.1936, S. 1.

> mir klar gemacht, dass nur durch intensive und stille Arbeit das Werk weiter gedeihen kann und alle bisherigen Versuche an Spitälern, Autoritäten *haben kläglich versagt.* Warum vergisst man dies? Es ist wohl im Sinne Rudolf Steiners, sich einer solchen Behörde mit einer unreifen Sache quasi in die Arme zu werfen? Wissen Sie nicht selber Dr. Hauschka, dass Sie mit Ihren Versuchen vor einem wissenschaftl. Konzil nicht bestehen könnten?
> Es darf meiner Ansicht nach niemals die Begeisterung vorauseilen und Versprechen machen, die man nicht hält.
> Zusammenfassend: Ich bin dagegen, dass man, was hier in der Arbeit noch nicht gelungen ist – versucht, in England an Akademiker heranzubringen. Erst muss die Zeit reif sein.[166]

Die Antwort Rudolf Hauschkas auf dieses Schreiben erhielt sich nicht – und über sein weiteres Vorgehen in London ist dokumentarisch nichts bekannt. Werner Kaelin arbeitete nicht nur im Stillen – er hatte über seine «capillardynamische» Reaktion als Präkanzerose-Erkennungstest bereits vor Jahren veröffentlicht, auch in nicht-anthroposophischen Journalen.[167] Gleichwohl plädierte er nun für Zurückhaltung und Weiterentwicklung der eigenen Arbeit, und verwahrte sich gegen jede «Propaganda» und vorauseilende Begeisterung. Ohne Kaelins Zustimmung – bzw. mit seiner kategorischen Ablehnung, die mit Sanktionen drohte («...so werde ich mich mit allen Mitteln gegen diejenigen stellen, die es trotz meiner Warnung versuchen wollten») – konnte Rudolf Hauschka für die Mistelforschung des Klinisch-Therapeutischen Instituts in der Londoner Metropole wenig bewirken. Zudem war Hauschka selbst kein Onkologe, nicht einmal ein praktizierender Arzt. Dass Kaelin mit seinen wissenschaftlichen Bedenken in gewisser Hinsicht recht und nach seinen Publikationen einiges erlebt hatte, wusste Rudolf Hauschka. Auf der anderen Seite blieb das Problem bestehen, dass man ohne größere finanzielle Mittel und klinische Möglichkeiten die Mistelforschung nicht auf das notwendige Niveau bringen konnte. Um entsprechende Mittel bekommen und die Zusammenarbeit mit onkologischen Fachkliniken beginnen zu können, benötigte das neue Heilmittel jedoch eine Weise der Bekanntmachung, die Hauschka in London hatte angehen wollen.

*

Ende 1938 waren dann immerhin alle Voraussetzung geschaffen, um die Fabrikation der Hauschka-Mittel in Kent Terrace auf die Beine zu stellen – acht Monate vor Beginn des Zweiten Weltkriegs, mit dem alles zu Ende ging. Erneut stellte sich die Frage der «Vermarktung» – und abermals war Hauschka wenig zögerlich und zimperlich. Die Kritik der Weleda-Repräsentanten an einem Aspekt des von Hauschka eingeschlagenen Weges bekam Ita Wegman bereits nach kurzer Zeit – in dem Arlesheimer Gespräch mit Oskar Schmiedel und Fritz Götte vom 10. Februar 1939 – zu hören (vgl. S. 121ff.). Sie schrieb daraufhin – vier Tage später – an Hildegard Engel, die zusammen mit ihrem in Kent Terrace praktizierenden Mann Ludwig Engel in dem Hauschka-Labor von Kent Terrace arbeitete und an der Distribution seiner Produkte beteiligt war:

> Ich muss einmal über eine sehr ernstliche Sache mit Ihnen verhandeln und möchte von Ihnen einige Auskunft über das Hauschka-Laboratorium in Kent Terrace haben. Es wurden mir einige Prospekte geschickt über das Schönheits-Institut von Stebbing; darauf sind einige Medikamente von Hauschka unter Namen, die ich gar nicht kenne, aber doch in Verbindung mit Dr. Hauschka in Arlesheim gebracht, angeführt, in einer Art, die wenig der anthroposophischen Gesinnung entspricht. Auf diese Art ist es natürlich nicht möglich, dass einer unserer Mitarbeiter, der mit der Klinik so sehr verbunden ist – und das Laboratorium dort repräsentiert ja die Arbeit in Arlesheim – genannt wird. Ich weiß nicht, ob Sie von diesen Prospekten wissen, liebe Frau Dr. Engel. Oft ist man in seiner Arbeit drin und arbeitet und arbeitet, es kommen Bestellungen und man weiß gar nicht, wie alles weiterläuft, bis dann ein Rückschlag kommt, der für uns alle von schwerwiegenden Folgen sein könnte. Bitte, wenn Sie es selber noch nicht wissen, nehmen Sie die verschiedenen Prospekte in die Hand. Ich kann vieles verstehen und würde auch vieles zulassen, aber dieses hier, was in den Prospekten steht, geht doch zu weit. Es ist jetzt mein Wunsch, ganz genau orientiert zu sein und dann auch eventuell mit Stebbing selber zu sprechen, wenn es nötig sein sollte, um alle Verbindung mit ihm

> abzustellen. Sie müssen auch wissen, liebe Frau Dr. Engel, dass Dr. Hauschka an bestimmte Verträge gebunden ist der Weleda gegenüber. Wir haben in einem Vertrag bestimmt, in den Laboratorien Dr. Hauschka's, die im Grunde genommen nur Forschungslaboratorien sein sollten, solche Präparate nach der Methode Hauschka für die Ärzte herzustellen, die pflanzlicher Herkunft sind. Alles, was mineralisch ist, sollte nicht tangiert werden, nur für den eigenen Gebrauch könnten die Laboratorien auch mineralische Präparate herstellen. Diese mineralischen Mittel und Metalle gehören ja der Weleda, so wurde es abgemacht. Zu meinem größten Erstaunen sehe ich in dem Prospekt, dass ein Schlafmittel (beautiful sleep) empfohlen wird, was ein richtiges Weleda-Mittel ist und aus Schwefel und Phosphor besteht. Dann sind wieder Medikamente, die bestimmte Namen haben und die Antimon enthalten, alles Dinge, die nicht mit dem Vertrag in Einklang stehen. So lange Dr. Hauschka ein Mitarbeiter von uns ist und die Medikamente in einem Haus gemacht werden, das offiziell mit uns zu tun hat, können wir uns natürlich solche Dinge nicht leisten. Nun ist Dr. Hauschka doch ein so integrierendes Element in unserer Arbeit hier in Arlesheim, dass wenn wir uns auch voneinander trennen wollten, damit er frei irgendwo seine Medikamente herstellen könnte, es doch nicht können, weil das zu einem ungeheuer großen Skandal führen könnte, dessen Folgen er, auch wir, sehr schwer zu tragen hätten.[168]

Weder die Antwort von Hildegard Engel zu diesen Fragen, noch die entsprechende Korrespondenz mit Rudolf Hauschka erhielt sich im Nachlass Ita Wegmans – und kurz darauf wurden die Aktivitäten in England von den politischen Umständen jäh beendet. Erneut stand Ita Wegman zwischen Rudolf Hauschka und der Weleda – und erneut konnte sie mit seinem Vorgehen nicht in jeder Hinsicht einig sein und seine Kritiker verstehen. Schönheits-Prospekte und «beautiful sleep» waren nicht der Weg der Anthroposophie, auch wenn Ita Wegman Hauschkas Unternehmertum schätzte und wusste, dass es einiger Anstrengungen in der zeitgenössischen Gegenwart bedurfte, um die Isolation der Anthroposophie durchbrechen zu können. Auch war Ita Wegman nach wie vor für einen korrekten Umgang mit der Weleda, ohne über deren Entwicklung glücklich zu sein.

*

Eineinviertel Jahre nach ihrem Brief an Hildegard Engel, am 15. Mai 1940, verließ Ita Wegman das Klinisch-Therapeutische Institut in Arlesheim und zog nach Ascona im Tessin, in die Casa Andrea Cristoforo, eine weitere «Dépendance» ihrer Klinik, die sie vier Jahre zuvor erworben hatte. Ita Wegman war kurz nach Ausbruch des Weltkriegs in Arlesheim gestürzt und hatte sich eine komplizierte Unterarmfraktur zugezogen, die sie aus all ihren Tätigkeiten herausriss und nur langsam heilte. Sie entschied sich in dieser Zeit, Arlesheim und Dornach zumindest vorübergehend zu verlassen und einen Neuanfang in der Casa zu versuchen, die ihr seit Jahren ein wichtiges Anliegen war. Nur vier Tage später, am 19. Mai 1940, beendete auch Rudolf Hauschka seine elfjährige Tätigkeit in Arlesheim. Er übernahm – gemeinsam mit seiner neuen Lebensgefährtin, der Ärztin Margarethe Stavenhagen – auf Wegmans Bitte die Leitung der Gnadenwalder Kuranstalten in Tirol.

Rudolf Hauschkas Freundschaft und Beziehung mit Margarethe Stavenhagen – und sein Herausgehen aus der Ehe mit Marianne Hauschka – war ein weiteres Problemfeld seiner Arlesheimer Jahre und Ita Wegmans gewesen. Stavenhagen war zwei Jahre vor ihm an das Klinisch-Therapeutische Institut gekommen. Sie entstammte einer bedeutenden Ärzte- und Künstlerfamilie, hatte als Nichte der Malerin Anna May die Anthroposophie früh in ihrem Elternhaus kennengelernt und sechzehnjährig (im Sommer 1913) mit besonderer Erlaubnis von Rudolf Steiner bereits die Mysteriendramen in München besucht. Nach ihrem Abitur hatte Stavenhagen ab 1915 Medizin und Kunstgeschichte (bei Heinrich Wöllflin) in München studiert, in weiterhin engem Kontakt mit Anna May, deren Atelier in der Adalbertstraße 55 ein wichtiger Treffpunkt zahlreicher Persönlichkeiten war. Dort hing auch Mays eindrucksvolles «Tryptichon Gral». 1920 hatte Margarethe Stavenhagen erstmals das hölzerne Goetheanum in Dornach besucht und war tief beeindruckt von den Kuppelmalereien und den Motiven der Glasfenster gewesen. Seit dem März 1925 stand sie in Briefkorrespondenz mit Ita Wegman und arbeitete vorübergehend im Sanatorium Riedberg in

Güntersthal bei Freiburg i.Br., wo sie ärztlich, aber auch kunsttherapeutisch tätig wurde – durch Malen und Plastizieren sowie Heileurythmie, die sie im späten Frühjahr 1925, bald nach dem Tod Rudolf Steiners, bei Julia Bort in Arlesheim erlernt hatte. Auf den Rat Gerhard Suchantkes, der ebenfalls in Güntersthal aushalf, war sie dann Anfang 1927 an das Klinisch-Therapeutische Institut gekommen, wo sie unter anderem die künstlerischen Therapien sowie die rhythmische Massage weiter ausarbeiten und in Kursen unterrichten sollte. Noch 1927 hatte Ita Wegman die von ihr sehr geschätzte junge Kollegin dann jedoch gebeten, erst einmal die ärztliche, kunsttherapeutische und kulturelle Betreuung der Patienten in einer weiteren Klinikdépendance, der «Villa Solari» in Figino am Luganer See zu übernehmen.

Dort und vorübergehend auch in Gnadenwald (im Sommer 1928, während einer Erkrankung des leitenden Arztes Norbert Glas) hatte Stavenhagen erfolgreich gearbeitet, ehe sie 1929 ganz nach Arlesheim kam. Mit Ita Wegman unterrichtete sie Kunsttherapie und Massage für Krankenschwestern und andere Mitarbeiter und wirkte mit Elan an einer Klinik, die eine reale «Therapeutenschule» war. *«Man lernt heilen aus einer wirklichen, aus künstlerischer Anschauung der Welt erwachsenden Kunst»*, hatte Rudolf Steiner im Juli 1924 im ersten seiner drei medizinischen Vorträge von Arnheim gesagt.[169]

Rudolf Hauschka bedeuteten die Arbeitsgebiete Margarethe Stavenhagens viel; er war in der schöpferischen Welt der Kunst ebenso zu Hause wie in den Werde- und Umbildungsprozessen der Substanz. Mit Dr. Stavenhagen war er bereits 1929/30 in der Herstellung von Pflanzenfarben tätig – eine fachliche Zusammenarbeit auf hohem Niveau begann, aber auch eine große persönliche Nähe stellte sich ein. Letzteres sah Ita Wegman mit Sorgen. Ehekrisen, Familienzerrüttungen und Scheidungen gehörten nicht zu dem, was sie in Arlesheim gebrauchen konnte; zudem wusste sie um die gesundheitlich labile Situation Marianne Hauschkas und war ihren Kindern verbunden. Wegman bat Stavenhagen, nach Schloss Hamborn – einem heilpädagogischen Institut – zu gehen, und dort vorerst ärztlich mitzuarbeiten. Die Gründung in Hamborn war Wegman teuer und der Ort sollte zu einem wichtigen therapeutischen Zentrum werden. Zugleich versuchte sie ganz offensichtlich, Stavenhagen aus dem Arlesheimer Konfliktfeld um die Familie Hauschka herauszunehmen – und schrieb ihr noch im Juli 1932, als Margarethe Stavenhagen erneut um eine Rückkehrmöglichkeit nach Arlesheim bat:

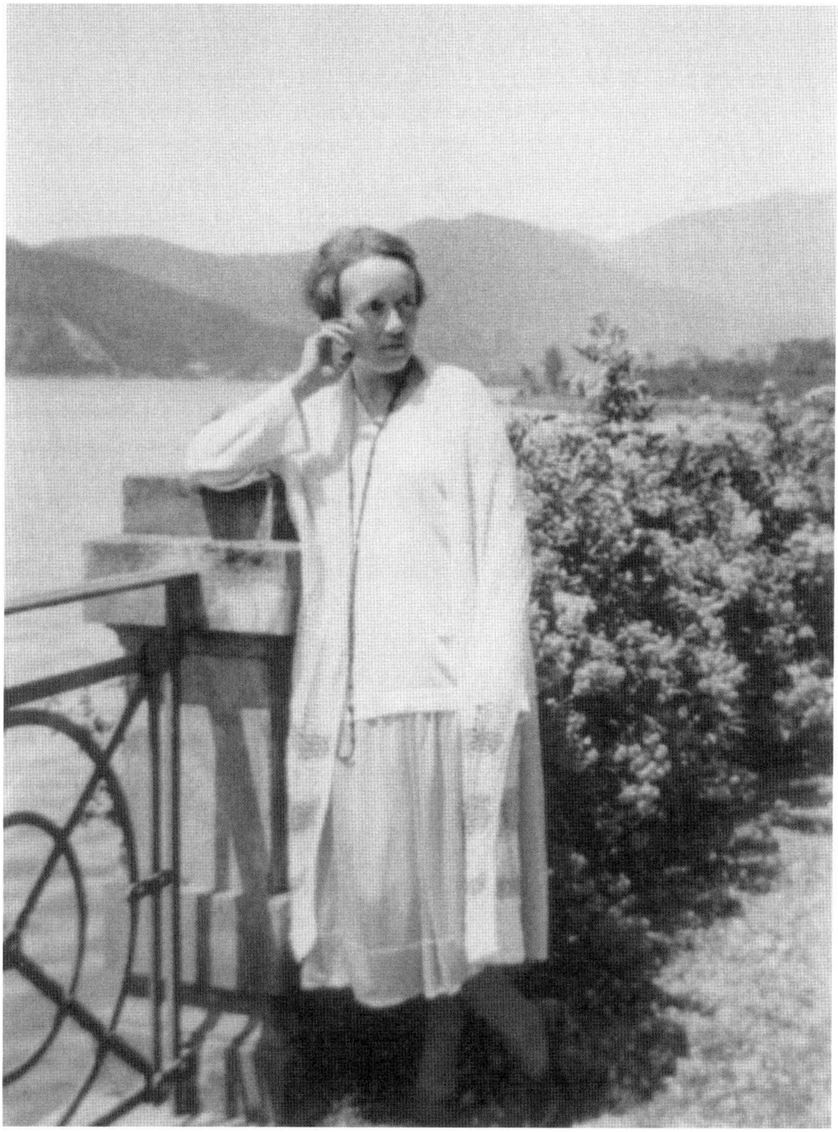

Abb. 43: Margarethe Stavenhagen in Figino, 1927

> Ich möchte doch so gern diese Stimmung bei uns allen wachrufen, dass wir nicht nur das tun, was wir gern möchten, sondern dass wir das tun, was Notwendigkeiten sind und das Schicksal in der richtigen Art bejahen. Dann kommt von selbst alles so, wie es sein soll und das gibt Kraft und Sicherheit, wodurch auch die richtige seelische Entwickelung stattfindet.[170]

Zu dieser Zeit hatte sich Marianne Hauschka jedoch bereits mit dem Scheidungs-Begehren ihres Mannes einverstanden erklärt. Sie war nach England gegangen oder geflüchtet – in das heilpädagogische Institut von Clent, das eng mit Arlesheim und Ita Wegman verbunden war. An ihre dortigen Mitarbeiter Fried Geuter, Michael Wilson und Hilma Walter, die sich mit um Marianne Hauschka kümmerten, schrieb Wegman am 7. Juli 1932, eine Woche vor dem Brief an Margarethe Stavenhagen in Hamborn. Sie nannte Hauschkas Scheidungsintention «schwerwiegend» und betonte im Rückblick auf die letzten zwei Jahre in Arlesheim:

> Die Ärzte, Mitarbeiter, Schwestern haben diesen Zustand der Freundschaft zwischen Dr. Hauschka mit Fräulein Dr. Stavenhagen nicht so ohne weiteres akzeptiert. Es stand immer die Frau H[auschka] und die Kinder dazwischen. Es regten sich auch viele Patienten darüber auf und so musste man zu einer Lösung kommen. Es gibt da zwei Wege. Entweder wird es so gehandhabt, dass die Frau H[auschka] freudig einer Scheidung zustimmt und dadurch der Zustand des Aneinander-Gebundenseins aufhört und man als freie Menschen dann tun kann, was man will, oder wenn dies nicht geht und eine der drei Parteien leidet, so darf auf keinen Fall so etwas durchgeführt werden, sondern es müssen alle drei ein Opfer bringen und den Weg suchen, trotzdem so die Dinge zu gestalten, dass es von der Gemeinschaft akzeptiert wird.
>
> Ich muss leider sagen, dass ich Herrn Dr. H[auschka]'s Verhalten ein wenig fremdartig finde, ganz gemeinschaftsfremd; er denkt, dass alles gehen kann und dass die Menschen ohne weiteres das annehmen müssen, wie

Herrn Fr. Geuter und M. Wilson. Blatt II. 17. Juli 1932.

Kinder dazwischen. Es regten sich auch viele Patienten darüber auf und so musste man zu einer Lösung kommen. Es gibt da zwei Wege. Entweder wird es so gehandhabt, dass die Frau H. freudig einer Scheidung zustimmt und dadurch der Zustand des Aneinander-Gebundenseins aufhört und man als freie Menschen dann tun kann, was man will, oder wenn dies nicht geht und eine der drei Parteien leidet, so darf auf keinen Fall so etwas durchgeführt werden, sondern es müssen alle drei ein Opfer bringen und den Weg suchen, trotzdem so die Dinge zu gestalten, dass es von der Gemeinschaft akzeptiert wird. Ich muss leider sagen, dass ich Herrn Dr. H.'s Verhalten ein wenig fremdartig finde, ganz gemeinschaftsfremd; er denkt, dass alles gehen kann und dass die Menschen ohne weiteres das annehmen müssen, wie er sich verhält. Er will seine Frau nicht unglücklich machen, will aber doch die Freundschaft mit Frl. Dr.Stavenhagen gar nicht so gestalten, dass es keinen Anstoss gibt. Und ich fürchte, dass er jetzt einen Druck auf seine Frau ausüben will, dass sie zustimmt zu der Scheidung, oder es so dreht, dass ich ganz damit einverstanden sei. Das würde eine falsche Orientierung sein. Wie gesagt, bei all diesen Dingen müssen drei Menschen Lösungen finden oder Opfer bringen. Dass die ganze Arbeit von Dr. Hauschka in die Gefahr kommt, ist einmal ganz sicher, entweder wird er steril oder wird nicht mehr die Wirkung haben, weil ihm der christliche Impuls fehlt. Ich schreibe Ihnen dieses, weil ich annehme, dass wohl Frau H. in ihrer Not zu Ihnen oder Dr. Walter kommen wird. Dr. Stavenhagen ist jetzt in Hamborn und Dr. Hauschka arbeitet hier. Es ist immer das Schwierige bei all unserer Arbeit, dass das Persönliche eine so grosse Rolle spielt und dadurch die gemeinschaftliche Arbeit so sehr gefährdet wird. Wir werden über die Sache noch eingehend sprechen.

Abb. 44: Brief Ita Wegmans vom 7.7.1932, S. 2

> er sich verhält. Er will seine Frau nicht unglücklich machen, will aber doch die Freundschaft mit Frl. Dr. Stavenhagen gar nicht so gestalten, dass es keinen Anstoß gibt. Und ich fürchte, dass er jetzt einen Druck auf seine Frau ausüben will, dass sie zustimmt zu der Scheidung, oder es so dreht, dass ich ganz damit einverstanden sei. Das würde eine falsche Orientierung sein. Wie gesagt, bei allen diesen Dingen müssen drei Menschen Lösungen finden und Opfer bringen. Dass die ganze Arbeit von Dr. Hauschka in die Gefahr kommt, ist einmal ganz sicher, entweder wird er steril oder wird nicht mehr die Wirkung haben, weil ihm der christliche Impuls fehlt.
>
> Es ist immer das Schwierige bei all unserer Arbeit, dass das Persönliche eine so große Rolle spielt und dadurch die gemeinschaftliche Arbeit so sehr gefährdet wird.[171]

Ita Wegman war eine erfahrene Ärztin und ein moderner Mensch. Sie wusste, dass Beziehungsprobleme und das Ringen um Zukunftsformen der Gemeinschaft zu den Kernaufgaben der Gegenwart und Zukunft gehörten. In vielen Lebenskrisen stand sie Menschen bei, in ihrer Sprechstunde und in zahlreichen anderen Situationen, in denen Rat und Unterstützung benötigt wurden. Die «selbstlose soziale Ordnung», von der Rudolf Steiner in einem Vortrag über den künftigen Umgang mit Rhythmen in der Natur gesprochen hatte[172], war ein Entwicklungsziel, von dessen Erreichen Entscheidendes abhing. Vieles innerhalb und außerhalb der Anthroposophischen Gesellschaft scheiterte noch immer an der fehlenden Selbstlosigkeit des Einzelnen, an persönlichen Wünschen und Strebungen, gerade auch im zwischenmenschlichen Bereich («Ich möchte doch so gern diese Stimmung bei uns allen wachrufen, dass wir nicht nur das tun, was wir gern möchten, sondern dass wir das tun, was Notwendigkeiten sind und das Schicksal in der richtigen Art bejahen.»). Rudolf Hauschka schrieb in seiner Autobiographie über Ita Wegmans Sozialkunst in Arlesheim. Man kann seine Sätze auch auf ihn selbst und seine vorübergehend schwierige Lebenssituation hin lesen, wenn er davon sprach, dass Ita Wegman bereit gewesen sei, in der Klinik jeden anzuhören («vom letzten Küchenmädchen bis zum Stationsarzt») und die Fähigkeit besessen habe, «die sich reibenden und verwirrenden Schicksalsfäden mit – man muss schon sagen – weisheitsvoller Einsicht in die tiefere Natur der Menschen» zu lösen und in die «wahre Rich-

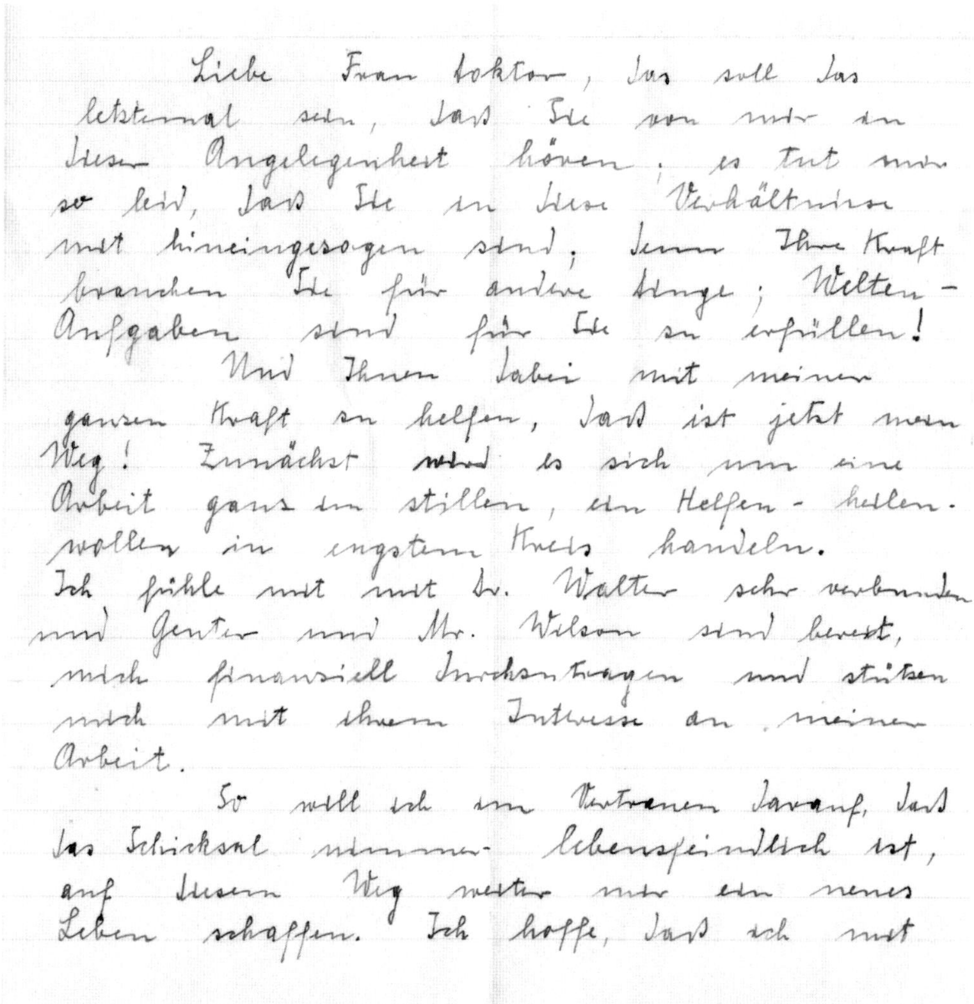

Liebe Frau Doktor, das soll das letztemal sein, dass Sie von mir in dieser Angelegenheit hören; es tut mir so leid, dass Sie in diese Verhältnisse mit hineingezogen sind, denn Ihre Kraft brauchen Sie für andere Dinge; Welten-Aufgaben sind für Sie zu erfüllen!

Und Ihnen dabei mit meiner ganzen Kraft zu helfen, dass ist jetzt mein Weg! Zunächst wird es sich um eine Arbeit ganz im stillen, ein Helfen- heilen-wollen in engstem Kreis handeln.

Ich fühle mich mit Dr. Walter sehr verbunden und Genter und Mr. Wilson sind bereit, mich finanziell durchzutragen und stützen mich mit ihrem Interesse an meiner Arbeit.

So will ich im Vertrauen darauf, dass das Schicksal nimmer- lebensfeindlich ist, auf diesem Weg weiter mir ein neues Leben schaffen. Ich hoffe, dass ich mit

Abb. 45: Brief von Marianne Hauschka an Ita Wegman. 8.7.1932, S. 2

tung» zu weisen. «Menschenliebe und Welterfahrung sprachen aus ihren Ratschlägen.»[173]

Mit Marianne Hauschka blieb Ita Wegman auch in Clent in Kontakt, kümmerte sich um die Kinder der Ehe und freute sich, dass es Frau Hauschka gelang, nach einiger Zeit aktiv in Clent mitwirken zu können – auch in einem chemischen Labor, das Teil des Schulunterrichtes war, und in dem Marianne Hauschka nach jenen Methoden arbeitete, die sie in der zurückliegenden Gemeinsamkeit mit Rudolf Hauschka gelernt hatte.[174] Über die Zuwendung Ita Wegmans war Marianne Hauschka von Herzen dankbar. Am 8. Juli 1932 schrieb sie ihr: «Liebe Frau Doktor, das soll das letztemal sein, dass Sie von mir in dieser Angelegenheit hören; es tut mir so leid, dass Sie in diese Verhältnisse mit hineingezogen sind, denn Ihre Kraft brauchen Sie für andere Dinge; Welten-Aufgaben sind für Sie zu erfüllen!»[175]

*

Die Geschichte der «Gnadenwalder Kuranstalten» hatte im Sommer 1927 begonnen – damals waren Ita Wegman zwei Gasthöfe auf einem Hochplateau über dem Inntal bei Hall in Tirol angeboten worden, die mit 75 Zimmern über 100 Gäste und Patienten beherbergen konnten, in einer interessanten, metallerzreichen Gegend, mit einer Soleleitung der Häuser aus einem Salzbergwerk. Drei Jahre später schrieb Ita Wegman an Daniel Nicol Dunlop nach London: *«There is in Tirol, as Doctor [Steiner] said, an atmosphere still full of Elementary Beings which can excert strong healing forces.»*[176]

Mit Hilfe Elisabeth Danks, die den Ort kaufmännisch führte, sowie des hochbegabten Wiener Arztes Norbert Glas, der 1928 die ärztliche Leitung übernahm, entwickelten sich die «Kuranstalten» in der Folge sehr gut, hatten therapeutische Erfolge und verfügten – unter anderem – über eine eigene, biologisch-dynamische Landwirtschaft. Am 14. März 1938, wenige Tage nach dem Einmarsch der deutschen Wehrmacht in Österreich, aber fand bereits eine erste Hausdurchsuchung durch die SA statt («es wurde dabei das gesamte Haus durchsucht, auch alle Patientenzimmer, außerdem verschiedene Menschen leibesvisitiert; ein Teil der Buchhaltung wurde mitgenommen»[177]). Nobert Glas, der aus einer jüdischen Familie stammte, konnte gemeinsam mit seiner Frau Maria durch die Hilfe Ita Wegmans kurz darauf nach England entkommen – und die anthroposophische Ärztin Helmi Burmeister aus

Gnadenwalder Kuranstalten

Hall bei Innsbruck (Tirol)

Ärztliche Leitung: **Dr. Norbert Glas**

In Zusammenhang mit dem klinisch-therapeut. Institut in Arlesheim

Idealer, sonniger Erholungsaufenthalt, absolut geschützte Südlage bei 900 Meter ü. d. M. Herrliche Hochterrasse im Tiroler Naturschutzpark des Karwendelgebirges mit stundenlangen, ebenen Waldwegen. Eigene weitreichende Wiesen und Hochwald direkt beim Hause. Ganzjährig geöffnet, 100 Betten, Sonnige Balkons, Terrassen, Liegehalle, Bäder. Zentralheizung, Eigene Meierei. Abwechslungsreiche individuelle, gemischte, vegetarische und diätetische Küche. Auto, Garage.

Gelegenheit für Heileurythmie und Beschäftigungstherapie.

Pensionspreis von Schilling 13.– bis 18.–

Auskünfte auf Wunsch durch die Direktion der

Gnadenwalder Kuranstalten, Hall (Tirol)

Druck von Emil Birkhäuser & Cie., Basel.

Abb. 46: Anzeige der Gnadenwalder Kuranstalten.
In: Natura, 4. Jg., 1929/30, S. 144.

Hamburg, die später Prof. Otto Julius Hartmann heiratete, war bereit, die ärztliche Leitung der Kuranstalten ab Ende Mai 1938 (unter der Gesamtverantwortung Ita Wegmans) zu übernehmen; eine behördliche Genehmigung zur Weiterführung des «Kurbetriebes» war mit Auflagen erreicht worden. Alle Versuche von Burmeister-Hartmann, die noch immer gepachteten Gasthöfe für das Klinisch-Therapeutische Institut käuflich zu erwerben, scheiterten jedoch – und Anfang 1940 teilte sie Ita Wegman mit, dass sie Gnadenwald verlassen wollte. Daraufhin bat Ita Wegman Rudolf Hauschka und Margarethe Stavenhagen, sich Gnadenwalds anzunehmen.

Als Hauschka Arlesheim verließ, stand er in seinem 49. Lebensjahr. Den Abschiedsbrief an Ita Wegman, den Margarethe Stavenhagen am Vorabend der Abreise verfasste, unterschrieb er mit: «Es ist uns die Schwere des Fortgehens im Ansturm der letzten Packtage noch nicht ganz real geworden. – Wir hoffen, Ihnen bald gute Nachrichten zukommen lassen zu können und bleiben immer Ihre dankbare Gr. Stavenhagen R. Hauschka. Alles Gute!»

Ita Wegman, die sich zu diesem Zeitpunkt längst mit dem gemeinsamen Lebensweg von Rudolf Hauschka und Margarethe Stavenhagen abgefunden hatte – und um deren hervorragende fachliche wie menschliche Zusammenarbeit wusste –, war dankbar, dass sich die beiden Gnadenwalds annahmen, von dessen Zukunft sie sich einiges versprach. An dem Tag, als Stavenhagen ihren Abschiedsbrief in Arlesheim verfasste, schrieb Wegman aus Ascona an Dr. Helmi Burmeister-Hartmann: *«Es ist ja gut, dass Dr. Hauschka nun dahin gegangen ist, um die Sache wieder einmal tüchtig in die Hand zu nehmen.»*[178] In einer anderen Passage desselben Brief formulierte Wegman noch einmal: «Es war dieses, dass diese Beide dahinkamen das Beste, was man jetzt tun konnte.» – Zwei Tage später informierte Ita Wegman auch Gerhard Suchantke über diesen Schritt. Sie sprach von Hauschkas «äußerster Energie», von der sie sich auch für Gnadenwald Großes erhoffte, und erwähnte, dass sie die Übernahme Gnadenwalds durch Hauschka (und Margarethe Stavenhagen) schon längere Zeit vorgesehen hatte:

> Ich war schon immer der Meinung, dass Hauschka abfahren sollte, um die Sache in die Hand zu nehmen, aber er war noch beschäftigt mit wissenschaftlichen Arbeiten und meinte immer, dieses noch zu Ende führen zu müssen, wofür ich auch Verständnis habe.[179]

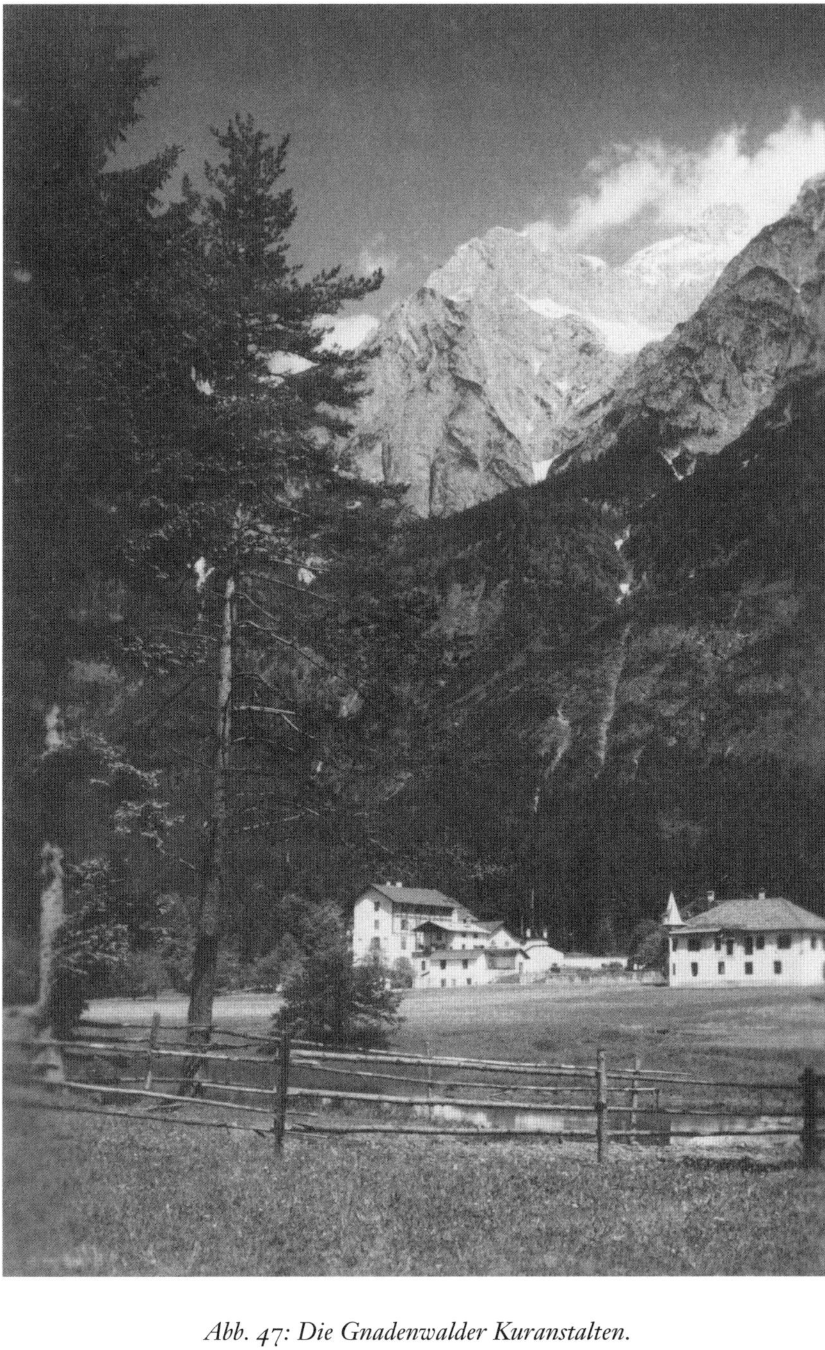

Abb. 47: Die Gnadenwalder Kuranstalten.

Deutlich wurde durch diese Brieffeststellungen einmal mehr, wie sehr Ita Wegman Rudolf Hauschkas Initiativkraft schätze, seine Fähigkeiten, sein Willenspotential und seinen praktischen Sinn.

Hauschka richtete in Gnadenwald zügig ein großes Laboratorium in einem Nebengebäude ein und betrieb u.a. die Wiederinstandsetzung der seit längerer Zeit stillgelegten Soleleitung und Bäderanlage des Hauses. Er organisierte in den zwölf Monaten, die er in Gnadenwald aufbauend arbeiten konnte, nicht nur zahlreiche kulturelle Veranstaltungen, sondern auch Ärztetagungen, die sich – neben anderem – balneologischen Fragestellungen zuwandten und in denen er bereits wieder Forschungsergebnisse präsentierte. Mit Walter Bühler, dem späteren Schwiegersohn von Oskar Schmiedel, gewann er einen hervorragenden ärztlichen Mitarbeiter für die vollbelegten Häuser (bis zur Wehrmachteinberufung Bühlers im Januar 1941). Zu den Ärztetagungen nach Gnadenwald reisten unter anderem Wilhelm zur Linden und Gerhard Suchantke aus Berlin, aber auch Kurt Schauer aus München, der dort (in Pullach) das biologisch-homöopathische Krankenhaus Höllriegelskreuth chefärztlich leitete. Briefkorrespondenzen Hauschkas mit Ita Wegman aus dem Jahre 1941 erhielten sich nicht; dass sie existierten, geht jedoch aus den fragmentarisch vorhandenen Unterlagen von Ascona eindeutig hervor.

Ita Wegman setzte auf Gnadenwald unter Hauschka/Stavenhagen nicht nur im Allgemeinen, sondern dachte auch über eine dortige Tätigkeit in eigener Person nach – wie sie in einem Brief an den Erbprinzen Georg Moritz von Sachsen-Altenburg andeutete. Georg Moritz war mit Ita Wegman 1934 in Palästina und noch im Sommer 1939 auf dem Balkan gewesen – auf wichtigen Reisen. Er war mit Hauschka und Stavenhagen, die er u.a. von Hamborn her kannte, in Kontakt und besuchte sie auch in Gnadenwald. Ihm schrieb Ita Wegman am 15. Januar 1941:

> Sie wissen, dass ich eine Schwäche für diese Gegend habe und auch deshalb so gern das Sanatorium da fortgesetzt haben möchte, um von dort aus den Weg nach dem Osten zu haben. Dieses lebt so stark in mir, genau so stark wie damals der Gedanke, dass ich unbedingt noch vor Kriegsausbruch die Reise nach dem Balkan machen wollte. Es war ja auch gerade der letzte Moment, und wenn ich an alles zurückdenke, so würde ich nicht gern

> dasjenige missen wollen, was wir auf dieser Reise erlebt haben. Immer wieder denke ich, dass dort unten allerlei Möglichkeiten sind für den deutschen Geist. Auch Sie gehören dazu, lieber Erbprinz, und deshalb wäre es auch für später recht schön, wenn Sie öfters nach Gnadenwald fahren und mit dazu beitragen, dass für mich da eine Stätte geschaffen würde, um mit Hauschka und Stavenhagen manches Medizinische [auszuarbeiten]. Es ist mir ganz klar geworden – gerade weil die Beiden nicht hier sind – wie ich mit Beiden spirituell verbunden bin und dass das noch eine Fortsetzung haben soll. Ich glaube vorläufig noch nicht an eine Rückkehr nach Arlesheim, aber an eine Fortsetzung dort.[180]

Fünf Wochen später teilte Margarethe Stavenhagen Ita Wegman aus München – wo sie kurzfristig in Schauers Krankenhaus ärztlich mithalf – mit, dass vor zwei Tagen die Genehmigung zum Kauf der Gnadenwalder Häuser bei Hauschka eingetroffen sei. Wegman erhielt diesen Brief Anfang März 1941 und freute sich außerordentlich über die Nachricht (sowie über Stavenhagens temporäre Mitarbeit in München – «ich habe mich riesig interessiert, dass Sie in München für die Weiterentwickelung des Medizinischen tätig sind.»[181]). Auch von Rudolf Hauschka hatte Ita Wegman einen diesbezüglichen Brief erhalten.

Sofort ging sie daran, Pläne für die Neu- und Weitergestaltung der Kuranstalten zu machen – und ließ Hauschka ihre Vorschläge über Wilhelm Goyert zukommen. Sie bedauerte mit Nachdruck, nicht unmittelbar nach Tirol reisen zu können. Am 6. März 1941 schrieb sie an Margarethe Stavenhagen nach München:

> Es ist sehr hart für mich, so immer auf dem gleichen Fleck zu bleiben und nicht einmal eine Reise machen zu können wie in früheren Zeiten. Das entbehre ich sehr. Und wenn ich denke an den letzten Besuch in Tirol, wo ich auf der Reise zum Balkan mich befand, kommt mir eine ungeheure Sehnsucht, nicht nur an eine solche Reise, sondern Sie alle wiederzusehen und einen gemütlichen Abend mit Ihnen allen zu verbringen. Wie weiß man das jetzt zu schätzen, wo man es entbehren muss. Mögen bald die Zeiten kommen, dass es wieder möglich sein wird.[182]

Tatsächlich war die Zukunft in Gnadenwald zu diesem Zeitpunkt denkbar ungewiss. Die Anthroposophische Gesellschaft war in Deutschland seit mehr als fünf Jahren verboten, und das Vorgehen gegen sie wurde härter. Kurt Schauer hatte Margarethe Stavenhagen und Rudolf Hauschka in seiner Münchner Klinik eine Mitarbeit nach einem möglichen Verbot und einer Schließung der Kuranstalten offeriert, die nur eine Frage der Zeit zu sein schien. Um die Arbeitsmöglichkeiten in München zu prüfen, war Margarethe Hauschka sehr wahrscheinlich dort im Februar tätig geworden. «In diesem angeregten und blühenden Leben [in Gnadenwald] hatte man stets das Bewusstsein, in einer Oase zu leben, die in jedem Moment durch einen Sandsturm zugedeckt werden könnte», schrieb Rudolf Hauschka in seiner Autobiographie.[183]

Er versuchte jedoch alles, dem Verbot zuvorzukommen und den vielversprechenden Ort für die Anthroposophie nach dem Krieg zu erhalten. Es gelang ihm sogar, Professor Alfred Bäumler, einen der führenden Philosophen des Nationalsozialismus, der Leiter eines Aufbauamtes einer geplanten Parteiuniversität war, mit einem wissenschaftlichen Assistenten im März 1941 zur Vorführung seiner Substanzversuche in Nachfolge Herzeeles nach Gnadenwald zu holen; er konnte jedoch den Assistenten nicht überzeugen, der in seinem Bericht nach der Rückkehr aus Gnadenwald festhielt, «dass nach den bisher vorliegenden Experimenten noch kein Grund vorhanden sei, die bisherige Auffassung von der Naturgesetzlichkeit und die bisherigen Methoden der exakten Naturwissenschaft einschließlich der Biologie über Bord zu werfen»[184]. Professor Bäumler schlug Alfred Rosenberg am 7. April 1941 immerhin vor, Dr. Hauschkas Versuche in einem größeren Rahmen und an anderem Ort zu wiederholen – «in der naturphilosophischen Abteilung der zu gründenden Hauptforschungsstelle für Philosophie».[185] Damit war für den Erhalt von Gnadenwald jedoch nicht viel gewonnen. Die Großversuche wurden in der Folgezeit nie durchgeführt – stattdessen wurde Gnadenwald am frühen Morgen des 9. Juni von der Gestapo umstellt. «Es begann eine gründliche Hausdurchsuchung, die Bibliothek, Büro, Buchhaltung und Korrespondenz wurden lastwagenweise abtransportiert. Auch meine wissenschaftliche Bibliothek, normale schulwissenschaftliche Chemiewerke, Botanikbücher und Korrespondenz wurden lastwagenweise abtransportiert.» (Hauschka[186]) Am selben Tag, im Rahmen einer «reichsweiten» Aktion, wurden zahlreiche prominente Anthroposophen verhaftet, darunter der Erbprinz von Sachsen-Altenburg (der neun Monate in Haft blieb) und die Priester der Christengemeinschaft.[187]

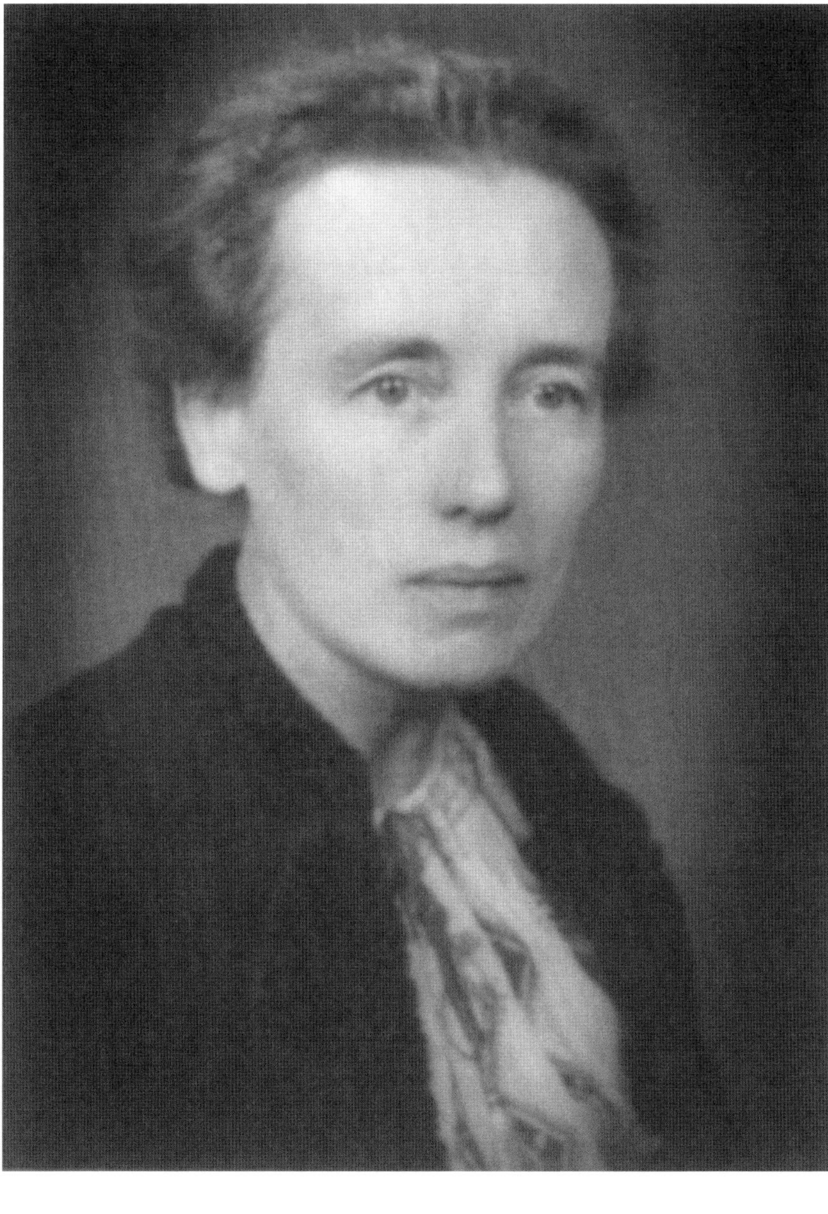

Abb. 48: Margarethe Stavenhagen, 1942

Rudolf Hauschka und Margarethe Stavenhagen kamen ins Gefängnis nach Innsbruck, wo sie jedoch vergleichsweise milde Haftumstände antrafen. Auch gelang es Hauschka nach einiger Zeit, Papier und Bleistift zu erhalten. So konnte er in seiner Zelle die Niederschrift eines Lehrbuchs der Substanzkunde fortsetzen, die er in Gnadenwald begonnen hatte und die seine gesamten Arlesheimer Forschungen zu einem ersten Abschluss bringen sollte. Nun hatte er endlich Zeit – nach Monaten, ja Jahren angestrengtester Arbeit.

Einen Monat später, am 10. Juli 1942, wurde Rudolf Hauschka entlassen und wieder nach Gnadenwald zurückgebracht, um seine dort verbliebenen Habseligkeiten zu packen. Die Kuranstalten waren enteignet worden. Er selbst wurde mit Margarethe Stavenhagen aus der Gegend verwiesen und nach Wien beordert, wo er sich wöchentlich beim Polizeipräsidium melden musste, im übrigen aber bei seiner Schwester wohnen und weiter an der «Substanzlehre» arbeiten konnte. Zu Ita Wegman brieflichen oder telefonischen Kontakt aufzunehmen, erschien in diesen Tagen riskant. Wie gefährlich die Lage war oder werden würde, konnte niemand wissen – Todesurteile oder Deportationen in Arbeits- oder Konzentrationslager lagen im Bereich des Möglichen. Unzähligen anderen war es in Österreich zuletzt so ergangen – Rudolf Hauschka aber landete nicht in Theresienstadt oder anderen Orten des Grauens.

Als die Arlesheimer Krankenschwester Katja Brühl im August 1941 nach Deutschland zurückkehrte, gab ihr Ita Wegman persönliche Grüße an viele Menschen mit. Aus Ascona schrieb sie am 6. August 1941 in einem Brief an Brühl:

> Ich habe mit Absicht in der letzten Zeit nicht geschrieben, um niemand in Ungelegenheit zu bringen, aber ich sehne mich nach Nachrichten und sorge mich um den Erbprinzen Georg Moritz, um Hauschka, Stavenhagen, Frau Dr. Hartmann, sorge mich um Gnadenwald, um die Freunde, die dort wohnen. Von Dr. Behre soll ich *viel* wissen, von Suchantke, von Schwester Johanna, von den Instituten, von den Freunden in Stuttgart, von Schumacher. Alles, was Deutschland angeht, soll ich wissen, mein Herz blutet für dieses Volk, das ich liebe.[188]

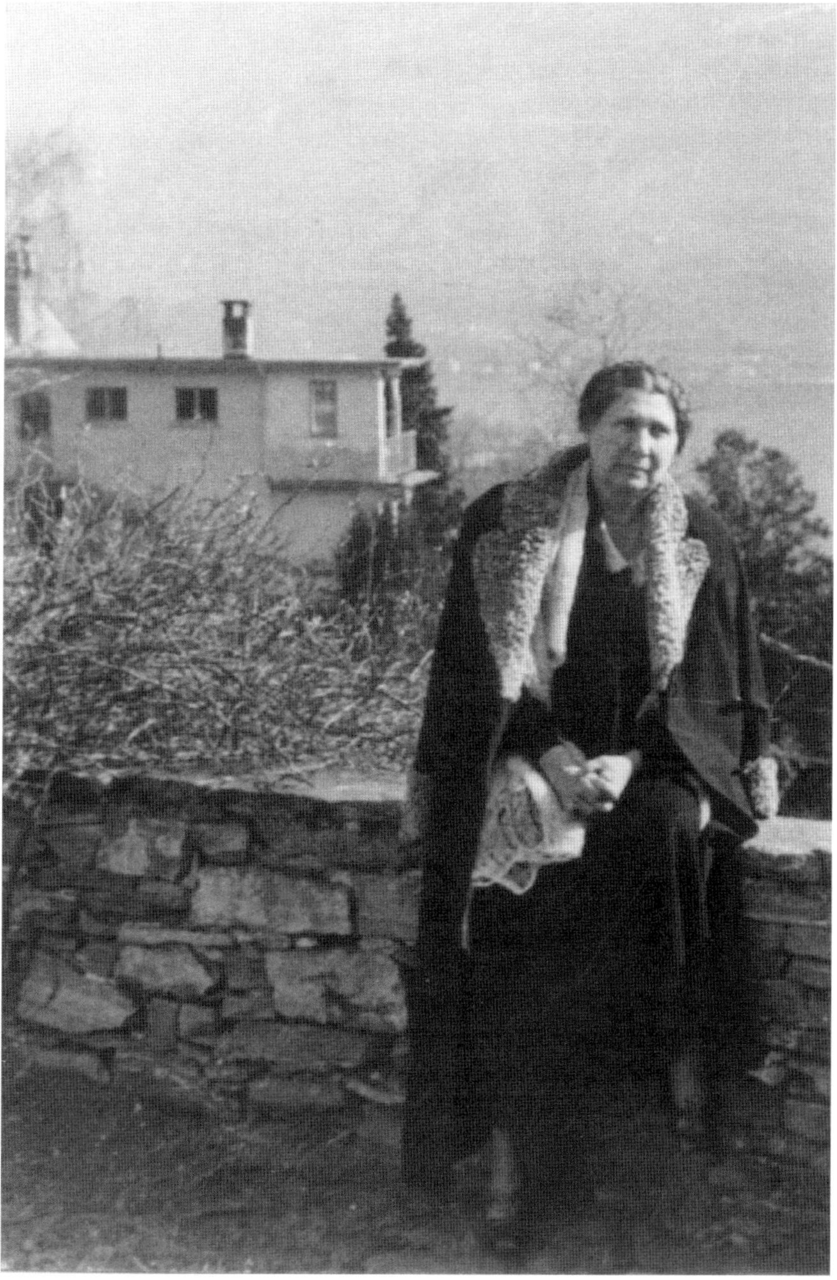

Abb. 49: Ita Wegman in Ascona

Das «andere Deutschland» war Rudolf Steiner und Ita Wegman ein tiefes Anliegen gewesen, die humanistischen und spirituellen Kräfte, die noch im deutschen Idealismus gelebt hatten und der Anthroposophie zugehörig waren. Nun lag alles am Boden, war zertreten und von den Nationalsozialisten – sowie ihren millionenfachen Mitläufern – zerstört, in einer ungeheuren, sich immer weiter steigernden Dynamik der Verführung und Vernichtung.

Drei Monate später, am 9. September 1941, forderte Ita Wegman Madeleine van Deventer dazu auf, alle Korrespondenz, «die noch von Stavenhagen und Hauschka in Arlesheim liegt», zu verbrennen, worum sie Hauschka in schriftlicher oder mündlicher Form gebeten hatte. Weiter schrieb Wegman an Deventer: «Man kann ja nicht wissen, was geschehen kann. Auch ich bin als Dr. Ita Wegman auf der schwarzen Liste, man informiert nach mir.» [189]

*

Rudolf Hauschka vollendete noch 1941 das Manuskript seiner «Substanzlehre» in Wien. Er übersandte es dem Verleger Vittorio Klostermann in Frankfurt, der es im Januar 1942 tatsächlich veröffentlichte. Ab Februar arbeitete Margarethe Stavenhagen in der Münchner Klinik von Kurt Schauer, die in einem umgebauten Gründerzeit-Schloss untergebracht war und über 78 internistische Betten verfügte.

Die Publikation der «Substanzlehre» Anfang des Jahres 1942 war ein Wagnis, für den Autor und den Verlag – und das Buch wies nur wenige Formulierungen vor, die als Konzession an den Zeitgeist und die Machthaber verstanden werden konnten. [190] Es war auch nicht lange lieferbar, sondern wurde von der Gestapo noch im Erscheinungsjahr beschlagnahmt und vernichtet. An Ita Wegman sandte Rudolf Hauschka sehr wahrscheinlich eines der ersten Exemplare – oder ließ ihr das Buch durch den Verlag zusenden. Wegmans Ausgabe erhielt sich nicht; in einem Brief an den Schweizer Arzt Ernst Marti aber schrieb sie am 7. November 1942, vier Monate vor ihrem Tod:

> Das Buch von Dr. Hauschka ist im Verlag Vittorio Klostermann, Frankfurt a. Main, herausgekommen, ich habe allerdings gehört, dass es schon bald nach dem Erscheinen wieder vergriffen sei, ich weiß nicht, ob das stimmt. Das Buch ist sehr schön, aber es steckt doch viel von unserer Arbeit darin, was nicht erwähnt ist, weil

RUDOLF HAUSCHKA

SUBSTANZLEHRE

ZUM VERSTÄNDNIS DER PHYSIK, DER CHEMIE UND THERAPEUTISCHER WIRKUNGEN DER STOFFE

VITTORIO KLOSTERMANN FRANKFURT AM MAIN

Abb. 50: Rudolf Hauschka: Substanzlehre. 1. Auflage 1942.

> das in Deutschland nicht ausgesprochen werden darf, leider geht das nun einmal nicht anders in den jetzigen Zeiten.[191]

In der Tat kamen Dornach und Arlesheim, Rudolf Steiner, Ita Wegman und das Klinisch-Therapeutische Institut in der «Substanzlehre» nicht vor; allerdings formulierte Rudolf Hauschka im Vorwort zumindest einen andeutenden Satz in autobiographischer Orientierung: «Nach dem [Ersten Welt-]Kriege eröffnete die Berührung mit der Goetheschen Naturbetrachtung und der modernen Geisteswissenschaft ein neues Kapitel des Erkenntnisstrebens …»[192] Im Literaturverzeichnis der «Substanzlehre» führte Hauschka zwar einige Arbeiten anthroposophischer Autoren (wie Herbert Hahn, Otto Julius Hartmann, Ehrenfried Pfeiffer und Herbert Sieweke) sowie die «Natura»-Zeitschrift an («Natura: Zeitschrift zur Erweiterung der Heilkunst. Rheinverlag, Rheinfelden»), nicht jedoch Werke Rudolf Steiners oder das gemeinsam mit Ita Wegman verfasste Lehrbuch «Grundlegendes für eine Erweiterung der Heilkunst nach geisteswissenschaftlichen Erkenntnissen». Hauschka wusste, dass er dies nicht tun konnte, ohne den Druck zu gefährden – und er holte die Danksagung in der Zweitauflage vom Frühjahr 1946 unmittelbar nach. Die Substanzlehre, so hieß es nun, sei nur zu verstehen und zu werten, «wenn man sie auf dem Hintergrunde der modernen Geisteswissenschaft denkt» – «Der von Rudolf Steiner über sich selbst hinausgeführte Goetheanismus steht richtunggebend hinter den Forschungen, die zur Niederschrift des vorliegenden Werkes führten.»[193] Weiter schrieb Hauschka:

> Es war für den Verfasser sehr schwierig und schmerzlich, dass in der ersten Auflage vieles nicht gesagt werden durfte, was gesagt werden sollte.
> So darf nunmehr auch erwähnt werden, dass auf dem geschilderten Hintergrunde sich abzeichnet die jahrzehntelange Zusammenarbeit mit dem Ärztekollegium am Klinisch-Therapeutischen Institut in Arlesheim bei Basel, aus welcher Anregung in Fülle sich ergab. Auch die in diesem Buche referierten Experimentalarbeiten des Verfassers wurden in den Forschungslaboratorien des genannten Institutes durchgeführt. Tiefgefühlter Dank gilt der Ärztegemeinschaft und vor allem der leitenden Ärztin *Frau Dr. Ita Wegman*.[194]

Als diese Sätze veröffentlicht wurden, war Ita Wegman bereits seit drei Jahren tot. Ihr Erdenabschied am 4. März 1943 in Arlesheim war sehr überraschend gekommen – wo und wie die Nachricht Rudolf Hauschka und Margarethe Stavenhagen erreichte und ob sie ans Totenbett nach Arlesheim und zur Kremation in Basel gelangen konnten, ist nicht bekannt. Margarete Bockholt informierte die ehemaligen Mitarbeiter der Klinik bereits am Tag des Todes über den eingetretenen Schwellenübertritt. Im fernen Schottland schrieb der jüdische Emigrant Karl König, der eng mit Wegman und Hauschka verbunden war, in sein Notizbuch: «So ist diese gute und große Frau in die geistige Welt eingegangen. Vielleicht der beste Freund Rudolf Steiners. Der Freund, der ihn während seiner Krankheit Tag und Nacht pflegte, das Zentrum der neuen Medizin, der neuen Heilpädagogik. Der Arzt und Helfer, der Rater vieler, vieler Menschen. Der Helfer und mütterliche Freund ist nicht mehr. Mir ist es, als wäre ein Lebensnerv in meinem Innern durchschnitten. Dass ich sie hier auf Erden nicht mehr sehen werde, kann ich kaum glauben. Wie leer ist es plötzlich um mich herum.»[195] Rudolf Hauschka hatte ein anderes Temperament als der immer wieder von Schwermut geplagte Karl König – möglicherweise aber empfand er am 4. März 1943 in ähnlicher Weise. Ita Wegman hatte seinen Weg entscheidend gefördert und mitbestimmt – was wäre ohne sie aus ihm und seinen Talenten geworden? Sie fühle sich Rudolf Hauschka und Margarethe Stavenhagen *«spirituell verbunden»*, hatte Dr. Wegman im Januar 1941 an den Erbprinzen formuliert, und in Richtung einer gemeinsamen Zukunft gedacht. Diese Verbundenheit blieb auch für Rudolf Hauschka bestehen, persönlich und in der Sphäre der gemeinsamen Arbeits- und Wirkensintention. In einem Aufsatz schrieb er dreizehn Jahre nach Ita Wegmans Tod:

> *«Hast Du Deinen Bruder gesehen, so hast Du Deinen Gott gesehen»* (Clemens von Alexandrien). Die Entfaltung der Bewusstseinsseele verpflichtet uns, als Mitarbeiter der lichten Götter, die Natur nicht mehr auszubeuten, sondern zu erlösen – im Tun an der Natur neue Welten zu schaffen. Das ist das Vermächtnis Ita Wegmans.[196]

*

II.

Rudolf Hauschka – Ita Wegman

Ausgewählte Briefe[197]

1924 – 1940

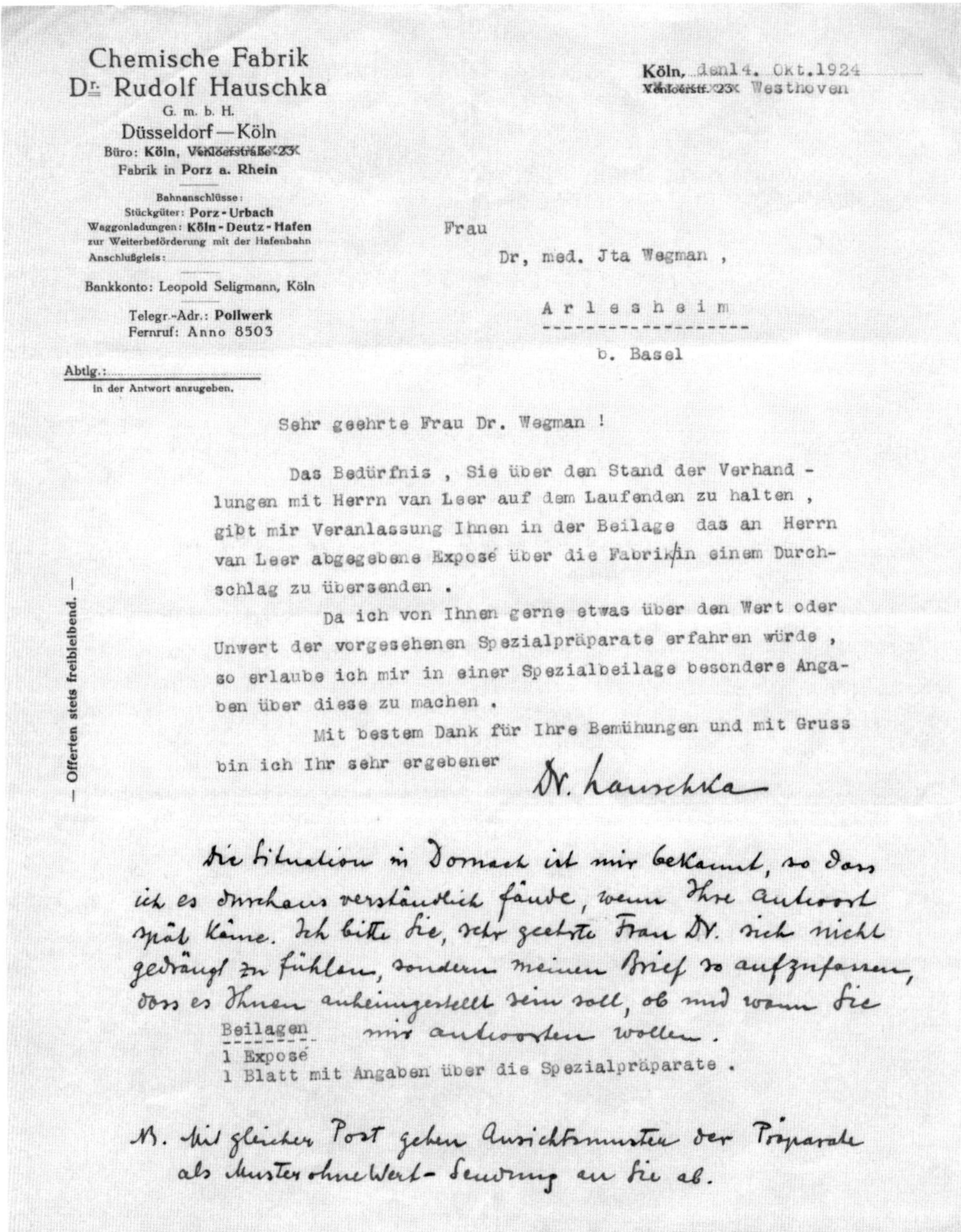

Chemische Fabrik
Dr. Rudolf Hauschka
G. m. b. H.
Düsseldorf—Köln
Büro: Köln, Westhoven
Fabrik in Porz a. Rhein

Bahnanschlüsse:
Stückgüter: Porz-Urbach
Waggonladungen: Köln-Deutz-Hafen
zur Weiterbeförderung mit der Hafenbahn
Anschlußgleis:

Bankkonto: Leopold Seligmann, Köln

Telegr.-Adr.: Pollwerk
Fernruf: Anno 8503

Abtlg.:
in der Antwort anzugeben.

— Offerten stets freibleibend. —

Köln, den 14. Okt. 1924
Westhoven

Frau
Dr, med. Jta Wegman ,
A r l e s h e i m
b. Basel

Sehr geehrte Frau Dr. Wegman !

Das Bedürfnis , Sie über den Stand der Verhandlungen mit Herrn van Leer auf dem Laufenden zu halten , gibt mir Veranlassung Ihnen in der Beilage das an Herrn van Leer abgegebene Exposé über die Fabrik in einem Durchschlag zu übersenden .

Da ich von Ihnen gerne etwas über den Wert oder Unwert der vorgesehenen Spezialpräparate erfahren würde , so erlaube ich mir in einer Spezialbeilage besondere Angaben über diese zu machen .

Mit bestem Dank für Ihre Bemühungen und mit Gruss bin ich Ihr sehr ergebener

Dr. Hauschka

Die Situation in Dornach ist mir bekannt, so dass ich es durchaus verständlich fände, wenn Ihre Antwort spät käme. Ich bitte Sie, sehr geehrte Frau Dr. sich nicht gedrängt zu fühlen, sondern meinen Brief so aufzufassen, dass es Ihnen anheimgestellt sein soll, ob und wann Sie mir antworten wollen.

Beilagen
1 Exposé
1 Blatt mit Angaben über die Spezialpräparate .

N. Mit gleicher Post gehen Ansichtsmuster der Präparate als Muster ohne Wert-Sendung an Sie ab.

Abb. 51: Brief von Rudolf Hauschka an Ita Wegman, 4.10.1924

Chemische Fabrik
Dr. Rudolf Hauschka
GmbH
Büro: Köln
Fabrik in Porz a. Rhein

Köln, den 14. Okt. 1924
Westhoven

Frau
Dr, med. Jta Wegman ,

A r l e s h e i m
b. Basel

Sehr geehrte Frau Dr. Wegman !

Das Bedürfnis, Sie über den Stand der Verhandlungen mit Herrn van Leer auf dem Laufenden zu halten, gibt mit Veranlassung Ihnen in der Beilage das an Herrn van Leer abgegebene Exposé über die Fabrik in einem Durchlag zu übersenden.

Da ich von Ihnen gerne etwas über den Wert oder Unwert der vorgesehenen Spezialpräparate erfahren würde, so erlaube ich mir in einer Spezialbeilage besondere Angaben über diese zu machen.

Mit bestem Dank für Ihre Bemühungen und mit Gruss bin ich Ihr sehr ergebener

Dr. Hauschka

Die Situation in Dornach ist mir bekannt, so dass ich es durchaus verständlich fände, wenn Ihre Antwort spät käme. Ich bitte Sie, sehr geehrte Frau Dr. sich nicht gedrängt zu fühlen, sondern meinen Brief so aufzufassen, dass es Ihnen anheimgestellt sein soll, ob und wann Sie mir antworten wollen.

Beilagen
1 Exposé
1 Blatt mit Angaben über die Spezialpräparate.

NB. Mit gleicher Post gehen Ansichtsmuster der Präparate als Muster ohne Wert-Sendung an Sie ab.

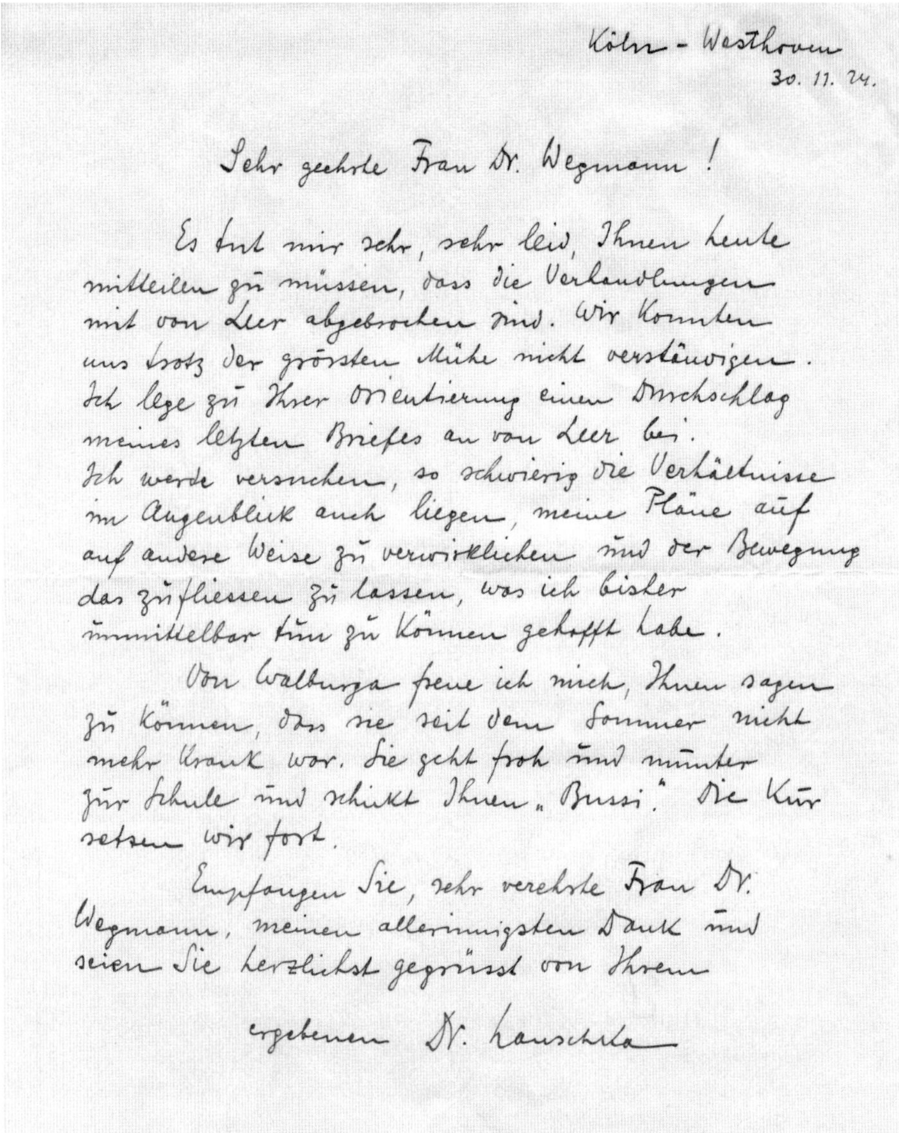

Köln - Westhoven
30. 11. 24.

Sehr geehrte Frau Dr. Wegmann!

Es tut mir sehr, sehr leid, Ihnen heute mitteilen zu müssen, dass die Verhandlungen mit von Leer abgebrochen sind. Wir konnten uns trotz der grössten Mühe nicht verständigen. Ich lege zu Ihrer Orientierung einen Durchschlag meines letzten Briefes an von Leer bei.
Ich werde versuchen, so schwierig die Verhältnisse im Augenblick auch liegen, meine Pläne auf andere Weise zu verwirklichen und der Bewegung das zufliessen zu lassen, was ich bisher unmittelbar tun zu können gehofft habe.

Von Walburga freue ich mich, Ihnen sagen zu können, dass sie seit dem Sommer nicht mehr krank war. Sie geht froh und munter zur Schule und schickt Ihnen „Bussi." Die Kur setzen wir fort.

Empfangen Sie, sehr verehrte Frau Dr. Wegmann, meinen allerinnigsten Dank und seien Sie herzlichst gegrüsst von Ihrem

ergebenen Dr. Hauschka

Abb. 52: Brief von Rudolf Hauschka an Ita Wegman, 30.11.1924

Köln – Westhoven
30.11.24.

Sehr geehrte Frau Dr. Wegmann!

Es tut mir sehr, sehr leid, Ihnen heute mitteilen zu müssen, dass die Verhandlungen mit van Leer abgebrochen sind. Wir konnten uns trotz der grössten Mühe nicht verständigen. Ich lege zu Ihrer Orientierung einen Durchschlag meines letzten Briefes an van Leer bei.

Ich werde versuchen, so schwierig die Verhältnisse im Augenblick auch liegen, meine Pläne auf andere Weise zu verwirklichen und der Bewegung das zufliessen zu lassen, was ich bisher unmittelbar tun zu können gehofft habe.

Von Walburga freue ich mich, Ihnen sagen zu können, dass sie seit dem Sommer nicht mehr krank war. Sie geht froh und munter zur Schule und schickt Ihnen «Bussi». Die Kur setzen wir fort.

Empfangen Sie, sehr verehrte Frau Dr. Wegmann, meinen allerinnigsten Dank und seien Sie herzlichst gegrüsst von Ihrem

ergebenen Dr. Hauschka

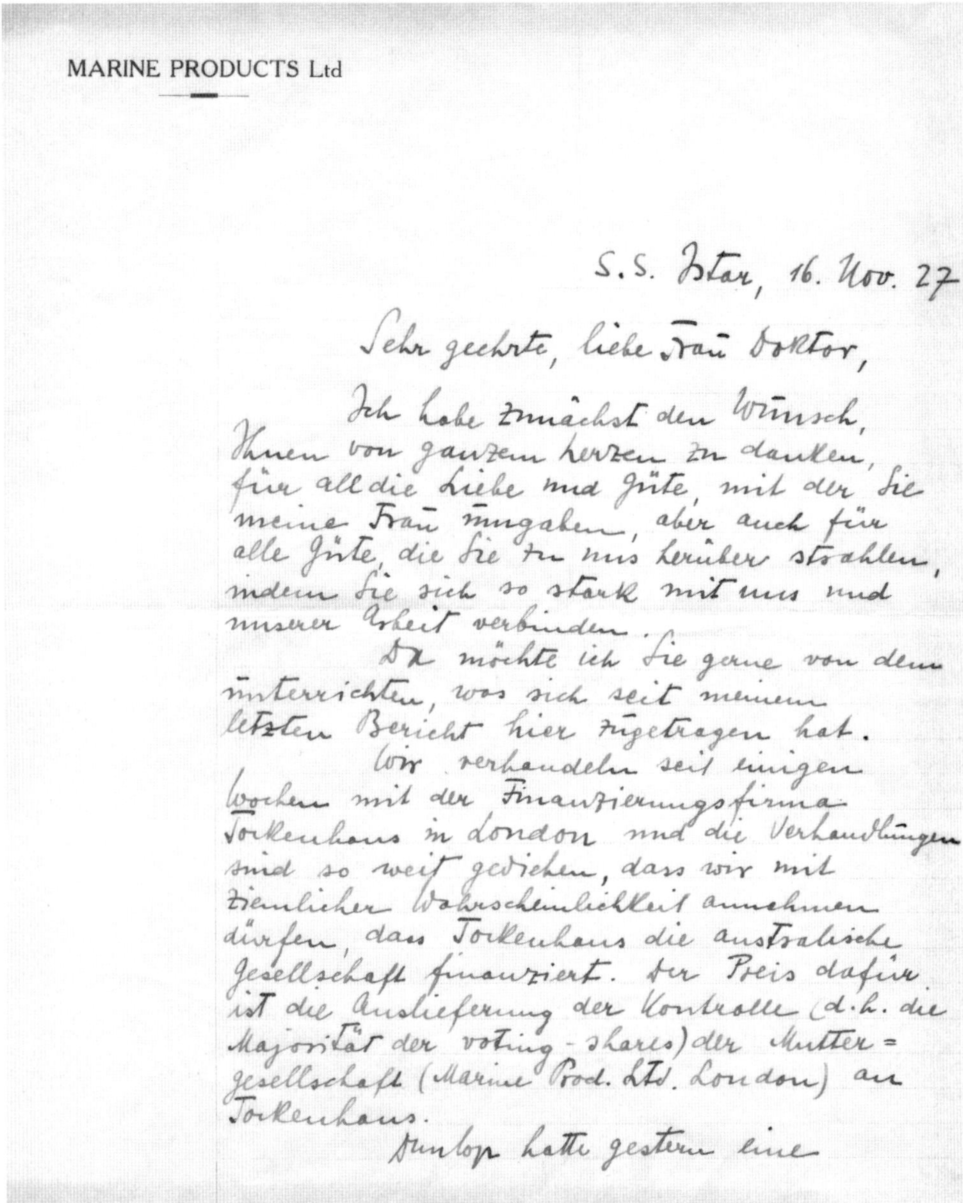

MARINE PRODUCTS Ltd

S.S. Istar, 16. Nov. 27

Sehr geehrte, liebe Frau Doktor,

Ich habe zunächst den Wunsch, Ihnen von ganzem Herzen zu danken, für all die Liebe und Güte, mit der Sie meine Frau umgaben, aber auch für alle Güte, die Sie zu uns herüber strahlen, indem Sie sich so stark mit uns und unserer Arbeit verbinden.

Da möchte ich Sie gerne von dem unterrichten, was sich seit meinem letzten Bericht hier zugetragen hat.

Wir verhandeln seit einigen Wochen mit der Finanzierungsfirma Torkenhaus in London und die Verhandlungen sind so weit gediehen, dass wir mit ziemlicher Wahrscheinlichkeit annehmen dürfen, dass Torkenhaus die australische Gesellschaft finanziert. Der Preis dafür ist die Auslieferung der Kontrolle (d.h. die Majorität der voting-shares) der Mutter=gesellschaft (Marine Prod. Ltd. London) an Torkenhaus.

Dunlop hatte gestern eine

Abb. 53: Brief von Rudolf Hauschka an Ita Wegman, 16.11.1927, S. 1

Marine Products

S.S. Istar, 16. Nov. 27

Sehr geehrte, liebe Frau Doktor,

Ich habe zunächst den Wunsch, Ihnen von ganzem Herzen zu danken, für all die Liebe und Güte, mit der Sie meine Frau umgaben, aber auch für alle Güte, die Sie zu uns herüber strahlen, indem Sie sich so stark mit uns und unserer Arbeit verbinden.

Da möchte ich Sie gerne von dem unterrichten, was sich seit meinem letzten Bericht hier zugetragen hat.

Wir verhandeln seit einigen Wochen mit der Finanzierungsfirma Tockenhaus in London und die Verhandlungen sind so weit gediehen, dass wir mit ziemlicher Wahrscheinlichkeit annehmen dürfen, dass Tockenhaus die australische Gesellschaft finanziert. Der Preis dafür ist die Auslieferung der Kontrolle (d.h. die Majorität der voting-shares) der Muttergesellschaft (Marine Prod. Ltd. London) an Tockenhaus.

Dunlop hatte gestern eine Unterredung mit Tockenhaus. Dunlop hatte einen guten Eindruck von Tockenhaus gewonnen und ist bereit, als Mitarbeiter in den Verwaltungsrat einzutreten. Voraussetzung ist, dass er durch seine Freunde etwas Kapital bringt.

Immerhin wird es noch einige Wochen dauern, bis die Verhandlungen zum Abschluss reif sind. In der Zwischenzeit liegt die Gefahr darin, dass die Istar gepfändet wird. Wir können schwerlich Tockenhaus um Hilfe bitten, da wir dadurch als Verhandlungspartner in eine ungünstige Situation gedrängt würden. Wir haben daher – bisher leider vergeblich – versucht, eine Hypothek auf die Istar in der Höhe von 15000 £ zu bekommen.

Ich habe gestern abends die Lage mit Dunlop ausführlich besprochen und er meinte, das beste wäre es, wenn van Leer bald käme. Er erwartet ihn hier Mitte November, also in den nächsten Tagen. Dunlop hält van Leer für ein kommerzielles Genie und ich stimme darin mit ihm vollkommen überein.

Nichtsdestoweniger haben wir alle sonst noch möglichen Schritte eingeleitet, um die nötigen Summen zur Bezahlung der Schulden aufzutreiben.

Ich werde Sie, liebe Frau Doktor, im Laufenden halten und hoffe, bald Günstiges berichten zu können.

Mit vielen Grüssen

bin ich Ihr ergebener

Dr. Hauschka

3. Dezember 1927

S.S. *Istar*
East-India-Dock
London E.

Sehr geehrte, liebe Frau Dr. Wegman!

Wir hörten mit Bedauern von Mr. Dunlop, dass Sie erst im Jänner nach London kommen wollen. Vielleicht wird es möglich sein, dass wir zu Weihnachten in Arlesheim/Dornach sein können (wenn es die Finanzen erlauben) und anfangs Jänner zurückkommen.

Die Situation hier ist noch immer chaotisch. Wir haben eine Gläubigerversammlung einberufen und sie überzeugt, dass ihre Forderungen *vielfach* gedeckt sind. Das war gut. Aber man ist unnötigerweise weiter gegangen und hat einem Gläubigerausschuss Rechte eingeräumt, die er nun missbraucht. Durch keine Sachkenntnis getrübt, von den Lebensnotwendigkeiten der Industrie keine Ahnung, sondern nur von egoistischen Augenblicksinteressen geleitet, gebraucht dieser Ausschuss seine Gewalt. Er diktierte die Entlassung sämtlicher Arbeiter, Fischer und Angestellten, die seit einem Jahre sorgfältigst ausgewählt und abgerichtet waren und die gegenwärtig zur Erhaltung der Istar notwendig wären. Ohne sachgemässe Wartung würde das Schiff bald verderben. Ich selbst und Dr. Ehrenreich erhielten auch die Entlassung. Man sagt zwar das sei nur formal, aber immerhin – die Tatsache besteht.

In der Zwischenzeit gehen die Verhandlungen mit Tokenhouse langsam, vielfach gestört durch Intriguen und Interessen feindlicher Mächte, weiter. Dunlop wartet auf van Leer wie auf den erlösenden Engel. Er hat ihm schon dreimal telegraphiert ohne eine Antwort zu bekommen. Auch ich sehne mich nach van Leer, da uns nach meiner Meinung nebst Geld die feste und sichere Führerhand am allermeisten nottut.

Mit den herzlichsten Grüssen bin ich
Ihr ergebener Dr. Hauschka

N.S. Soeben höre ich, dass wir eine Hypothek auf die Istar bekommen haben.

Herzlichste Grüße von
Ihrer ergebenen
Marianne Hauschka

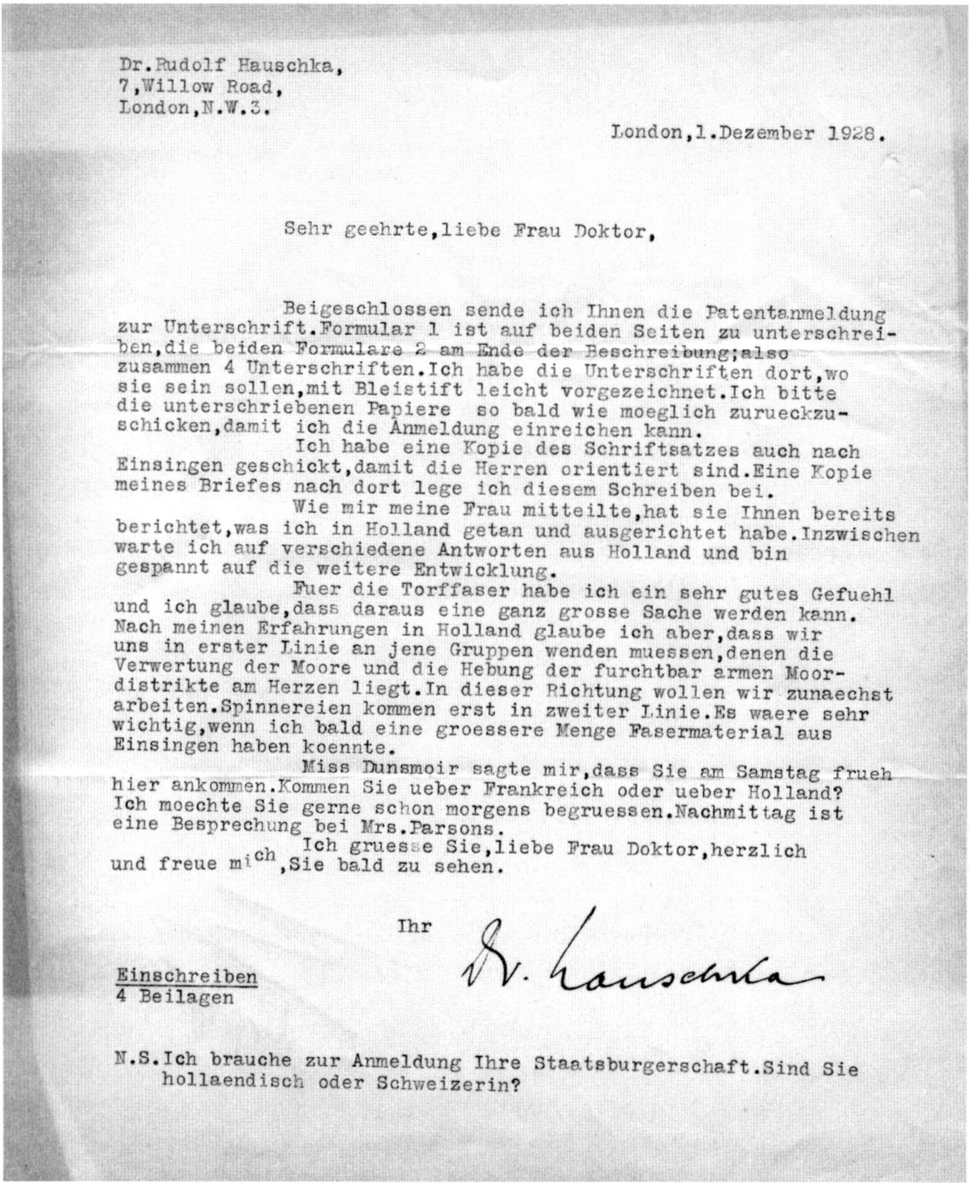

Dr.Rudolf Hauschka,
7,Willow Road,
London,N.W.3.

London,1.Dezember 1928.

Sehr geehrte,liebe Frau Doktor,

Beigeschlossen sende ich Ihnen die Patentanmeldung zur Unterschrift.Formular 1 ist auf beiden Seiten zu unterschreiben,die beiden Formulare 2 am Ende der Beschreibung;also zusammen 4 Unterschriften.Ich habe die Unterschriften dort,wo sie sein sollen,mit Bleistift leicht vorgezeichnet.Ich bitte die unterschriebenen Papiere so bald wie moeglich zurueckzuschicken,damit ich die Anmeldung einreichen kann.

Ich habe eine Kopie des Schriftsatzes auch nach Einsingen geschickt,damit die Herren orientiert sind.Eine Kopie meines Briefes nach dort lege ich diesem Schreiben bei.

Wie mir meine Frau mitteilte,hat sie Ihnen bereits berichtet,was ich in Holland getan und ausgerichtet habe.Inzwischen warte ich auf verschiedene Antworten aus Holland und bin gespannt auf die weitere Entwicklung.

Fuer die Torffaser habe ich ein sehr gutes Gefuehl und ich glaube,dass daraus eine ganz grosse Sache werden kann. Nach meinen Erfahrungen in Holland glaube ich aber,dass wir uns in erster Linie an jene Gruppen wenden muessen,denen die Verwertung der Moore und die Hebung der furchtbar armen Moordistrikte am Herzen liegt.In dieser Richtung wollen wir zunaechst arbeiten.Spinnereien kommen erst in zweiter Linie.Es waere sehr wichtig,wenn ich bald eine groessere Menge Fasermaterial aus Einsingen haben koennte.

Miss Dunsmoir sagte mir,dass Sie am Samstag frueh hier ankommen.Kommen Sie ueber Frankreich oder ueber Holland? Ich moechte Sie gerne schon morgens begruessen.Nachmittag ist eine Besprechung bei Mrs.Parsons.

Ich gruesse Sie,liebe Frau Doktor,herzlich und freue mich,Sie bald zu sehen.

Ihr

Dr. Hauschka

Einschreiben
4 Beilagen

N.S.Ich brauche zur Anmeldung Ihre Staatsburgerschaft.Sind Sie hollaendisch oder Schweizerin?

Abb. 54: Brief von Rudolf Hauschka an Ita Wegman, 1.12.1928

Dr. Rudolf Hauschka,
7, Willow Road,
London N.W.3 London, 1. Dezember 1928.

Sehr geehrte, liebe Frau Doktor,

Beigeschlossen sende ich Ihnen die Patentanmeldung zur Unterschrift. Formular 1 ist auf beiden Seiten zu unterschreiben, die beiden Formulare 2 am Ende der Beschreibung; also zusammen 4 Unterschriften. Ich habe die Unterschriften dort, wo sie sein sollen, mit Bleistift leicht vorgezeichnet. Ich bitte die unterschriebenen Papiere so bald wie moeglich zurueckzuschicken, damit ich die Anmeldung einreichen kann.

Ich habe eine Kopie des Schriftsatzes auch nach Einsingen geschickt, damit die Herren orientiert sind. Eine Kopie meines Briefes nach dort lege ich diesem Schreiben bei.

Wie mir meine Frau mitteilte, hat sie Ihnen bereits berichtet, was ich in Holland getan und ausgerichtet habe. Inzwischen warte ich auf verschiedene Antworten aus Holland und bin gespannt auf die weitere Entwicklung.

Fuer die Torffaser habe ich ein sehr gutes Gefuehl und ich glaube, dass daraus eine ganz grosse Sache werden kann. Nach meinen Erfahrungen in Holland glaube ich aber, dass wir uns in erster Linie an jene Gruppen wenden muessen, denen die Verwertung der Moore und die Hebung der furchtbar armen Moordistrikte am Herzen liegt. In dieser Richtung wollen wir zunaechst arbeiten. Spinnereien kommen erst in zweiter Linie. Es waere sehr wichtig, wenn ich bald eine groessere Menge Fasermaterial aus Einsingen haben koennte.

Miss Dunsmuir sagte mir, dass Sie am Samstag frueh hier ankommen. Kommen Sie ueber Frankreich oder ueber Holland? Ich moechte Sie gerne schon morgens begruessen. Nachmittag ist eine Besprechung bei Mrs. Parsons.

Ich gruesse Sie, liebe Frau Doktor, herzlich und freue mich, Sie bald zu sehen.

Ihr *Dr. Hauschka*

Einschreiben
4 Beilagen

N.S. Ich brauche zur Anmeldung Ihre Staatsbürgerschaft. Sind Sie hollaendisch oder Schweizerin?

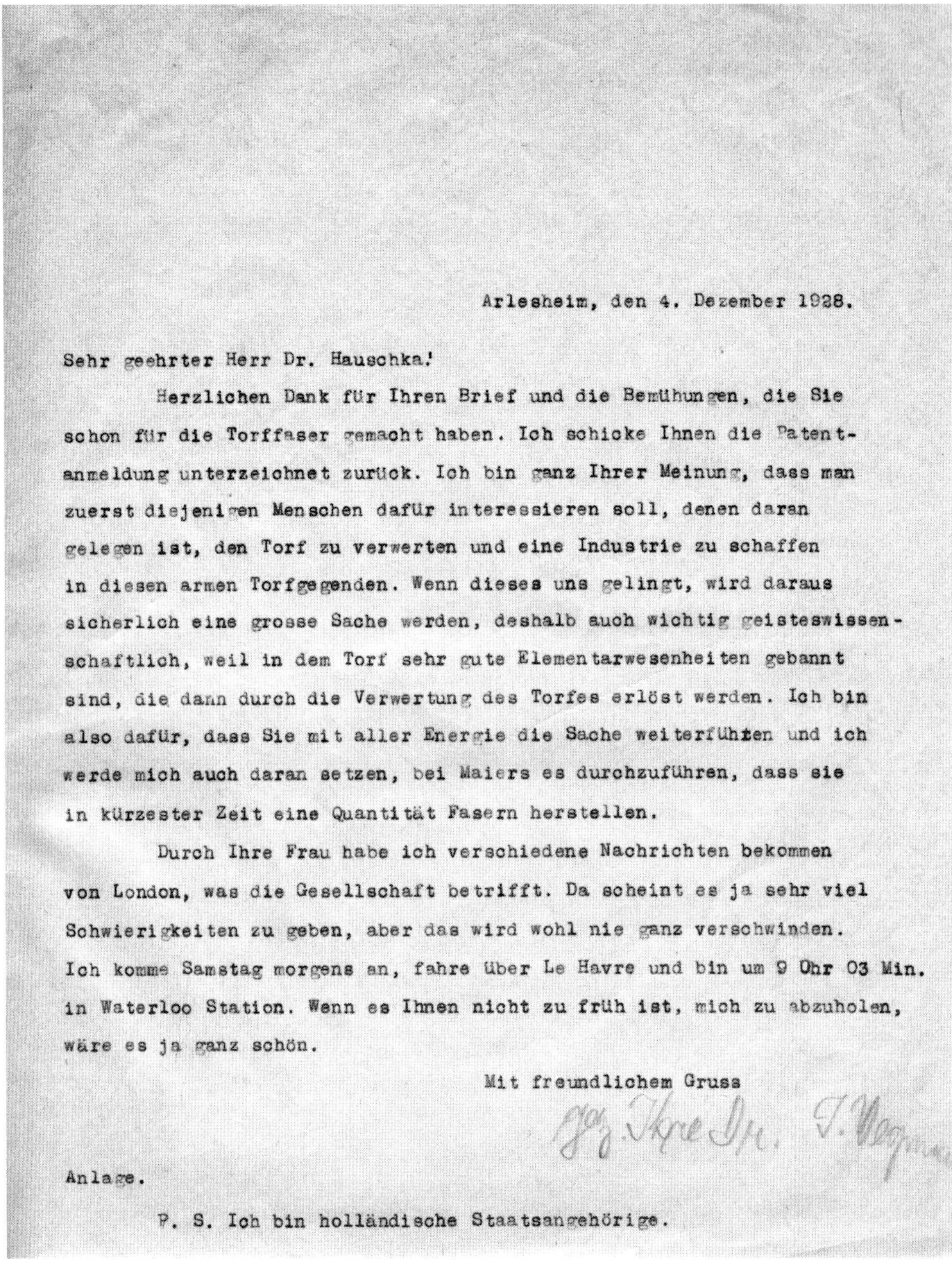

Arlesheim, den 4. Dezember 1928.

Sehr geehrter Herr Dr. Hauschka!

Herzlichen Dank für Ihren Brief und die Bemühungen, die Sie schon für die Torffaser gemacht haben. Ich schicke Ihnen die Patentanmeldung unterzeichnet zurück. Ich bin ganz Ihrer Meinung, dass man zuerst diejenigen Menschen dafür interessieren soll, denen daran gelegen ist, den Torf zu verwerten und eine Industrie zu schaffen in diesen armen Torfgegenden. Wenn dieses uns gelingt, wird daraus sicherlich eine grosse Sache werden, deshalb auch wichtig geisteswissenschaftlich, weil in dem Torf sehr gute Elementarwesenheiten gebannt sind, die dann durch die Verwertung des Torfes erlöst werden. Ich bin also dafür, dass Sie mit aller Energie die Sache weiterführen und ich werde mich auch daran setzen, bei Maiers es durchzuführen, dass sie in kürzester Zeit eine Quantität Fasern herstellen.

Durch Ihre Frau habe ich verschiedene Nachrichten bekommen von London, was die Gesellschaft betrifft. Da scheint es ja sehr viel Schwierigkeiten zu geben, aber das wird wohl nie ganz verschwinden.
Ich komme Samstag morgens an, fahre über Le Havre und bin um 9 Uhr 03 Min. in Waterloo Station. Wenn es Ihnen nicht zu früh ist, mich zu abzuholen, wäre es ja ganz schön.

Mit freundlichem Gruss

Hzl. Ihre Dr. I. Wegman

Anlage.

P. S. Ich bin holländische Staatsangehörige.

Abb. 55: Brief von Ita Wegman an Rudolf Hauschka, 4.12.1928

Arlesheim, den 4. Dezember 1928.

Sehr geehrter Herr Dr. Hauschka!

Herzlichen Dank für Ihren Brief und die Bemühungen, die Sie schon für die Torffaser gemacht haben. Ich schicke Ihnen die Patentanmeldung unterzeichnet zurück. Ich bin ganz Ihrer Meinung, dass man zuerst diejenigen Menschen dafür interessieren soll, denen daran gelegen ist, den Torf zu verwerten und eine Industrie zu schaffen in diesen armen Torfgegenden. Wenn dieses uns gelingt, wird daraus sicherlich eine grosse Sache werden, deshalb auch wichtig geisteswissenschaftlich, weil in dem Torf sehr gute Elementarwesenheiten gebannt sind, die dann durch die Verwertung des Torfes erlöst werden. Ich bin also dafür, dass Sie mit aller Energie die Sache weiterführen und ich werde mich auch daran setzen, bei Maiers es durchzuführen, dass sie in kürzester Zeit eine Quantität Fasern herstellen.

Durch Ihre Frau habe ich verschiedene Nachrichten bekommen von London, was die Gesellschaft betrifft. Da scheint es ja sehr viel Schwierigkeiten zu geben, aber das wird wohl nie ganz verschwinden. Ich komme Samstag morgens an, fahre über Le Havre und bin um 9 Uhr 03 Min. in Waterloo Station. Wenn es Ihnen nicht zu früh ist, mich zu abzuholen, wäre es ja ganz schön.

Mit freundlichem Gruss
gez. Ihre Dr. I. Wegman

Anlage.
P.S. Ich bin holländische Staatsangehörige.

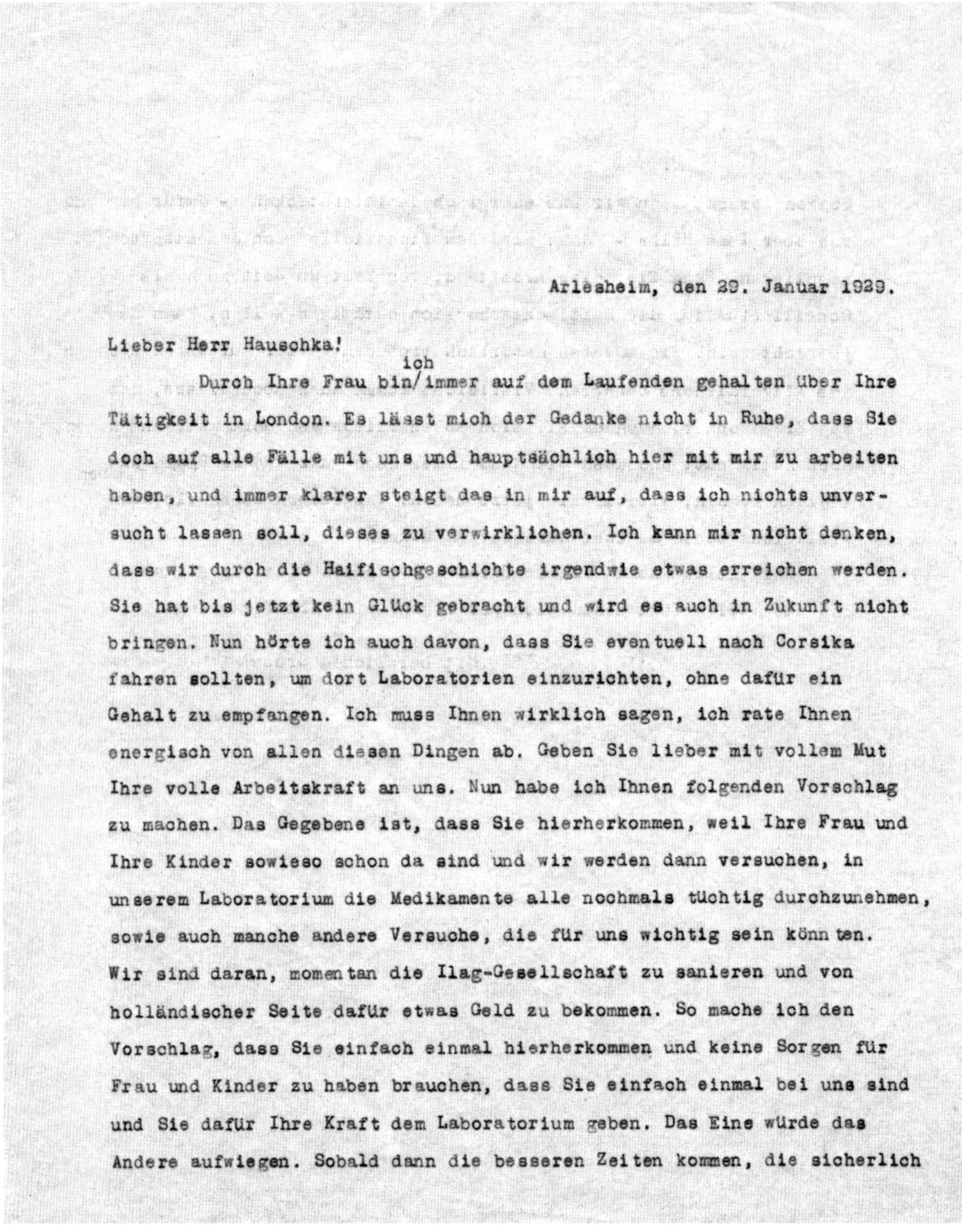

Arlesheim, den 29. Januar 1929.

Lieber Herr Hauschka!

Durch Ihre Frau bin ich immer auf dem Laufenden gehalten über Ihre Tätigkeit in London. Es lässt mich der Gedanke nicht in Ruhe, dass Sie doch auf alle Fälle mit uns und hauptsächlich hier mit mir zu arbeiten haben, und immer klarer steigt das in mir auf, dass ich nichts unversucht lassen soll, dieses zu verwirklichen. Ich kann mir nicht denken, dass wir durch die Haifischgeschichte irgendwie etwas erreichen werden. Sie hat bis jetzt kein Glück gebracht und wird es auch in Zukunft nicht bringen. Nun hörte ich auch davon, dass Sie eventuell nach Corsika fahren sollten, um dort Laboratorien einzurichten, ohne dafür ein Gehalt zu empfangen. Ich muss Ihnen wirklich sagen, ich rate Ihnen energisch von allen diesen Dingen ab. Geben Sie lieber mit vollem Mut Ihre volle Arbeitskraft an uns. Nun habe ich Ihnen folgenden Vorschlag zu machen. Das Gegebene ist, dass Sie hierherkommen, weil Ihre Frau und Ihre Kinder sowieso schon da sind und wir werden dann versuchen, in unserem Laboratorium die Medikamente alle nochmals tüchtig durchzunehmen, sowie auch manche andere Versuche, die für uns wichtig sein könnten. Wir sind daran, momentan die Ilag-Gesellschaft zu sanieren und von holländischer Seite dafür etwas Geld zu bekommen. So mache ich den Vorschlag, dass Sie einfach einmal hierherkommen und keine Sorgen für Frau und Kinder zu haben brauchen, dass Sie einfach einmal bei uns sind und Sie dafür Ihre Kraft dem Laboratorium geben. Das Eine würde das Andere aufwiegen. Sobald dann die besseren Zeiten kommen, die sicherlich

Abb. 56: Brief von Ita Wegman an Rudolf Hauschka, 29.1.1929, S. 1

Arlesheim, den 29. Januar 1929.

Lieber Herr Dr. Hauschka!

Durch Ihre Frau bin ich immer auf dem Laufenden gehalten über Ihre Tätigkeit in London. Es lässt mich der Gedanke nicht in Ruhe, dass Sie doch auf alle Fälle mit uns und hauptsächlich hier mit mir zu arbeiten haben und immer klarer steigt das in mir auf, dass ich nichts unversucht lassen soll, dieses zu verwirklichen. Ich kann mir nicht denken, dass wir durch die Haifischgeschichte irgendwie etwas erreichen werden. Sie hat bis jetzt kein Glück gebracht und wird es auch in Zukunft nicht bringen. Nun hörte ich auch davon, dass Sie eventuell nach Corsika fahren sollten, um dort Laboratorien einzurichten, ohne dafür ein Gehalt zu empfangen. Ich muss Ihnen wirklich sagen, ich rate Ihnen energisch von allen diesen Dingen ab. Geben Sie lieber mit vollem Mut Ihre volle Arbeitskraft an uns. Nun habe ich Ihnen folgenden Vorschlag zu machen. Das Gegebene ist, dass Sie hierherkommen, weil Ihre Frau und Ihre Kinder sowieso schon da sind und wir werden dann versuchen, in unserem Laboratorium die Medikamente alle nochmals tüchtig durchzunehmen, sowie auch manche andere Versuche, die für uns wichtig sein könnten. Wir sind daran, momentan die Ilag-Gesellschaft zu sanieren und von holländischer Seite dafür etwas Geld zu bekommen. So mache ich den Vorschlag, dass Sie einfach einmal hierherkommen und keine Sorgen für Frau und Kinder zu haben brauchen, dass Sie einfach einmal bei uns sind und Sie dafür Ihre Kraft dem Laboratorium geben. Das Eine würde das Andere aufwiegen. Sobald dann die besseren Zeiten kommen, die sicherlich kommen werden, wenn wir uns energisch dahinterstecken – dafür brauche ich aber Ihre Hilfe – dann wird das Finanzielle sich dementsprechend regulieren. Wenn Sie, hier arbeitend, von Zeit zu Zeit noch als Consiliarius für die Haifischsache sich betätigen wollen, kann das ja recht sein. Sie müssten natürlich trotzdem weiter auf Ihren Rechten des Mitverdienens beharren. Vielleicht kommt auch noch dieses, dass man Sie nachher, nachdem Sie sich so energisch von dort getrennt haben, noch nötig hat, und dass Sie dann immer noch ganz andere Bedingungen stellen können, als Sie sie jetzt haben. Inzwischen haben wir dann vielleicht schon manches durchsetzen können.

Hoffentlich kommt dieser Brief zur rechten Zeit für Sie an und haben Sie nicht schon sich auf irgend eine Art festgelegt.

Mit herzlichem Gruss
gez. Ihre Dr. I. Wegman

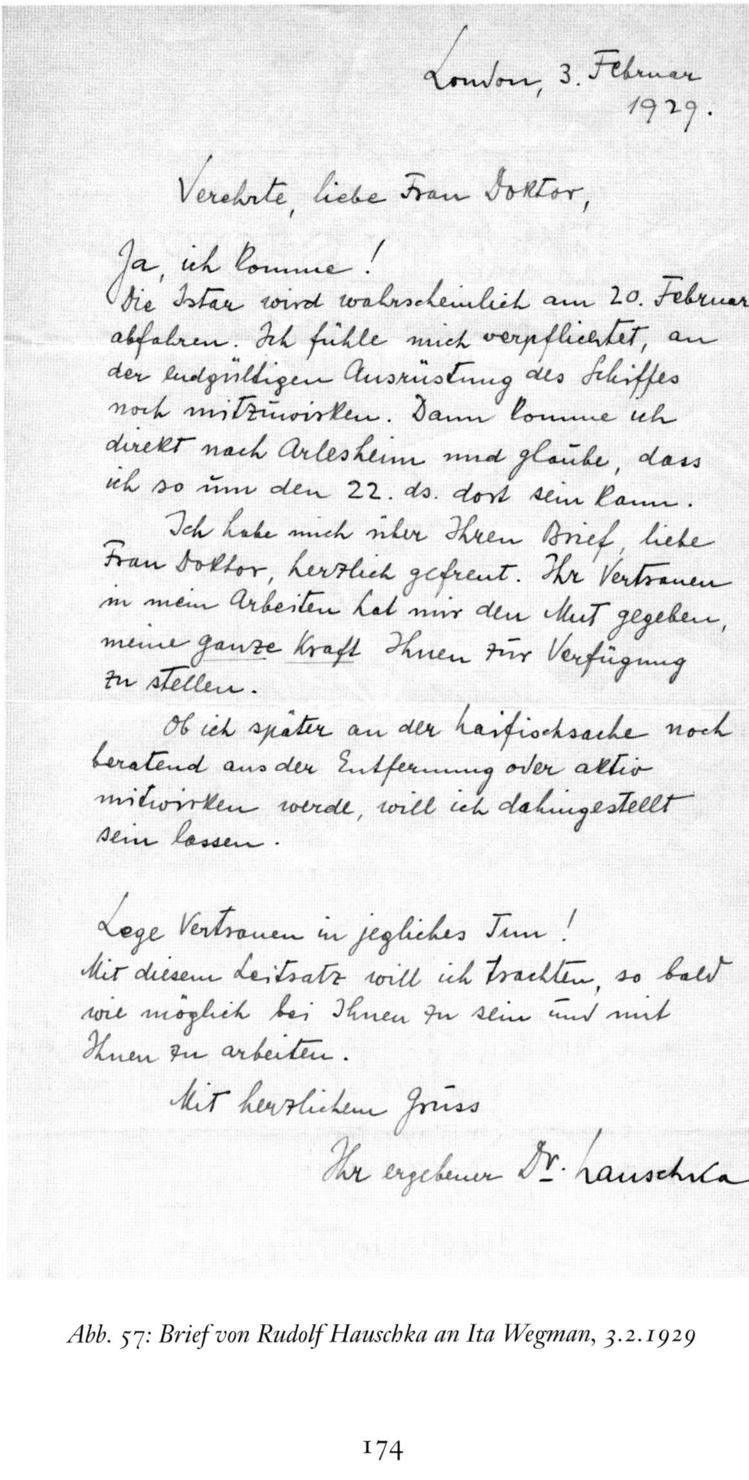

London, 3. Februar 1929.

Verehrte, liebe Frau Doktor,

Ja, ich komme!
Die Istar wird wahrscheinlich am 20. Februar abfahren. Ich fühle mich verpflichtet, an der endgültigen Ausrüstung des Schiffes noch mitzuwirken. Dann komme ich direkt nach Arlesheim und glaube, dass ich so um den 22. ds. dort sein kann.

Ich habe mich über Ihren Brief, liebe Frau Doktor, herzlich gefreut. Ihr Vertrauen in mein Arbeiten hat mir den Mut gegeben, meine ganze Kraft Ihnen zur Verfügung zu stellen.

Ob ich später an der Haifischsache noch beratend aus der Entfernung oder aktiv mitwirken werde, will ich dahingestellt sein lassen.

Lege Vertrauen in jegliches Tun!
Mit diesem Leitsatz will ich trachten, so bald wie möglich bei Ihnen zu sein und mit Ihnen zu arbeiten.

Mit herzlichem Gruss

Ihr ergebener Dr. Hauschka

Abb. 57: Brief von Rudolf Hauschka an Ita Wegman, 3.2.1929

London, 3. Februar 1929.

Verehrte, liebe Frau Doktor,

Ja, ich komme!

Die Istar wird wahrscheinlich am 20. Februar abfahren. Ich fühle mich verpflichtet, an der endgültigen Ausrüstung des Schiffes noch mitzuwirken. Dann komme ich direkt nach Arlesheim und glaube, dass ich so um den 22. ds. dort sein kann.

Ich habe mich über Ihren Brief, liebe Frau Doktor, herzlich gefreut. Ihr Vertrauen in mein Arbeiten hat mir den Mut gegeben, meine *ganze Kraft* Ihnen zur Verfügung zu stellen.

Ob ich später an der Haifischsache noch beratend aus der Entfernung oder aktiv mitwirken werde, will ich dahingestellt sein lassen.

Lege Vertrauen in jegliches Tun!

Mit diesem Leitsatz will ich trachten, so bald wie möglich bei Ihnen zu sein und mit Ihnen zu arbeiten.

Mit herzlichem Gruss
Ihr ergebener Dr. Hauschka

Arlesheim, den 13. Februar 1929.

Lieber Dr. Hauschka!

In den letzten Tagen ist es Ihrer Frau nicht so ganz gut gegangen. Sie hat die Idee bekommen, wenn sie wenig ässe, dann würde sie schneller von ihrem Zucker befreit. Sie hatte auch wenig Appetit und so liess sie sich gehen, bis jetzt plötzlich heute ein Schwächezustand eintrat und die Menge des Acetons ziemlich gross war. Wir haben dann energisch eingegriffen, und so ist es wieder etwas besser, aber natürlich muss man schon vorsichtig sein. Ich habe sie jetzt im Bett gehalten und die nötigen Massregeln getroffen. Vielleicht wäre es doch gut, wenn Sie bald kommen wollten, Ihre Anwesenheit beruhigt doch immer Ihre Frau sehr stark und sie spricht immer von den ätherischen Kräften, die Sie ihr geben können.

Mit freundlichem Gruss

gez Dr. Wegman

Abb. 58: Brief von Ita Wegman an Rudolf Hauschka, 13.2.1929

Arlesheim, den 13. Februar 1929.

Lieber Herr Dr. Hauschka!

In den letzten Tagen ist es Ihrer Frau nicht so ganz gut gegangen. Sie hat die Idee bekommen, wenn sie wenig ässe, dann würde sie schneller von ihrem Zucker befreit. Sie hatte auch wenig Appetit und so liess sie sich gehen, bis jetzt plötzlich heute ein Schwächezustand eintrat und die Menge des Acetons ziemlich gross war. Wir haben dann energisch eingegriffen, und so ist es wieder etwas besser, aber natürlich muss man schon vorsichtig sein. Ich habe sie jetzt im Bett gehalten und die nötigen Massregeln getroffen. Vielleicht wäre es doch gut, wenn Sie bald kommen wollten, Ihre Anwesenheit beruhigt doch immer Ihre Frau sehr stark und sie spricht immer von den ätherischen Kräften, die Sie ihr geben können.

Mit freundlichem Gruss
gez. Dr. Wegman

9. April 1930

Liebe Frau Dr.

England:
Sie sprachen seinerzeit zu mir davon, dass in London die Errichtung zweier Laboratorien geplant sei, eines für die Krebsfrühdiagnose, und eines für die Ernährungshygiene. Sie sagten auch, dass Schwester Hedwig Schulz dazu ausersehen sei, die Sache weiter zu führen, wenn alles eingerichtet ist. Von Dr. Kaelin hörte ich, dass die Einrichtung für Mitte – Ende Mai geplant sei.

Ich möchte nun eine Frage stellen: Soll Schw. Hedwig Schulz auch die Frühdiagnose machen? Wenn dem so ist, so wäre es an der Zeit, dass sie bei Kaelin lernt. Ich sehe sie mit Tabletten herumlaufen und höre, dass sie verschiedene Pflegen übernommen hat. Wenn sie nicht mehr krank ist, so glaube ich, dass sie in erster Linie bei Kaelin lernen sollte. Auch hier in unserem Labor sind inzwischen Dinge ausgearbeitet worden, die sie, bevor sie nach England geht, lernen sollte.

Ich habe den beiliegenden Brief von Miss Dunsmuir erhalten.

Da ich Sie, liebe Frau Dr. nicht erreichen konnte, um die Angelegenheit mit Ihnen zu besprechen, habe ich provisorisch darauf geantwortet in dem Sinne, dass ich nach Rücksprache mit Ihnen Bescheid geben werde; wenn ich auf *einige* Wochen kommen soll, so ist es mir einigermassen schwer, schon nächste Woche zu reisen. Wenn die Arbeit hier weiter laufen soll, so kann ich nicht vor etwa 8 – 10 Tagen abreisen.

Wien:

Ich möchte einiges Persönliche berichten. Die Situation mit Bezug auf das Haus ist nicht ungünstig. Lasten sind fast keine da – entstehen jetzt erst durch Verlassenschaftsgebühren und Erbschaftssteuer. Die Zustände in Österreich sind jedoch tatsächlich so, dass das Haus gegenwärtig nichts trägt. Durch ein neues Mietgesetz wird die Lage aber so verbessert, dass ab August ein Erträgnis von jährlich 6000.– Schilling zu erwarten sein wird. Ich habe die Lage mit van Leer und Direktor Rawitz beraten und alle Schritte eingeleitet, um den Verkauf des Hauses zu ermöglichen. Wenn der Verkauf gelingt, kann ich eine Summe von 40.000.– bis 50.000.– Schilling für mich erwarten.

Die Herstellung der Getränke habe ich mit Apel und van Leer besprochen. Apel ist bereit, alles zu tun. Van Leer rät sehr, die Sache im Rahmen der Weleda und geschäftlicher Führung von Leinhas zu machen.

Die anthroposoph. Ärzte in Wien sind sehr offen für unsere Ernährungshygienischen Bestrebungen. Ich durfte einen Ärzteabend bei Wantschura mitmachen. Da waren etwa 20 Ärzte und Mediziner versammelt in der Wohnung von Dr. Wantschura, getragen von seinem liebenswürdigen humorvollen Wesen. Ich wurde gebeten zu sprechen. Ich erzählte vom Wesen der Pflanze und von den Aufgaben der Küche und kam dann auf unsere diätetischen Präparate zu sprechen. Da ich zufällig auch eine Kollektion der Getränke bei mir hatte, wurde eine Kostprobe veranstaltet, Sandwich mit Wurzelwürze und dazu Likörgläser voll Blütengetränke.

Jeder Einzelne bedankte sich bei mir und trug mir Grüsse auf für Arlesheim.

Das Krebsdiagnose-Laboratorium bei Dr. Wantschura macht einen guten Eindruck. Dr. Zwieauer arbeitet sehr tüchtig.

Dr. Streicher. Ich hatte in diesen Tagen den Besuch von Dr. Streicher. Er sagt einiges, das, wenn man es auch nicht ganz ernst nimmt, doch nachdenklich macht. Das möchte ich Ihnen erzählen.

Herzlichen Gruss
Ihr Dr. Rudolf Hauschka

12. Dezember 1930.

Liebe Frau Doktor,

Ich sehne mich danach, mit Ihnen zu sprechen. Nicht nur, dass laufende Angelegenheiten zu besprechen und zu erledigen wären, ich möchte Ihnen *öfter* erzählen, was ich denke; ich möchte mit Ihnen *arbeiten*, von Ihnen geleitet werden. Ich wage es ja nicht, Sie um regelmässige Unterredungen zu bitten, so wie Sie sie mit den Ärzten haben; aber ich möchte Sie bitten, doch ab und zu mit mir Rat zu pflegen, vielleicht auch mit den Ärzten zusammen. Denn wenn etwas gemeinsam besprochen wird, dann wird das, was im Labor gearbeitet wird, auch von der Gemeinschaft getragen.

Ich bin nun seit über einer Woche bei Ihnen angemeldet. Damit die laufenden Dinge erledigt werden können, möchte ich auf diesem Wege einige Fragen an Sie richten:

1) Herr *von Moltke* hat sich in einer landwirtschaftl. Angelegenheit (Rübenfäule) an mich gewendet. Ich könnte ihm wohl helfen – aber darf ich das mit Rücksicht auf die naturwissenschaftl. Sektion? Soll ich ihn an Wachsmuth verweisen?
2) Frau *Brenderà Brandis* (Hoogewerff) hat ein Kräuterbüchlein herausgegeben, das mit Bezug auf die Ernährungshygiene ganz wertvoll sein kann. Da Frau Brenderà Brandis nun sehr intensiv mit uns arbeitet, könnte eine künftige Neuauflage im Rahmen der med. Sektion sehr segensreich sein. Ich habe vor, dem Büchlein eine kleine Besprechung in der Natura zu widmen. Sind Sie damit einverstanden?
3) *Dr. Drebber* fragte neuerdings an, ob sein Schützling (Horst Kubath) über den er auch mit Ihnen sprach, als Lehrling gegen Kost und Quartier hier eintreten könne. Er schickte mir auch die Lebensgeschichte des jungen Menschen, die sehr ergreifend ist. So gerne ich auch die Aufgabe übernehmen würde, diesen Jüngling zu führen, so sehr glaube ich berücksichtigen zu müssen, dass es derzeit aus finanziellen Gründen nicht möglich ist – wenigstens so lange aus dem Labor keine grösseren Einkünfte fliessen. Was meinen Sie, liebe Frau Dr.?
4) Besteht zur Zeit Interesse für einen populären Aufsatz über *Pflanzenfarbe* und *Farbentherapie*? Ich würde mich in diesem Falle mit Dr. Stavenhagen daran machen.

5) Ich wurde vor etwa 3 Wochen von Schw. Eva gebeten, meine Vorträge über Stoffeskunde der organischen Welt, die ich im Schwesternkurs halte, nach der ernährungshygienischen Richtung hin ausgebaut, in Abendkursen für die Küche zu geben. Ich habe bereits im letzten Frühjahr einige Wochen in Abendkursen mit dem Küchenpersonal über Ernährungsfragen gesprochen und ich würde es auch diesmal gerne tun; doch halte ich Vorträge allein für wertlos, wenn ich nicht gleichzeitig die Möglichkeit habe, in praktischen Dingen der Küche eingreifen zu können.
6) Ich habe damit begonnen, meine Vorträge über Stoffeskunde (I. Teil – mineralische Welt und II Teil – organische Welt) auszuschreiben. Ich möchte Ihnen je eine Probe vorlegen, damit Sie entscheiden können, ob und was damit geschehen kann. Für eine Veröffentlichung in der Natura halte ich es mit Rücksicht auf Pfeiffer nicht für geeignet; doch wäre es vielleicht als Beiblatt für Ärzte ganz gut und man könnte sie eventuell auch den Schwesternschülern geben.
7) Ich möchte Ihnen Proben von neuem Rosengetränk und neuem Käse geben.
8) Wir haben eine neue Kraftnahrung aus Mandelmilch, Honig und Nüssen hergestellt. Davon möchte ich Ihnen zu kosten geben.
9) Die Versuche der Butterkonservierung haben schöne Fortschritte und Resultate ergeben, von denen ich Ihnen erzählen möchte.
10) Die Mistelforschung hat auch zu bedeutsamen Resultaten geführt, insbesonders die Art der Aufbewahrung der Säfte in Tierblasen.
11) Darf ich nochmals daran erinnern, liebe Frau Dr., dass Sie von Frl Dr. Walter für mich die Medikamentliste verlangen wollten? Da morgen «Weleda-Abend» sein soll, wo Dr. Schmiedel über Heilmittelherstellung sprechen wird, hätte ich diese Liste vorher gerne gehabt.

Ihr Dr. Rudolf Hauschka

18. Jänner 31.

Liebe Frau Doktor,

Beifolgend übersende ich Ihnen ein Tablett mit einigen Mustern unserer Abteilung für Ernährungs-hygiene. Dazu möchte ich einige erklärende Bemerkungen fügen:

<u>Rosengetränk</u>:

Frische u. ausgesuchte Rosenblütenblätter werden am Morgen mit Honig und Zucker angesetzt. Am Abend mit Quarzwasser [Kiesel mit Quarzabkochung potenziert (D_{22})] verrührt. Am nächsten Morgen in der Sonne durchgerührt und geschüttelt; desgleichen in der Abendsonne. Dieses wird durch 7 Tage hindurch fortgesetzt. Das letztemal haben wir versucht, über die Mittagszeit und über Mitternacht die Flaschen mit Zinkblecheimern abzudecken.

Nach 7 Tagen wird abgeseiht, filtriert und in sterile Flaschen abgefüllt. Verschlossen hält ~~en~~ sich der Saft unbeschränkt, Geöffnet und in einem kühlen Zimmer aufbewahrt, noch etwa 2–3 Wochen.

<u>Hollundergetränk</u>:

Wie oben. Doch wurden jetzt getrocknete Hollunderblüten verwendet. Das Aroma steht deshalb dem Saft aus frischen Blüten nach.

Abb. 59: Brief von Rudolf Hauschka an Ita Wegman, 18.1.1931, S. 1

18. Jänner 31.

Liebe Frau Doktor,

Beifolgend übersende ich Ihnen ein Tablett mit einigen Mustern unserer Abteilung für Ernährungs-hygiene. Dazu möchte ich einige erklärende Bemerkungen fügen:

Rosengetränk:

Frische u. ausgesuchte Rosenblütenblätter werden am Morgen mit Honig und Zucker angesetzt. Am Abend mit Quarzwasser [Kiesel mit Quarzabkochung potenziert (D_{22})] verrührt. Am nächsten Morgen in der Sonne durchgerührt und geschüttelt; desgleichen in der Abendsonne. Dieses wird durch 7 Tage hindurch fortgesetzt. Das letztemal haben wir versucht, über die Mittagszeit und über Mitternacht die Flaschen mit Zinkblecheimern abzudecken.

Nach 7 Tagen wird abgeseiht, filtriert und in sterile Flaschen abgefüllt. Verschlossen hält sich der Saft unbeschränkt, geöffnet und in einem kühlen Zimmer aufbewahrt, noch etwa 2 – 3 Wochen.

Hollundergetränk:

Wie oben. Doch wurden jetzt getrocknete Hollunderblüten verwendet. Das Aroma steht deshalb dem Saft aus frischen Blüten nach.

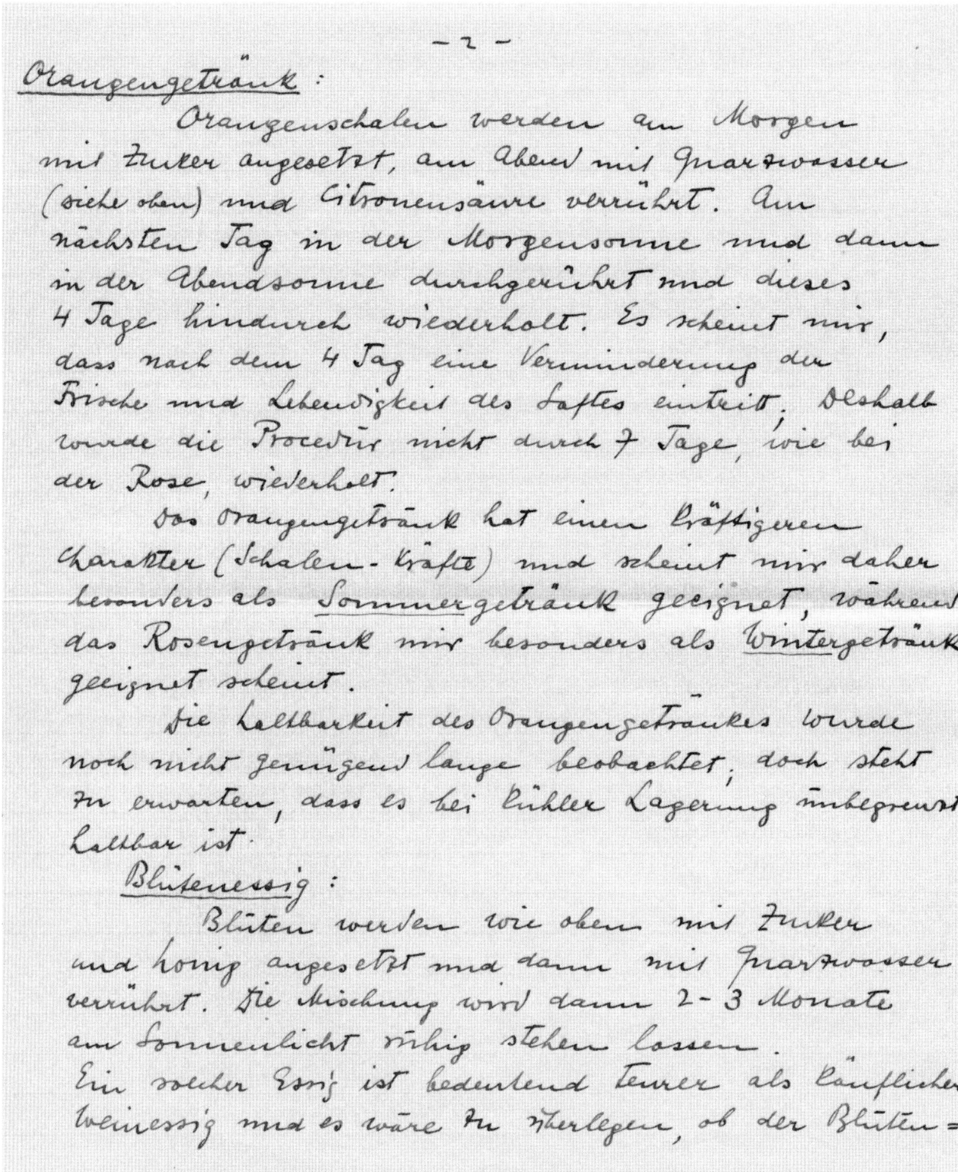

– 2 –

Orangengetränk:

Orangenschalen werden am Morgen mit Zucker angesetzt, am Abend mit Quarzwasser (siehe oben) und Citronensäure verrührt. Am nächsten Tag in der Morgensonne und dann in der Abendsonne durchgerührt und dieses 4 Tage hindurch wiederholt. Es scheint mir, dass nach dem 4 Tag eine Verminderung der Frische und Lebendigkeit des Saftes eintritt; deshalb wurde die Procedur nicht durch 7 Tage, wie bei der Rose, wiederholt.

Das Orangengetränk hat einen kräftigeren Charakter (Schalen-Kräfte) und scheint mir daher besonders als Sommergetränk geeignet, während das Rosengetränk mir besonders als Wintergetränk geeignet scheint.

Die Haltbarkeit des Orangengetränkes wurde noch nicht genügend lange beobachtet; doch steht zu erwarten, dass es bei kühler Lagerung unbegrenzt haltbar ist.

Blütenessig:

Blüten werden wie oben mit Zucker und Honig angesetzt und dann mit Quarzwasser verrührt. Die Mischung wird dann 2 - 3 Monate am Sonnenlicht ruhig stehen lassen.
Ein solcher Essig ist bedeutend teurer als käuflicher Weinessig und es wäre zu überlegen, ob der Blüten=

Abb. 60: Brief von Rudolf Hauschka an Ita Wegman, 18.1.1931, S. 2

Orangengetränk:

Orangenschalen werden am Morgen mit Zucker angesetzt, am Abend mit Quarzwasser (siehe oben) und Citronensäure verrührt. Am nächsten Tag in der Morgensonne und dann in der Abendsonne durchgerührt und dieses 4 Tage hindurch wiederholt. Es scheint mir, dass nach dem 4 Tag eine Verminderung der Frische und Lebendigkeit des Saftes eintritt; Deshalb wurde die Procedur nicht durch 7 Tage, wie bei der Rose, wiederholt.

Das Orangengetränk hat einen kräftigeren Charakter (Schalen-Kräfte) und scheint mir daher besonders als *Sommer*getränk geeignet, während das Rosengetränk mir besonders als *Winter*getränk geeignet scheint.

Die Haltbarkeit des Orangengetränkes wurde noch nicht genügend lange beobachtet; doch steht zu erwarten, dass es bei kühler Lagerung unbegrenzt haltbar ist.

Blütenessig:

Blüten werden wie oben mit Zucker und Honig angesetzt und dann mit Quarzwasser verrührt. Die Mischung wird dann 2 – 3 Monate am Sonnenlicht ruhig stehen lassen.

Ein solcher Essig ist bedeutend teurer als käuflicher Weinessig und es wäre zu überlegen, ob der Blüten-

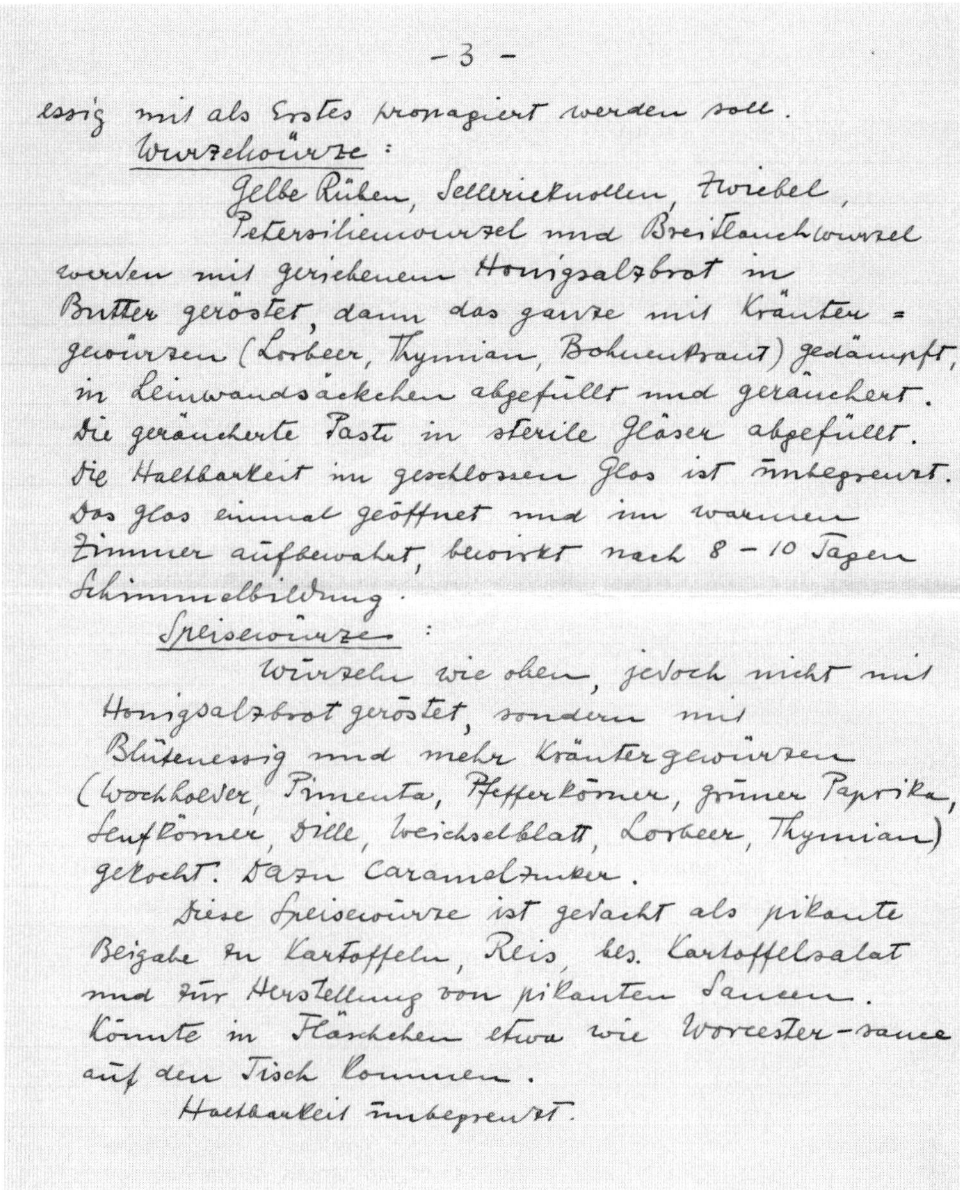

– 3 –

essig mit als Erstes propagiert werden soll.

Wurzelwürze:

Gelbe Rüben, Selleriknollen, Zwiebel,
Petersilienwurzel und Breitlauchwurzel
werden mit geriebenem Honigsalzbrot in
Butter geröstet, dann das ganze mit Kräuter=
gewürzen (Lorbeer, Thymian, Bohnenkraut) gedämpft,
in Leinwandsäckchen abgefüllt und geräuchert.
Die geräucherte Paste in sterile Gläser abgefüllt.
Die Haltbarkeit im geschlossenen Glas ist unbegrenzt.
Das Glas einmal geöffnet und im warmen
Zimmer aufbewahrt, bewirkt nach 8 – 10 Tagen
Schimmelbildung.

Speisewürze:

Wurzeln wie oben, jedoch nicht mit
Honigsalzbrot geröstet, sondern mit
Blütenessig und mehr Kräutergewürzen
(Wachholder, Pimenta, Pfefferkörner, grüner Paprika,
Senfkörner, Dille, Weichselblatt, Lorbeer, Thymian)
gekocht. Dazu Caramelzucker.

Diese Speisewürze ist gedacht als pikante
Beigabe zu Kartoffeln, Reis, bes. Kartoffelsalat
und zur Herstellung von pikanten Saucen.
Könnte in Fläschchen etwa wie Worcester-sauce
auf den Tisch kommen.

Haltbarkeit unbegrenzt.

Abb. 61: Brief von Rudolf Hauschka an Ita Wegman, 18.1.1931, S. 3

essig mit als Erstes propagiert werden soll.

Wurzelwürze:

Gelbe Rüben, Sellerieknollen, Zwiebel, Petersilienwurzel und Breitlauchwurzel werden mit geriebenen Honigsalzbrot in Butter geröstet, dann das ganze mit Kräutergewürzen (Lorbeer, Thymian, Bohnenkraut) gedämpft in Leinwandsäckchen abgefüllt und geräuchert. Die geräucherte Paste in sterile Gläser abgefüllt. Die Haltbarkeit im geschlossen Glas ist unbegrenzt. Das Glas einmal geöffnet und im warmen Zimmer aufbewahrt, bewirkt nach 8 – 10 Tagen Schimmelbildung.

Speisewürze:

Wurzeln wie oben, jedoch nicht mit Honigsalzbrot geröstet, sondern mit Blütenessig und mehr Kräutergewürzen (Wachholder, Pimenta, Pfefferkörner, grüner Paprika, Senfkörner, Dille, Weichselblatt, Lorbeer, Thymian) gekocht. Dazu Caramelzucker.

Diese Speisewürze ist gedacht als pikante Beigabe zu Kartoffeln, Reis, bes. Kartoffelsalat und zur Herstellung von pikanten Saucen. Könnte in Fläschchen etwa wie Worcester-sauce auf den Tisch kommen.

Haltbarkeit unbegrenzt.

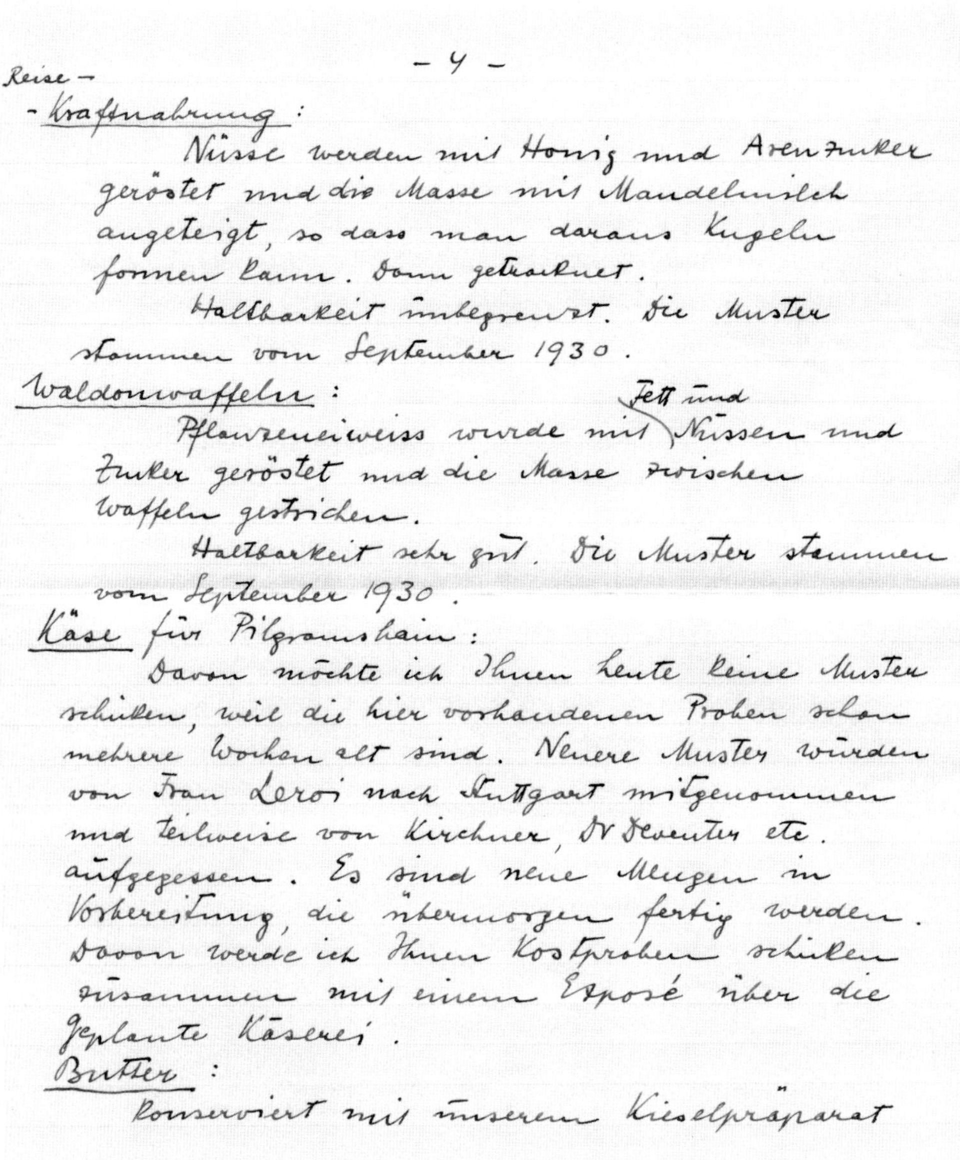

– 4 –

Reise-
-Kraftnahrung:
Nüsse werden mit Honig und Avenzucker geröstet und die Masse mit Mandelmilch angeteigt, so dass man daraus Kugeln formen kann. Dann getrocknet.
Haltbarkeit unbegrenzt. Die Muster stammen vom September 1930.
Waldonwaffeln:
Pflanzeneiweiss wurde mit Fett und Nüssen und Zucker geröstet und die Masse zwischen Waffeln gestrichen.
Haltbarkeit sehr gut. Die Muster stammen vom September 1930.
Käse für Pilgramshain:
Davon möchte ich Ihnen heute keine Muster schicken, weil die hier vorhandenen Proben schon mehrere Wochen alt sind. Neuere Muster wurden von Frau Leroi nach Stuttgart mitgenommen und teilweise von Kirchner, Dr Deventer etc. aufgegessen. Es sind neue Mengen in Vorbereitung, die übermorgen fertig werden. Davon werde ich Ihnen Kostproben schicken zusammen mit einem Exposé über die geplante Käserei.
Butter:
Konserviert mit unserem Kieselpräparat

Abb. 62: Brief von Rudolf Hauschka an Ita Wegman, 18.1.1931, S. 4

Reise –

Kraftnahrung:

Nüsse werden mit Honig und Asenzucker geröstet und die Masse mit Mandelmilch angeteigt, so dass man daraus Kugeln formen kann. Dann getrocknet.

Haltbarkeit unbegrenzt. Die Muster stammen vom September 1930.

Waldonwaffeln:

Pflanzeneiweiss wurde mit Fett und Nüssen und Zucker geröstet und die Masse zwischen Waffeln gestrichen.

Haltbarkeit sehr gut. Die Muster stammen vom September1930.

Käse für Pilgramshain:

Davon möchte ich Ihnen heute keine Muster schicken, weil die hier vorhandenen Proben schon mehrere Wochen alt sind. Neuere Muster wurden von Frau Leroi nach Stuttgart mitgenommen und teilweise von Kirchner, Dr. Deventer etc. aufgegessen. Es sind neue Mengen in Vorbereitung, die übermorgen fertig werden. Davon werde ich Ihnen Kostproben schicken zusammen mit einem Exposé über die geplante Käserei.

Butter:

Konserviert mit unserem Kieselpräparat

– 5 –

will ich Ihnen dann gleichzeitig zur Ansicht schicken.

<u>Honigsalzbrot</u>: wie bekannt.

Zur Ernährungshygienischen Abteilung käme dann noch Dieffenbachs <u>Cacao</u> und der „<u>Birkensprudel</u>". Vielleicht möchten Sie, liebe Frau Doktor, auch diese Präparate von Dieffenbach zur Ansicht verlangen.

<u>Kosmetische Abtlg.</u>:

<u>Gesichtscrème</u>: Die von Dame Florence angegebene Gesichtscrème (Wachs, Spermacet, Mandelöl) wurde dahin abgeändert, dass mit Pfirsichkernöl und Kieselgallerte verarbeitet wurde. Die Crème enthält nun etwa 0,3 % SiO_2 als Gel. Parfümiert mit Rosenöl.

Haltbarkeit sehr gut. Die Creme ist einige Monate alt und <u>nicht</u> ranzig geworden.

Das Döschen stammt von Herrn Nejedlo, dessen Vater eine Glasfabrik in Tschechoslowakien hat und wo ich wegen Glasemballagen anfragte. Eine solche Dose kommt auf etwa Fr. 0,25. (ohne Zoll. Um Zollgebühren müsste ich mich erst erkundigen.

Abb. 63: Brief von Rudolf Hauschka an Ita Wegman, 18.1.1931, S. 5

will ich Ihnen dann gleichzeitig zur Ansicht schicken.
Honigsalzbrot: wie bekannt.

Zur Ernährungshygienischen Abteilung käme dann noch Dieffenbachs Cacao und der «*Birkensprudel*». Vielleicht möchten Sie, liebe Frau Doktor, auch diese Präparate von Dieffenbach zur Ansicht verlangen.

Kosmetische Abtlg:

Gesichtscrème: Die von Dame Florence angegebene Gesichtscrème (Wachs, Spermant, Mandelöl) wurde dahin abgeändert, dass mit Pfirsichkernöl und Kieselgallerte verarbeitet wurde Die Crème enthält nun etwa 0,3% SiO_2 als Gel. Parfümiert mit Rosenöl.

Haltbarkeit sehr gut. Die Creme ist einige Monate alt und nicht ranzig geworden.

Das Döschen stammt von Herrn Nejedlo, dessen Vater eine Glasfabrik in Tschechoslowakien hat und wo ich wegen Glasemballagen anfragte. Eine solche Dose kommt auf etwa Fr. 0,25. (ohne Zoll. Um Zollgebühren müsste ich mich erst erkundigen.

– 6 –

Parfum:

Ich habe Weihrauch im Wasserstoffstrom langsam destilliert. Das Destillat stellt meiner Meinung nach eine gute Grundlage für eine Riechstoffkomposition dar (Muster I).

Das Destillat wurde weiter verarbeitet mit Zimmtrinde, Vanilleschoten, Lavendel und Geranium. Ich bin mit dem Resultat noch nicht zufrieden, aber ich möchte es Ihnen einmal zeigen. (Muster II)

Ich habe dann zur Probe die Gesichtscreme mit Muster II parfumiert und finde den Geruch nicht schlecht. (Muster III)

Medizinisches

Grapefrucht:

Wir haben von Doman eine Kiste mit ca 90 Grapefrüchten bekommen, die auf dem Tonboden in Florida gewachsen sind.
Eine solche Grapefrucht zu sehen, ist sehr interessant. Man kann erleben, dass eine solche Frucht ein Heilmittel gegen Diabetes sein könnte.

Ich habe gestern eine Grapefrucht bereits in der Weise verarbeitet, dass ich sie mit Schalen, Kernen und allem zu einem gleich=

Abb. 64: Brief von Rudolf Hauschka an Ita Wegman, 18.1.1931, S. 6

Parfum:

Ich habe Weihrauch im Wasserstoffstrom langsam destilliert. Das Destillat stellt meiner Meinung nach eine gute Grundlage für eine Riechstoffkomposition dar (Muster I).

Das Destillat wurde weiter verarbeitet mit Zimmtrinde, Vanilleschoten, Lavendel und Geranium. Ich bin mit dem Resultat noch nicht zufrieden, aber ich möchte es Ihnen einmal zeigen. (Muster II)

Ich habe dann zur Probe die Gesichtscreme mit Muster II parfumiert und finde den Geruch nicht schlecht. (Muster III)

Medizienisches

Grapefrucht:

Wir haben von Doman eine Kiste mit ca. 90 Grapefrüchten bekommen, die auf dem Tonboden in Florida gewachsen sind. Eine solche Grapefrucht zu sehen, ist sehr interessant. Man kann erleben, dass eine solche Frucht ein Heilmittel gegen Diabetes sein könnte.

Ich habe gestern eine Grapefrucht bereits in der Weise verarbeitet, dass ich sie mit Schalen, Kernen und allem zu einem gleich-

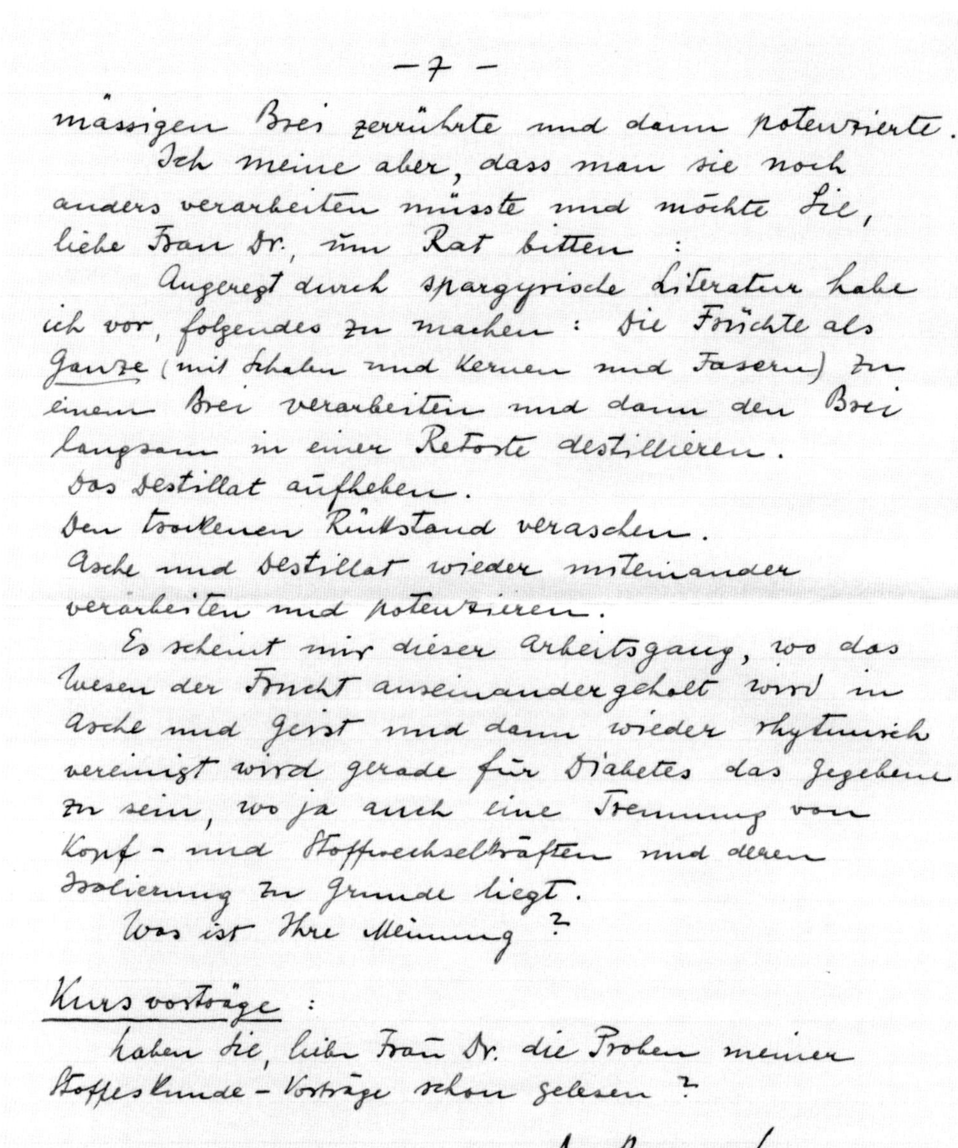

– 7 –

mässigen Brei zerrührte und dann potenzierte.

Ich meine aber, dass man sie noch anders verarbeiten müsste und möchte Sie, liebe Frau Dr., um Rat bitten:

Angeregt durch spargyrische Literatur habe ich vor, folgendes zu machen: Die Früchte als Ganze (mit Schalen und Kernen und Fasern) zu einem Brei verarbeiten und dann den Brei langsam in einer Retorte destillieren.
Das Destillat aufheben.
Den trockenen Rückstand veraschen.
Asche und Destillat wieder miteinander verarbeiten und potenzieren.

Es scheint mir dieser Arbeitsgang, wo das Wesen der Frucht auseinandergeholt wird in Asche und Geist und dann wieder rhytmisch vereinigt wird gerade für Diabetes das Gegebene zu sein, wo ja auch eine Trennung von Kopf- und Stoffwechselkräften und deren Isolierung zu Grunde liegt.

Was ist Ihre Meinung?

Kursvorträge:

haben Sie, liebe Frau Dr. die Proben meiner Stoffeskunde-Vorträge schon gelesen?

Dr. Rudolf Hauschka

Abb. 65: Brief von Rudolf Hauschka an Ita Wegman, 18.1.1931, S. 7

mässigen Brei zerrührte und dann potenzierte.

Ich meine aber, dass man sie noch anders verarbeiten müsste und möchte Sie, liebe Frau Dr., um Rat bitten:

Angeregt durch spagyrische Literatur habe ich vor, folgendes zu machen: Die Früchte als *Ganze* (mit Schalen und Kernen und Fasern) zu einem Brei verarbeiten und dann den Brei langsam in einer Retorte destillieren.

Das Destillat aufheben.

Den trockenen Rückstand veraschen.

Asche und Destillat wieder miteinander verarbeiten und potenzieren.

Es scheint mir dieser Arbeitsgang, wo das Wesen der Frucht auseinandergeholt wird in Asche und Geist und dann wieder rhytmisch vereinigt wird gerade für Diabetes das Gegebene zu sein, wo ja auch eine Trennung von Kopf- und Stoffwechselkräften und deren Isolierung zu Grund liegt.

Was ist Ihre Meinung?

Kursvorträge:

Haben Sie, liebe Frau Dr. die Proben meiner Stoffeskunde-Vorträge schon gelesen?

Dr. Rudolf Hauschka

Vertraulich 20. Jänner 1931.

Liebe Frau Doktor,

Auf Ihre Frage, ob ich Frau Leroi das Zeugnis ausstellen könne, dass sie jetzt unsere ernährungshygienischen Präparate auch wirklich machen kann – muss ich mit *nein* beantworten.

Frau Leroi war während der 10 Tage, die sie bei uns gearbeitet hat, sehr eifrig und fleissig. Sie hat folgende Präparate mit uns hergestellt und die Rezepte dafür erhalten:

Rosengetränk
Hollundergetränk
Orangengetränk
Blütenessig (nicht bis zu Ende)
Wurzelwürze
Speisewürze
Käse
Honigsalzbrot

Um aber diese Dinge auch wirklich tun zu können, müsste sie einige Wochen bei uns arbeiten. Es ist nicht so, dass sie etwa ungeschickt wäre. Aber sie ist geneigt, viel mehr mit dem Kopf zu arbeiten, als mit Herz und Hand. Ich hatte immer einige Mühe, sie zu veranlassen, mit Hand anzulegen, z. Bsp. beim Putzen, Schälen, Passieren etc. Sie meinte immer, das könne sie schon und darauf käme es nicht an. Dadurch kam sie auch dazu, eine wahre Sammelwut für Rezepte zu entfalten. In Gesprächen mit Schw. Anni bekam sie Diätrezepte, vom Bäcker Thomann Rezepte für allerhand Teegebäck etc. Ich liess sie gewähren, schaute aber mit umso grösserer Strenge darauf, dass sie gewisse Dinge selbständig tat. So brachte ich sie dazu, dass sie eine Partie Wurzelwürze, nachdem sie zuvor eine mit uns gemeinsam gemacht hatte, nun selbständig herstellte von A bis Z. Dabei zeigte sich, dass sie aus ihrem Kopf heraus immer zu neuen Vorschlägen kam; dass sie dies oder jenes noch hinzufügen wollte oder den einen und den anderen Prozess anders zu gestalten für richtig fand. Ich hatte Mühe, diese Vorschläge abzudämmen, wobei ich ihr klar machte, dass die Verfahren wohl nicht starr für alle Zeiten so bestehen bleiben müssten, dass sie aber in ihrer jetzigen

Form das Resultat langer Studien und Erfahren seien. Am Sonntag hatte ich noch ein langes Gespräch mit ihr über die geisteswissenschaftlichen Grundlagen einer neuen Ernährungshygiene. Ich zeigte ihr auch unsere wissenschaftlichen Arbeiten. Ich glaube, sie hatte einen tiefen Eindruck davon und das Bewusstsein, dass sie Präparate nicht aus dem Ärmel geschüttelt sind, sondern aus Erfahrung und Wissen heraus gestaltet sind.

Ich vereinbarte bezüglich der weiteren Arbeit mit ihr das Folgende:

1) Sie sollte zunächst in kleinen Mengen das herzustellen versuchen, was sie bei uns gelernt hat.
2) Von diesen Dingen soll sie uns stets berichten und Muster schicken
3) Auf keinen Fall darf sie Dinge als Präparate der Klinik abgeben, bevor sie sie uns nicht bemustert und von uns als gut bezeichnet wurden.
4) Abänderungsvorschläge der Verfahren wird sie vorher mit uns diskutieren.

Ich glaube, dass dies eine Basis für die weitere Arbeit sein kann. Ich hielte es ja ausserdem für sehr gut, wenn ihr ein Mitarbeiter zur Seite stünde, der in *ruhiger* Stetigkeit ihre etwas sprunghaften Gedankengänge konsolidiert und in ein stetiges, von Wärme getragenes Tun überleiten könnte. Gibt es so jemanden in Stuttgart?

Bitte noch eine dringende Frage bezüglich *Kristallcrème:*

Es ist eine grössere Menge Kristallcrème von Wien bestellt. Wir haben bisher die üblichen Etiketten verwendet und die beiden Zeilen: «hergestellt durch Weleda A.G. Arlesheim (Schweiz)» auf Schmiedels Wunsch durchgestrichen.

Da aber nun 30 Tuben nach Wien zu Apel und von da in die Wiener Apotheken geht, sieht das sehr schäbig aus und ich möchte daher fragen, ob ich in der hiesigen Druckerei einige Hundert Etiketten drucken lassen kann in der obigen Art, jedoch ohne die beiden durchgestrichenen Zeilen.

Kosten etwa 10 – 15 Fr.

Da die Sache sehr drängt, möchte ich Sie, liebe Frau Dr. um möglichst umgehende Antwort bitten.

Dr. Rudolf Hauschka

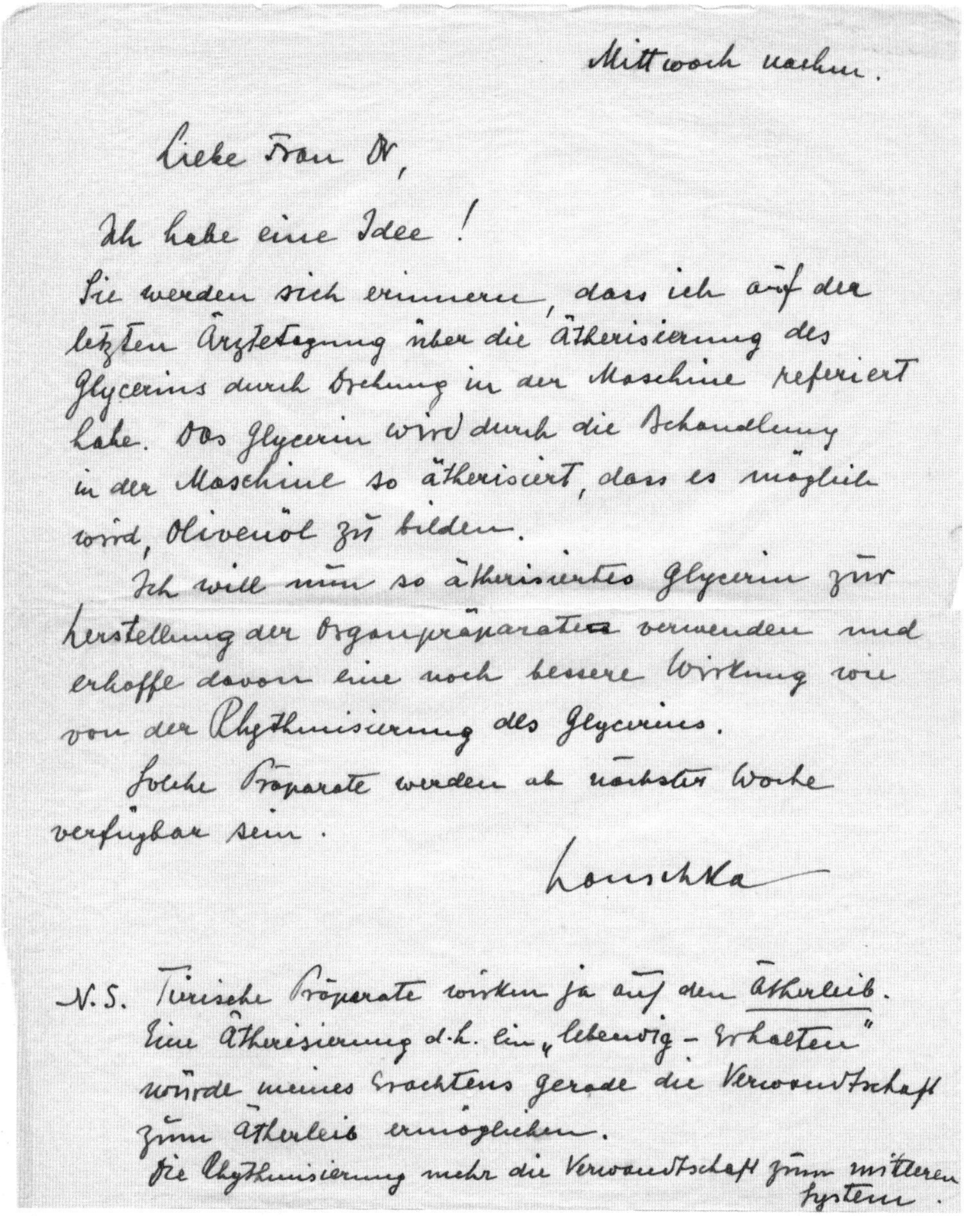

Mittwoch nachm.

Liebe Frau Dr,

Ich habe eine Idee!

Sie werden sich erinnern, dass ich auf der letzten Ärztetagung über die Ätherisierung des Glycerins durch Drehung in der Maschine referiert habe. Das Glycerin wird durch die Behandlung in der Maschine so ätherisiert, dass es möglich wird, Olivenöl zu bilden.

Ich will nun so ätherisiertes Glycerin zur Herstellung der Organpräparate verwenden und erhoffe davon eine noch bessere Wirkung wie von der Rhythmisierung des Glycerins.

Solche Präparate werden ab nächster Woche verfügbar sein.

Hauschka

N.S. Tierische Präparate wirken ja auf den Ätherleib.
Eine Ätherisierung d.h. ein „lebendig-Erhalten" würde meines Erachtens gerade die Verwandtschaft zum Ätherleib ermöglichen.
Die Rhythmisierung mehr die Verwandtschaft zum mittleren System.

Abb. 66: Brief von Rudolf Hauschka an Ita Wegman, undatiert

Mittwoch nachm.

Liebe Frau Dr,

Ich habe eine Idee!

Sie werden sich erinnern, dass ich auf der letzten Ärztetagung über die Ätherisierung des Glycerins durch Drehung in der Maschine referiert habe. Das Glycerin wird durch die Behandlung in der Maschine so ätherisiert, dass es möglich wird, Olivenöl zu bilden.

Ich will nun so ätherisiertes Glycerin zur Herstellung der Organpräparate verwenden und erhoffe davon eine noch bessere Wirkung wie von der Rhythmisierung des Glycerins.

Solche Präparate werden ab nächster Woche verfügbar sein.

Hauschka

N.S. Tierische Präparate wirken ja auf den *Ätherleib*. Eine Ätherisierung d.h. ein «lebendig-Erhalten» würde meines Erachtens gerade die Verwandtschaft zum Ätherleib ermöglichen.

Die Rhythmisierung mehr die Verwandtschaft zum mittleren System.

Klinisch-Therapeutisches Institut Arlesheim

ARLESHEIM; 19. März 1932

Liebe Frau DOKTOR!

Ich bin gestern abend von Vaihingen und Stuttgart zurückgekehrt und beeile mich, Ihnen zu berichten. Es war schon sehr nötig, dass ich den persönlichen Kontakt mit Hermann wieder pflegte. Er war durch die Prospekt-Angelegenheit etwas verschnupft. Das Eis bei Hermann war aber bald gebrochen, als ich ihm als Aequivalent für den Prospekt Atteste von Ihnen und den Aerzten in Aussicht stellte. Durch die bisherigen Erfahrungen geleitet, schlug Hermann auch eine andere Art des Vertriebes vor, nämlich die Präparate mehr im Rahmen der Diätetik und Heilernährung zu propagandieren. Diese Ideen Hermanns stammen hauptsächlich von Schickler, mit dem er sehr guten Kontakt hat, sowie auch von den Reformhaus-Inhabern in Stuttgart, die unsere Präparate vertreiben. Diesem Bestreben von Seiten Hermanns kamen die in Aussicht gestellten Atteste entgegen.

Ich habe dann auch selbst mit Schickler, Kolisko, dem Reformhausinhaber Scherr und dem Geschäftsleiter der Thalysia Herrn Schmitz gesprochen und es ergab sich mir folgende bemerkenswerte Tatsache: Trotz der allgemeinen Depression und wirtschaftlichen Krise werden die Blütenelixiere gerne gekauft. Herr Schmitz, der Geschäftsleiter der Thalysia erzählte mir, dass zerlumpte Menschen in das Geschäft kommen und die Elixiere, insbesonders das Rosenelixier kaufen. Herr Schmitz sagte mir, und das sagte er auch vorher Herrn Hermann und Dr. Schickler, das unsere Präparate die Ablösung von Schönebergers Pflanzen-Rohsäften darstellen. Schönebergers Rohsäfte seien eine Zeiterscheinung die durch unsere Präparate weit überholt erscheinen. Er hat auch Hermann eine Beteiligung von 50.000 Mark angeboten. Er war auch bereits in Vaihingen und war entzückt über die Art der Herstellung, die Sauberkeit des Laboratoriums u.s.w. Hermann ist zur Zeit nicht geneigt, die 50.000 Mark anzunehmen und beabsichtigt, die Sache allein zu machen. Herr Schmitz ist Anthroposoph und Patient von Schickler und zu diesem hat er auch geäussert, dass unsere Präparate den Gipfelpunkt dessen darstellen, was auf dem Gebiete des Reformwesens bisher erreicht wurde. Er sagte: «Wenn ich 100.000 Mark hätte, würde ich garantieren, damit in einem Jahr 200.000 Mark zu machen.

Ich habe aber nur 50.000 und die würde ich daran setzten.» Als ich mit Schickler sprach, merkte ich auch, dass er für die Blütenelixiere begeistert ist. Er verwendet sie viel in seiner Praxis und macht jetzt Blüten-Frühjahrskuren mit seinen Patienten. Er sagte aber, dass unsere Etiketten und Prospekte, wie überhaupt unsere ganze Reklame zu vornehm und zu farblos sei. Man müsste in einer konzentrierten schlagwortartigen Form klipp und klar sagen, wozu die Dinge gut seien, was man mit diesen Elixieren prophylaktisch und heilend tun kann. Lange, vornehm gehaltene Prospekte liest in der Hast der heutigen Zeit fast niemand. Nur tiefe und ernste Menschen werden sich für die Hintergründe einer zeitgemässen Ernährung interessieren. Dasselbe hörte ich auch von Herrn Schmitz und den Reformhausinhabern.

Aber bei allen macht sich eine starke Opposition gegen Drebber bemerkbar. Am stärksten ist die Opposition bei Kolisko. Kolisko war ja überhaupt etwas schwierig. Er war beleidigt, dass man ihn durch die Firma «Zeitgemässe Ernährung» vor eine vollendete Tatsache stellte. Er sagte, eine Ernährungsbewegung, die aus der Anthroposophie heraus inauguriert ist, eine solche Ernährungsbewegung liegt auch ihm am Herzen, aber da muss sie ganz anders aufgezogen werden. Sie muss durch die Aerzteschaft getragen werden und muss gemeinsam organisiert und besprochen werden. Dies sei nicht geschehen und nun sei der Karren durch die Verbindung mit Drebber verfahren; ich sagte ihm, dass keine andere vollendete Tatsache gegeben sei, als dass eben Hermann in Vaihingen die Präparate herstellt, weil sie von deutschen Verbrauchern gewünscht werden. Der Prospekt wird ja in der Form wie er jetzt ist, zurückgezogen und die Dinge stehen zur Diskussion. Da er wenig Zeit hatte, sagte er mir, dass er sich im April einen ganzen Nachmittag für mich frei nehmen will, um mit mir ausführlich über die Organisation einer zeitgemässen Ernährungsbewegung zu sprechen. Ich fragte ihn auch, ob er die Präparate für gut halte und er sagte darauf «ja» und er wird sie auch jedem, der sie nötig hat, verordnen.

In den Reformhäusern sagte man mir, dass die Drebber-Präparate lange überholt seien, dass kein Mensch mehr Drebber kauft. Herr Scherr sagte z.B.: »Sie haben da eine so wunderbare Sache, die ihren Weg allein machen wird. Warum belasten Sie sich mit Drebber?» Am grosszügigsten drückte sich Schickler aus: «Die Blütenelixiere sind so ausgezeichnet, dass mich dabei Drebber gar nicht geniert; der wird eines Tages abfallen wie eine faule Frucht.» Ich habe auf alle diese Anwürfe meinen Freund Drebber verteidigt. Ich führte aus, dass die Lebensreformbewegung wie sie heute ist, lediglich eine Leibesreform ist, die nur auf Gesundheit, langes Leben und Glück hinschaut und dass Drebber der einzige ist, der eine wirkliche Lebensreform anstrebt, indem er den Leib nur als Instrument des Seelisch-Geistigen in seinen Schriften darstellt und seine Diätschule darauf aufbaut. Dadurch nähert er sich der Anthroposophie. Es mögen in seinen Schriften viele Irrtümer vorkommen und es mag seine Sprache für uns unmöglich sein, aber dadurch, dass wir uns mit ihm verbinden, wird eine Art Kontinuität geschaffen zwischen den Menschen, die draussen suchen und dem, was wir geben wollen. Und ein wesentliches Moment unserer Verbindung ist auch dies, Drebber selbst auf seinem Weg zu fördern. Ich werde Drebber nicht fallen lassen, aber ich bin bereit, mich belehren zum lassen, über die Form, in der wir Drebber mitnehmen können.

Prospekte. Auf Grund der geschilderten Situation war es nicht mehr so schwierig, Hermann von der Untunlichkeit der Prospekte zu überzeugen. Von den Prospekten sind 2000 Stück gedruckt. Die Kosten sind ca. 100 Mark. Beabsichtigt war der Druck von 6000. Von den bereits fertigen 2000 Stück wurde noch nichts verteilt oder verschickt, mit Ausnahme von einigen wenigen, die Hermann an persönlich Bekannte von ihm gab. Ein Exemplar gab Hermann auch an Molt, da dieser in der letzten Zeit wieder an ihn herantrat, um mit ihm gemeinsam zu arbeiten und betonte , wie starkes Interesse er an den Blütenelixieren habe. Dieses Exemplar wanderte scheinbar nach Dornach, wo es in die Hände von Schmiedel und Wachsmuth gelangte. Wir kamen nun überein, die Mitte des Prospektes mit einer Vignette in Gold und Violett mit dem Firmenzeichen zu überkleben, etwa so wie eine Havannazigarre eine Binde trägt. Herr Hermann wird in diesen Tagen mit der Druckerei die Möglichkeiten ventilieren und einen Vorschlag hierher übermitteln. Sind wir dann damit einverstanden, dann kann der Prospekt ja in beschränktem Umfang für jene Menschen, die sich für unsere Ziele interessieren, verwendet werden. Ich habe vorgeschlagen, dass man ihn für etwa 5 Pfennige verkauft. Sollten wir aber zu der Ueberzeugung kommen, dass der Prospekt als solcher ganz kassiert werden soll, so ist Herman auch bereit, ihn zu vernichten.

Vorträge. Man hat vor, mich Mitte April einzuladen in Stuttgart, Heilbronn und in Pforzheim je einen Vortrag zu halten. Die Einladung würde von einem Komitee der Vereinigten Reformvereine ausgehen. Ueber den genauen Zeitpunkt konnte ich mich nicht äussern, da ich von Doman noch immer keine Nachricht wegen Amerika habe.

Generalversammlung. Die Arbeitsgemeinschaft in Stuttgart hat beschlossen, nicht zur Generalversammlung zu erscheinen. Nun streiten sie sich untereinander, ob man das in einem Brief mitteilen soll oder nicht. Schickler steht auf dem Standpunkt, wenn man nicht hingeht, muss man ihnen auch erklären, warum man nicht hingeht. Dieser Standpunkt wird bekämpft von Kolisko und Grone, die sagen, dass jedes Schreiben in dieser Richtung zu tagelangen Debatten in der Generalversammlung die Grundlage abgeben würde. Kolisko und Grone sind in der Mehrheit, so dass man weder schreiben, noch kommen wird. Dies erzählte mir Schickler und dies vertraulich. Schickler lässt Sie herzlich grüssen; er ist sehr im Schwung und freut sich über ein gelöstes Problem, das ihm gelungen ist. Er hat nämlich die Metamorphose des Herzens in die menschliche Gestalt auf mathematischem Wege gefunden. Er hat die Absicht, dies in einer Broschüre in der Schriftenreihe der Natura zu veröffentlichen.

Ich soll auch noch Grüsse ausrichten von Hermann, Frau Hermann und Rumpe. Letzterer hat sich sehr gemacht. Er hat im letzten halben Jahr unter Hermann sehr viel zu erfahren und zu überwinden gehabt. Das scheint ihn aber als Persönlichkeit gefestigter zu haben, denn er hat einen ganz anderen Gesichtsausdruck wie früher, ist gesund und kräftig.

Drebber. Es ist mir nun nach den Erlebnissen in Stuttgart ganz unklar, in welcher Form die Zusammenarbeit mit Drebber weiter erfolgen soll. Dass sie weitergehen muss, weiss ich. Aber in welcher Form, weiss ich nicht. Inzwischen ist aus unserer gemeinsamen Arbeit die 1. umgearbeitete Schrift Drebbers entstanden über «billige Diätküche». Ich finde diese Schrift sehr gut. Die Sprache unterscheidet sich wesentlich von den früheren Drebber-Schriften. Es wäre furchtbar schade, wenn es mit diesem ersten schönen Erfolg nun aus sein sollte. Er hat sich inzwischen auch beklagt, dass er durch die Anthroposophen bisher nur Ablehnung erfahren hat, dass ihm keine neuen Kunden zugeflossen sind. Ueberhaupt ginge es mit seinem Geschäfte schlecht, dass oft tagelang keine Bestellung einkommt. Ich habe ihn vor meiner Stuttgarter Reise beruhigt und in Aussicht gestellt, dass wir seine Präparate in der Klinik verwenden wollen und dass wir auch an unsere Ärzte aufklärend über seine Präparate herantreten wollen. Wie ich das nun machen soll, weiss ich nicht!

Herzliche Grüsse

Ihr

Dr. Rudolf Hauschka

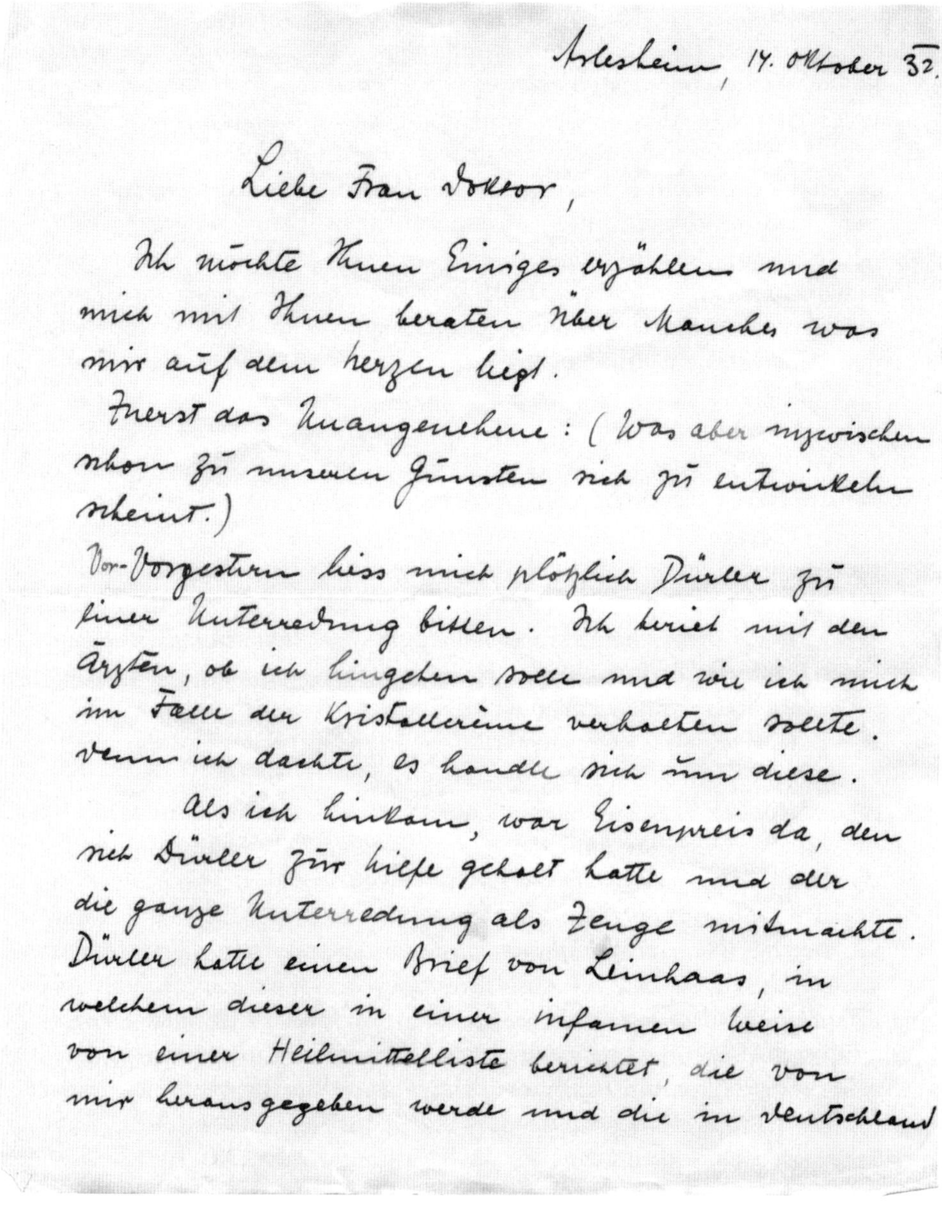

Arlesheim, 14. Oktober 32.

Liebe Frau Doktor,

Ich möchte Ihnen Einiges erzählen und mich mit Ihnen beraten über Manches was mir auf dem Herzen liegt.

Zuerst das Unangenehme: (was aber inzwischen schon zu unseren Gunsten sich zu entwickeln scheint.)

Vor-Vorgestern liess mich plötzlich Dürler zu einer Unterredung bitten. Ich beriet mit den Ärzten, ob ich hingehen solle und wie ich mich im Falle der Kristallcrème verhalten sollte. denn ich dachte, es handle sich um diese.

Als ich hinkam, war Eisenpreis da, den sich Dürler zur Hilfe geholt hatte und der die ganze Unterredung als Zeuge mitmachte. Dürler hatte einen Brief von Leinhaas, in welchem dieser in einer infamen Weise von einer Heilmittelliste berichtet, die von mir herausgegeben werde und die in Deutschland

Abb. 67: Brief von Rudolf Hauschka an Ita Wegman, 14.10.1932, S. 1

Arlesheim, 14. Oktober 32.

Liebe Frau Doktor,

Ich möchte Ihnen Einiges erzählen und mich mit Ihnen beraten über Manches was mir auf dem Herzen liegt.

Zuerst das Unangenehme: (was aber inzwischen schon zu unseren Gunsten sich zu entwickeln scheint.)

Vor-Vorgestern liess mich plötzlich Dürler zu einer Unterredung bitten. Ich beriet mit den Ärzten, ob ich hingehen solle und wie ich mich im Falle der Kristallcrème verhalten sollte. Denn ich dachte, es handle sich um diese.

Als ich hinkam, war Eisenpreis da, den sich Dürler zur Hilfe geholt hatte und der die ganze Unterredung als Zeuge mitmachte. Dürler hatte einen Brief von Leinhaas, in welchem dieser in einer infamen Weise von einer Heilmittelliste berichtet, die von mir herausgegeben werde und die in Deutschland überall zirkuliere. (Wie Leinhaas dazukam, weiss ich nicht. Die Liste bekam – wie Sie wissen – Dr. König, Schickler und Keiner, und trägt den Vermerk «Vertraulich».)

Dürler tobte, sprach von unverantwortlichen Rückenschüssen, forderte die sofortige Herausgabe der Liste und eine schriftliche Erklärung, dass ich keine Präparate mehr abgebe.

Das lehnte ich ab und nachdem er ausgetobt und ausgedroht hatte, erklärte ich etwa das Folgende:

Der Inhalt der Liste bezieht sich fast ausschliesslich auf jene Präparate, über die ich auf der Ärztetagung gesprochen und dort gezeigt habe. Sie befinden sich im Stadium der Klinischen Erprobung und die Liste dieser Präparate wurde an drei uns eng befreundete Ärzte auf deren Bitte abgegeben.

Da die Weleda bei meinem Vortrag durch die Anwesenheit ihrer leitenden Persönlichkeiten offiziell vertreten war, kann von Rückenschüssen gar nicht die Rede sein. Ich sagte in meinem Vortrag ausdrücklich, dass diese Präparate später, wenn sie aus dem Versuchsstadium heraus sind, bei der Weleda zu haben sein werden. Es hat immer die Absicht bestanden, diese Präparate der Weleda anzubieten, obgleich eine Verpflichtung dazu nicht vorliegt. Ich könnte diese Verfahren ebensogut morgen an Madaus oder an die I.G. verkaufen, oder eine eigene Firma gründen.

Das machte *sichtlich* Eindruck auf ihn. Wir einigten uns dann, die Sache ruhen zu lassen, bis zu Ihrer Rückkehr, jedoch bis dahin von einer Versendung der Präparate in Apotheken und Drogerien abzusehen. Eine Ausnahme bildet die Kristallcreme und die Ulcus-Salbe.

Inzwischen hat sich die Angelegenheit weiter zu unseren Gunsten verschoben, indem Wachsmuth anscheinend dem Dürler einen Wink zur Vorsicht gegeben hat – wie wir über Pfeiffer erfahren haben. Wachsmuth steht plötzlich auf dem Standpunkt, das *Jeder* Heilmittel herstellen könne, wenn sie dann nur in die Weleda einfliessen.

Ich hatte heute auch schon ein sehr freundliches Telefongespräch mit Dürler.

(Soeben erhalte ich zwar wieder einen Brief von ihm, in welchem er die Liste verlangt.) –

Liebe Frau Doktor, wir haben Sie in diesen Tagen besonders schwer vermisst. Aber die Schwere dieser Tage hat doch das Kollegium in eine seelische Erwärmung – auch im Anschauen der Probleme des Anderen – gebracht. Es war schön, dass Bockholt bis heute abend hier geblieben ist. Ich habe mit ihr viel gearbeitet. Wir haben zusammen die Tierkreisarbeit fertig gemacht. Sie liegt beinahe druckreif vor (etwa 30 Druckseiten) Sie wird in den nächsten Tagen noch rein geschrieben. Mit dem ersten Doppelheft dieses Jahrganges der Natura geht es aber langweilig voran. Ich habe meine Kohlenstoffarbeit am 30. September fix und fertig abgegeben und bis heute habe ich noch keine Korrekturbögen erhalten.

Dr. Stavenhagen schreibt einen Aufsatz über die Qualitäten der Nahrungsmittel, in welchem in einer umfassenderen Weise das dargestellt wird, was wir Drebber als Gerüst für seine Gemüsebroschüre gegeben haben. Wenn dieser Aufsatz im Dezemberheft erscheinen kann, sind wir doch die 5 Schritte voraus, die Sie wünschten. Daran kann sich dann die Arbeit für das Kochbuch unmittelbar anschliessen. Stavenhagen ist nun auch sehr angestrengt tätig mit der Leitung des Schwesternkurses und mit der Zusammenfassung der Künstlerischen Therapien. Es macht ihr aber Freude. Wir hatten Dienstag diesbezüglich einen ganz netten Ärzteabend.

Am Montag und Dienstag kommen die Mediziner (wie ich höre – 10 Stück). Ich wurde gebeten, mich menschlich ihrer ein wenig anzunehmen. Es ist ja nun sehr schade, dass Sie nicht da sind – es wäre ein Eröffnungsabend mit Ihnen sehr schön gewesen. Kann man das vielleicht später nachholen? Inzwischen wurde vorgeschlagen, am nächsten Mittwoch einen geselligen Abend mit Tee zu machen, wo wir uns kennen lernen wollen und ein wenig über das Arbeitsprogramm dieses Semesters im Sinne unserer letzten Unterredung mit Ihnen sprechen wollen. Sind Sie damit einverstanden? Oder meinen Sie, dass wir warten sollen, bis Sie zurück kommen, damit Sie gleich den unmittelbaren Kontakt mit den jungen Leuten bekommen?

Ich habe in diesen Tagen viel von Ihnen geträumt. Auch Bockholt erzählte es – wir waren wohl in diesen Nächten alle beisammen.

Herzlich grüsst Sie

Ihr Dr. Rudolf Hauschka

Nachschrift

Ich sprach eben mit Dr. Deventer, die mir mitteilte, dass Sie empört seien über mich. Ich weiss nicht, womit ich das verdient habe. Sie meinte, ich möge die Kopie des heutigen Briefes von Dürler zu Ihrer Orientierung beilegen. Ich sende auch einen Durchschlag der Liste II, damit Sie alle Unterlagen haben. (Entschuldigen Sie den Fettfleck – aber ich habe nur dieses eine Exemplar.)

Die Liste I habe ich nicht mehr. Sie ist nur kleiner wie Liste II, weil es die ersten Präparate waren. Liste II enthält alle Präparate der Liste I. Liste I erhielt *niemand* ausser den Klinik-Ärzten. Liste II erhielten König, Schickler und Kainer.

Ich schicke diesen Brief express nach Birmingham, dann bekommen Sie ihn Sonntag früh. Dr. Deventer bittet Sie, nach Kenntnisnahme dieser Unterlagen am Sonntag abends hier telephonisch anzurufen.

Frau Dr.

Vertraulich!

Erweiterte Medikamentenliste II.
==

Kristallcrème.	Koll. Kiesel mit Pflanzenschleim.	Tube à 20 gr.vorr.
Kristallpaste.	Kieselgel ohne Schleim.	in Salbentiegeln lieferb. 3-4 Std.n.Bestellung.
Unguentum H.	Kieselgel m.Wachs & Pflanzenöl verarbeitet.	Salbentiegel à 30 gr.vorr
Salbengrundlage.	Wachs,Walrat & Pflanzenöl ohne Mineralöle & Lanolin	
Grape-fruit.		
Praep.G III.D5.	Destillat + Asche	1^cc Ampullen vorrätig
Grape-fruit V.	Frische Frucht D 1.	150 gr. Flasche vorr. höhere Potenzen n.Best.
Lilia H.95 I.	frische Blüten Destillat + Asche	D 3 fl. vorrätig höhere Pot. n. Best.
Veronica.		
H.157a.	Extract m. rhythm.Belichtg.	D 2 fl. vorrätig
H.168b.	" " " Wärmebeh.	Pot.n.Bestellung.
Cortex Quercus.		
H.157b.	"Sonnenasche"	D 3 pulv. vorrätig höhere Pot.n.Best.
H.168a.	Decoct.+ Asche (teilw.S.-A.)	10% fl. vorrätig
Mercurialis.	Extr.m.rhythm.Wärmebehandlung	
H.163a.	ohne Asche	Potenzen n.Bestellung.
H.163b.	mit Asche	
Pulmonaria.		
H.165a.	Extr.aqu. 50%,rhythm.belichtet	
H.165b.	"Sonnenasche"	D 3 pulv. vorrätig
H.165c.	frisches Kraut+Magneteisen 7 Tage 37°C vergoren Destillat + Asche (Eisen!)	D 3 fl. " höhere Pot.n. Best.
H.165d.	Destillat allein	
Prunus spin. H.164.	Blüten + Magneteisen 7 Tage 37°C vergoren Destillat + Asche (Eisen)	Pot.n.Best.
Equisetum H.166a.	frischer Extract + Asche	D5,D10,D15 vorrätig D15 pro inj. andere Pot.n.Best.
Arnica.		
H.174a.	Extr. 100% m.rhythm.Wärmebeh.	D3 fl.,D15 pro inj.
H.174b.	" 30% " " Belichtg.	Potenzen n.Best.

Abb. 68: Medikamentenliste II

-2-

Arnica.	NB. Vorstehende Präparate sind aus ganzen Pflanzen gewonnen & mit der Asche (teilw. S.-A.) verarbeitet.	
Euphrasia. H.183a.	Extr.v.Kraut+Blüten 30% rhythm.belicht.,m.Asche (z.T.S.-A.)	Pot.n.Best.
H.183b.	Extr.v.Wurzeln 20% rhythm.belicht.,m.Asche (" " " ")	" " "
Fragaria. H.169.	Extr.a.Blättern+Blüten+Beeren m.rhythm.Wärmebeh.&Asche (z.T. S.-A.)	D2,D3 vorr. höhere Pot.n.Best.
H.180.	Extr.a.Pflanze m.viel reifen Beeren durch rhythm.Belichtg.,XXXXXX	" " "
Achillea.H.170.	Extr.m.rhythm.Wärmebeh.+Asche("""")	Pot.n.Best.
Farn. H.171.Frauenfarn.) H.176.Adlerfarn.)	Extract.m.rhythm.Belichtung +Asche (z.T.Sonnen-a.)	Pot.n.Best.
Allium sat. H.173a.	Extract. aqu. m.rhythm.Belichtg.	
H.173c.	" in Honiglösg." " "	
"Pulver n.Recept H."	Migränemittel	D3,D5 vorr.
"Mg H. D 3." (n.Dr.Kaelin)	Mg phosph. D7, Mg clorat. D5, Mg carbon. D3	
Spagyrische Tinctur	n.Rademacher, Angabe Dr.Kaelin Eisen-Präp.m.Bleiprocess	
Carbo HB.	verkohlte Honigsalzbrot-Rinde	Grundsubst.&Pot.vorr.

==============

Rosenöl, Wachholderöl, Wermuthöl, Antimonöl n.Best.

==============

Elixire. Rosen-,Hlunderblüten-,Orangenblüten-, Orangenschalen, Quitten, Holunderbeeren-,Heidelbeeren, Erdbeerblätter-,Brennessel-, ect.) Kräuter-Elixir (enth.u.a.Rhabarber,Hyssopus,Salvia,Chamom.,Mentha)

Wurzel-Würze.

==============

Antimon-B.Z. Natriumsulfantimoniat aus Grauspiessglanz

==============

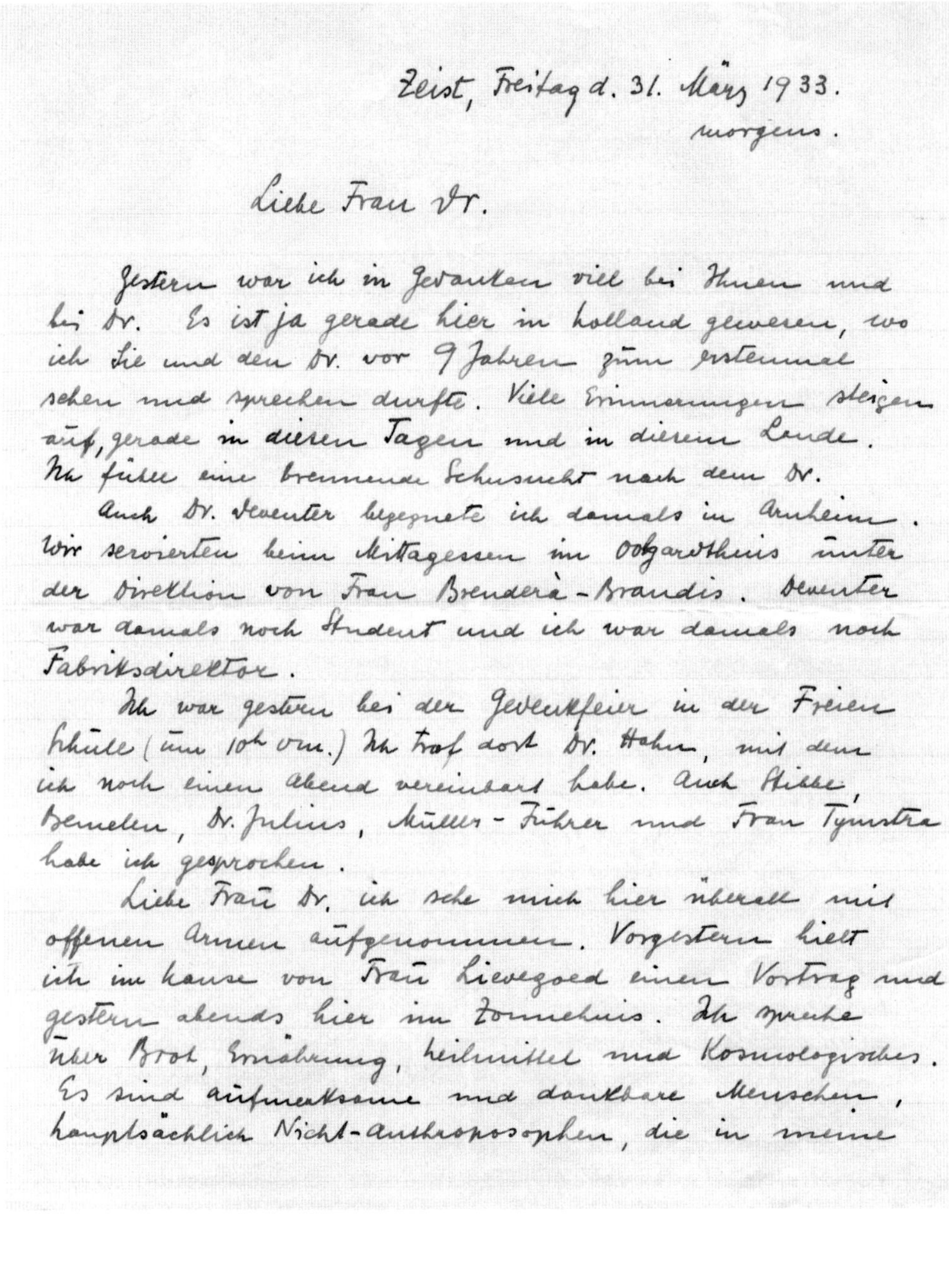
Zeist, Freitag d. 31. März 1933.
morgens.

Liebe Frau Dr.

Gestern war ich in Gedanken viel bei Ihnen und bei Dr. Es ist ja gerade hier in Holland gewesen, wo ich Sie und den Dr. vor 9 Jahren zum erstenmal sehen und sprechen durfte. Viele Erinnerungen steigen auf, gerade in diesen Tagen und in diesem Lande. Ich fühle eine brennende Sehnsucht nach dem Dr.

Auch Dr. Deventer begegnete ich damals in Arnheim. Wir servierten beim Mittagessen im Oostgardthuis unter der Direktion von Frau Brenderà-Brandis. Deventer war damals noch Student und ich war damals noch Fabriksdirektor.

Ich war gestern bei der Gedenkfeier in der Freien Schule (um 10h vm.) Ich traf dort Dr. Hahn, mit dem ich noch einen Abend vereinbart habe. Auch Stibbe, Bemelen, Dr. Julius, Müller-Führer und Frau Tymstra habe ich gesprochen.

Liebe Frau Dr. ich sehe mich hier überall mit offenen Armen aufgenommen. Vorgestern hielt ich im Hause von Frau Lievegoed einen Vortrag und gestern abends hier im Sonnehuis. Ich spreche über Brot, Ernährung, Heilmittel und Kosmologisches. Es sind aufmerksame und dankbare Menschen, hauptsächlich Nicht-Anthroposophen, die in meine

Abb. 69: Brief von Rudolf Hauschka an Ita Wegman, 31.3.1933, S. 1

Zeist, Freitag d. 31. März 1933.
morgens.

Liebe Frau Dr.

Gestern war ich in Gedanken viel bei Ihnen und bei Dr. Es ist ja gerade hier in Holland gewesen, wo ich Sie und den Dr. vor 9 Jahren zum erstenmal sehen und sprechen durfte. Viele Erinnerungen steigen auf, gerade in diesen Tagen und in diesem Lande.

Ich fühle eine brennende Sehnsucht nach dem Dr.

Auch Dr. Deventer begegnete ich damals in Arnheim. Wir servierten beim Mittagessen im Oobgardthuis unter der Direktion von Frau Brenderà-Brandis. Deventer war damals noch Student und ich war damals noch Fabriksdirektor.

Ich war gestern bei der Gedenkfeier in der Freien Schule (um 10h vm.). Ich traf dort Dr. Hahn, mit dem ich noch einen Abend vereinbart habe. Auch Stibbe, Bemelen, Dr. Julius, Müller-Führer und Frau Tymstra habe ich gesprochen.

Liebe Frau Dr. ich sehe mich hier überall mit offenen Armen aufgenommen. Vorgestern hielt ich im Hause von Frau Lievegoed einen Vortrag und gestern abends hier im Zonnehuis. Ich spreche über Brot, Ernährung, Heilmittel und Kosmologisches. Es sind aufmerksame und dankbare Menschen, hauptsächlich Nicht-Anthroposophen, die in meine

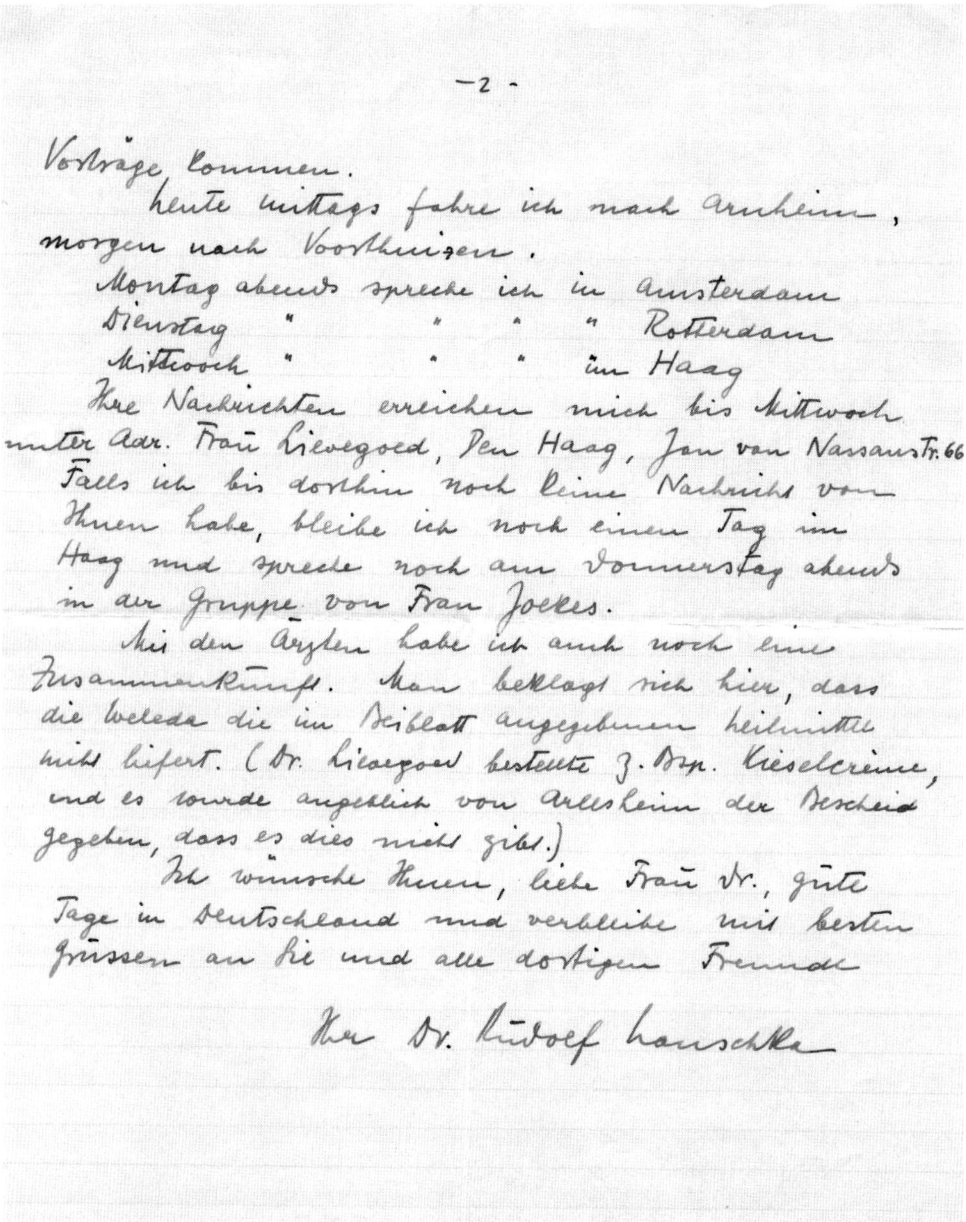

-2-

Vorträge kommen.
Heute mittags fahre ich nach Arnheim,
morgen nach Voorthuizen.
Montag abends spreche ich in Amsterdam
Dienstag " " " " Rotterdam
Mittwoch " " " im Haag
Ihre Nachrichten erreichen mich bis Mittwoch
unter Adr. Frau Lievegoed, Den Haag, Jan van Nassaustr. 66
Falls ich bis dorthin noch keine Nachricht von
Ihnen habe, bleibe ich noch einen Tag im
Haag und spreche noch am Donnerstag abends
in der Gruppe von Frau Jockes.
Mit den Ärzten habe ich auch noch eine
Zusammenkunft. Man beklagt sich hier, dass
die Weleda die im Beiblatt angegebenen Heilmittel
nicht liefert. (Dr. Lievegoed bestellte z. Bsp. Kieselcrème,
und es wurde angeblich von Arlesheim der Bescheid
gegeben, dass es dies nicht gibt.)
Ich wünsche Ihnen, liebe Frau Dr., gute
Tage in Deutschland und verbleibe mit besten
Grüssen an Sie und alle dortigen Freunde

Ihr Dr. Rudolf Hauschka

Abb. 70: Brief von Rudolf Hauschka an Ita Wegman, 31.3.1933, S. 2

Vorträge kommen.

Heute mittags fahre ich nach Arnheim, morgen nach Voorthuizen.

Montag abends spreche ich in Amsterdam
Dienstag " " " " Rotterdam
Mittwoch " " " " im Haag

Ihre Nachrichten erreichen mich bis Mittwoch hier Adr. Frau Lievegoed, Den Haag, Jan van Nassaustr. 66. Falls ich bis dorthin noch keine Nachricht von Ihnen habe, bleibe ich noch einen Tag im Haag und spreche noch am Donnerstag abends in der Gruppe von Frau Joekes.

Mit den Ärzten habe ich auch noch eine Zusammenkunft. Man beklagt sich hier, dass die Weleda die im Beiblatt angegebenen Heilmittel nicht liefert. (Dr. Lievegoed bestellte z. Bsp. Kieselcrème, und es wurde angeblich von Arlesheim der Bescheid gegeben, dass es dies nicht gibt.)

Ich wünsche Ihnen, liebe Frau Dr., gute Tage in Deutschland und verbleibe mit besten Grüssen an Sie und alle dortigen Freunde

Ihr Dr. Rudolf Hauschka

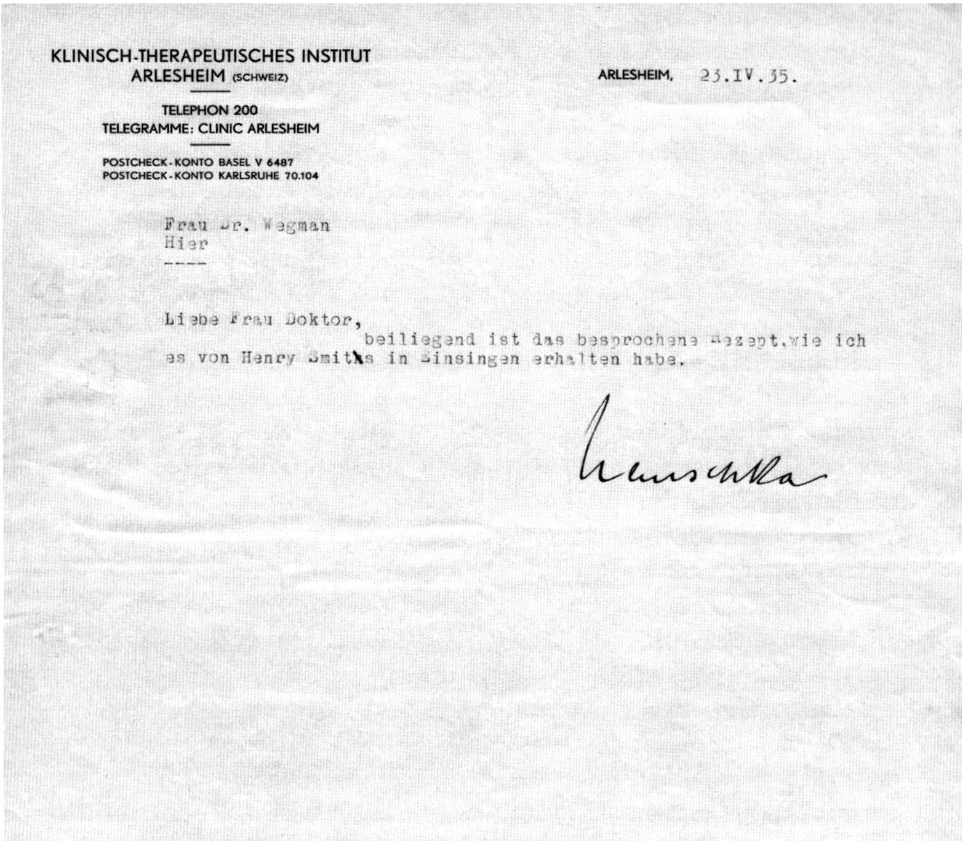

KLINISCH-THERAPEUTISCHES INSTITUT
ARLESHEIM (SCHWEIZ)

TELEPHON 200
TELEGRAMME: CLINIC ARLESHEIM

POSTCHECK-KONTO BASEL V 6487
POSTCHECK-KONTO KARLSRUHE 70.104

ARLESHEIM, 23.IV.35.

Frau Dr. Wegman
Hier

Liebe Frau Doktor,

beiliegend ist das besprochene Rezept,wie ich es von Henry Smiths in Einsingen erhalten habe.

Abb. 71: Brief von Rudolf Hauschka an Ita Wegman und Rezept, 23.4.1935

Torfrezept
==========

Die Torffaser wird mechanisch gereinigt und hierauf mit folgender Mischung behandelt: Lärchenharz,Malvenschleim,Antimon Ackerwinde,Löffelkraut und Kastanienrinde.

Die Fasern werden dann mit Ozon fixiert und sind dann spinnfähig.

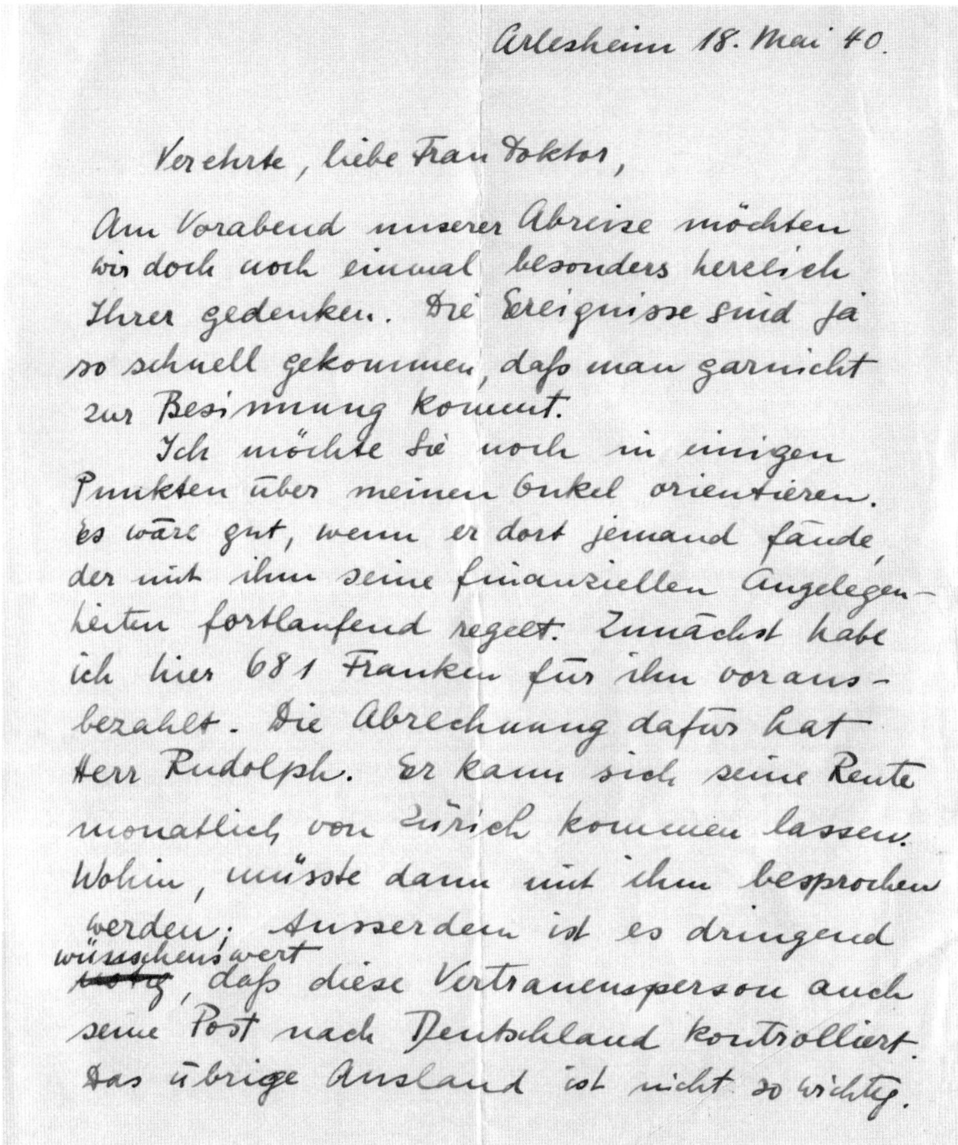

Arlesheim 18. Mai 40.

Verehrte, liebe Frau Doktor,

Am Vorabend unserer Abreise möchten wir doch noch einmal besonders herzlich Ihrer gedenken. Die Ereignisse sind ja so schnell gekommen, daß man garnicht zur Besinnung kommt.

Ich möchte Sie noch in einigen Punkten über meinen Onkel orientieren. Es wäre gut, wenn er dort jemand fände, der mit ihm seine finanziellen Angelegenheiten fortlaufend regelt. Zunächst habe ich hier 681 Franken für ihn vorausbezahlt. Die Abrechnung dafür hat Herr Rudolph. Er kann sich seine Rente monatlich von Zürich kommen lassen. Wohin, müsste dann mit ihm besprochen werden; Ausserdem ist es dringend wünschenswert ~~nötig~~, daß diese Vertrauensperson auch seine Post nach Deutschland kontrolliert. Das übrige Ausland ist nicht so wichtig.

Abb. 72: Brief von Margarethe Stavenhagen und Rudolf Hauschka an Ita Wegman, 18.5.1940, S. 1

Arlesheim 18. Mai 40.

Verehrte, liebe Frau Doktor,

Am Vorabend unserer Abreise möchten wir doch noch einmal besonders herzlich Ihrer gedenken. Die Ereignisse sind ja so schnell gekommen, daß man gar nicht zur Besinnung kommt.

Ich möchte Sie noch in einigen Punkten über meinen Onkel orientieren. Es wäre gut, wenn er dort jemand fände, der mit ihm seine finanziellen Angelegenheiten fortlaufend regelt. Zunächst habe ich hier 681 Franken für ihn vorausbezahlt. Die Abrechnung dafür hat Herr Rudolph. Er kann sich seine Rente monatlich von Zürich kommen lassen. Wohin, müsste dann mit ihm besprochen werden; Ausserdem ist es dringend wünschenswert, dass diese Vertrauensperson auch seine Post nach Deutschland kontrolliert. Das übrige Ausland ist nicht so wichtig.

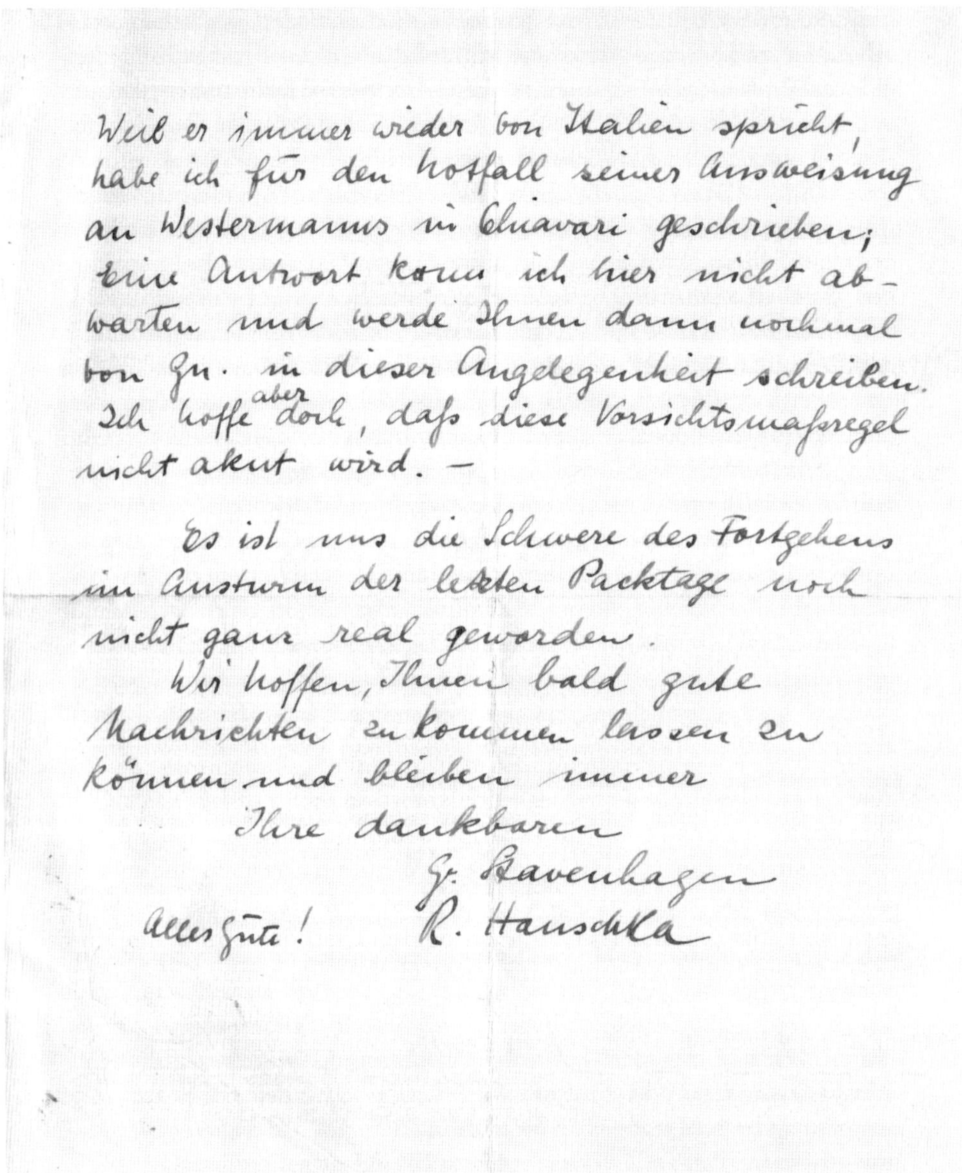

Weil er immer wieder von Italien spricht,
habe ich für den Notfall seiner Ausweisung
an Westermanns in Chiavari geschrieben;
eine Antwort kann ich hier nicht ab-
warten und werde Ihnen dann nochmal
von Gn. in dieser Angelegenheit schreiben.
Ich hoffe aber doch, daß diese Vorsichtsmaßregel
nicht akut wird. –

Es ist uns die Schwere des Fortgehens
im Ansturm der letzten Packtage noch
nicht ganz real geworden.
Wir hoffen, Ihnen bald gute
Nachrichten zukommen lassen zu
können und bleiben immer
Ihre dankbaren
G. Stavenhagen
R. Hauschka
Alles Gute!

Abb. 73: Brief von Margarethe Stavenhagen und Rudolf Hauschka an Ita Wegman, 18.5.1940, S. 2

Weil er immer wieder von Italien spricht, habe ich für den Notfall seiner Ausweisung an Westermanns in Chiavari geschrieben; eine Antwort kann ich hier nicht abwarten und werde Ihnen dann noch mal von Gn[adenwald] in dieser Angelegenheit schreiben. Ich hoffe aber doch, dass die Vorsichtsmassregel nicht akut wird. –

Es ist uns die Schwere des Fortgehens im Ansturm der letzten Packtage noch nicht ganz real geworden.

Wir hoffen, Ihnen bald gute Nachrichten zukommen lassen zu können und bleiben immer

Ihre dankbaren
Gr. Stavenhagen
Alles Gute! R. Hauschka

III.

RUDOLF HAUSCHKA

Naturprozesse und ihre Umwandlung in der menschlichen Ernährung
1930

Substanzerkenntnis und Heilmittelerkenntnis
1931

Versuche zur Konservierung von Heilmitteln ohne Alkohol
1932

Naturprozesse und ihre Umwandlung in der menschlichen Ernährung.

(Die Aufgaben der Nahrungszubereitung)

Dr. Rudolf Hauschka.

I.

Die Vorstellungen, die man heute hat in Bezug auf die Ernährung und den Aufbau des menschlichen Leibes, sind durchaus gebunden an diejenigen Vorstellungen, die die Wissenschaft, Chemie, Physik, Medizin von dem Wesen der Materie überhaupt hat. Wenn man diese Tatsache unvoreingenommen ansieht, dann wird man finden, daß bei der Betrachtung der Substanz, sei sie tot, lebendig oder beseelt, all diejenigen Gesetzmäßigkeiten zur Erklärung der Phänomene herangezogen werden, die aus dem Studium der mineralischen Welt sich ergeben.

In den ersten Jahrzehnten des vorigen Jahrhunderts hat man noch unterschieden zwischen organischer und unorganischer Chemie, wobei man sich die Substanzen der organischen Chemie als durch die Tätigkeit lebender Organismen entstanden dachte. Als aber durch die Forschungen von Liebig und Wöhler auch die Synthese einiger organischer Substanzen im Laboratorium gelang, als insbesonders Wöhler die Synthese des Harnstoffes ausführte, da wurde, wie sich Wöhler selbst ausdrückte, der Kraft, durch deren Tätigkeit man sich die Entstehung der organischen Substanz dachte, da wurde „der Lebenskraft das Lebenslicht ausgeblasen".

Daran schließt sich jene Zeit, in welcher sich immer mehr die Anschauungsweise ausbildet, daß die Ernährungsvorgänge und die Aufbauvorgänge im menschlichen Organismus nach denselben chemisch-physikalischen Gesetzmäßigkeiten vor sich gehen wie im Laboratorium, wenn man nur mit genügend Ausdauer nach dieser Richtung hin forscht.

Solcher Forschungstätigkeit verdanken wir eine unendliche Fülle wissenswerter Tatsachen. Aber so großartige, praktische Ergebnisse, die diese Art des Forschens, diese ganze Art des Denkens im Bereiche des Anorganischen, in der Technik zeitigte, so wenig befriedigende praktische Ergebnisse erwuchsen aus ihr für das Lebendige, insbesondere für das Gesamtwesen des gesunden menschlichen Organismus sowohl, als auch für die Heilungsprozesse des kranken menschlichen Leibes.

Die Menschen leben heute in einem Bewußtseinszustand, wo sie mit hellem klarem Verstand die Logik der mineralischen Welt begreifen und mit ihr schaffen. Der Mensch kann handhaben die Gesetze der physikalisch-chemischen mineralischen Welt und unser ganzes äußeres Leben ist beherrscht davon: vom Andrehen des elektrischen Lichtes am Morgen, vom Laufenlassen des Warmwassers bis zum Benützen der Straßenbahn, des Autos, der Flugzeuge. Bis zum Kino und Sprechfilm am Abend ist unser ganzer Tageslauf eingespannt in die Beherrschung der mineralischen Welt. So wie wir jetzt leben, ist das nur möglich dadurch, daß der heutige Mensch die Gesetze der toten Welt begreift. Professor Angström führte kürzlich auf der Weltkraftkonferenz in Berlin auch aus, daß jeder von uns 125 Sklaven brauchte, wenn plötzlich keine Maschinen mehr wären, um so zu leben, wie wir es heute tun können. Man kann sich gut vorstellen, daß Generationen voll Begeisterung waren über die Fortschritte der Technik und wie das sogar zum Ausdruck kommt im Künstlerischen.

Und diese Begeisterung für die Beherrschung der Materie ist durchaus richtig. Nur hat der Mensch darüber den Zusammenhang mit dem Lebendigen verloren. Er ist ein Gefangener seiner Denkgewohnheiten geworden. Er betrachtet alles von diesen Gesetzen des Chemisch-Physikalischen aus, auch den lebendigen menschlichen Organismus. Er betrachtet ihn als eine Wärme-Kraftmaschine oder als einen elektrischen Motor, wo in einem verwickelten Räderwerk chemisch-physikalische Prozesse ablaufen, die die Lebensenergie erzeugen. Man meint, auch dieses komplizierte Räderwerk einst ganz beherrschen zu lernen.

So projiziert man heute die mineralischen (physischen) Gesetzmäßigkeiten auch hinein in den lebendigen, beseelten und durchgeistigten menschlichen Organismus, wobei man Leben, Seele, Geist sozusagen nur als Emanationen der Materie ansieht.

Für die Ernährung ergibt sich aus diesem Gedankenkreis heraus das Bild eines Versorgens einer Dampfmaschine mit Heizmaterial. Man stellt sich nämlich vor, daß die Nahrungsstoffe im menschlichen Organismus verbrannt werden und aus der Verbrennungswärme die zum Leben nötige Energie umgesetzt wird. Daher beurteilt man die Nahrungsmittel nach ihrem Verbrennungswert und hat ausgerechnet, daß der Mensch zu einem gesunden

Leben täglich eine bestimmte Anzahl von Wärme-Einheiten (Kalorien) mit der Nahrung aufnehmen muß. Daraus berechnet man die Anzahl Gramme Fett, Kohlehydrate und Eiweiß, die täglich zur Nahrung nötig seien.

Diese Anschauungen beherrschten die Ernährungshygiene durch viele Jahrzehnte und tun es zum Teil heute noch. (Spitäler, Kuranstalten, auch Haushalte wurden nach diesem Ernährungssystem geführt, und jeder, der etwas auf sich hielt, wußte, wieviel Fette, Kohlehydrate und Eiweiß er täglich zu sich nehmen muß. In Amerika ist es üblich, daß auf den Speisekarten auch der Kalorienwert der Speisen angegeben ist. Bis in die weitesten Laienkreise ist diese Vorstellung des Menschen als Wärmekraftmaschine gedrungen. In vielen Buchhandlungen konnte man in den Schaufenstern das berühmte Bild sehen, wo der Mensch als Industrie-Palast dargestellt ist. Die Direktion sitzt im Kopf und von dort aus laufen die Telephonleitungen überall hin, wo alle Abteilungen dieses Riesenfabrikationsbetriebes in Tätigkeit sind. Durch den Schlund laufen Paternoster-Aufzüge mit Kohlenbehältern, die zur Heizung des Riesendampfkessels im Bauch dienen. Die Abgase verlassen durch einen Riesenschornstein, als der die Nase fungiert, den Körper, usw.)

Wenn man nun konsequent denken würde und den Menschen als Wärmekraftmaschine nach den Gesetzen der Thermodynamik berechnen würde, dann käme man darauf, daß diese ganze Vorstellungsweise unsinnig ist, denn um körperliche Kraftleistungen auszuführen, wie sie beim Menschen normal sind, müßte ein Wärmegefälle von über 100° C. vorhanden sein. Ein amerikanischer Forscher hat diese Rechnung auch tatsächlich ausgeführt. Wenn er nun konsequent weiter gedacht hätte, würde er wohl zu dem Schluß gekommen sein, daß der Mensch überhaupt keine Maschine ist. So diente ihm die Rechnung nur dazu, darzulegen, daß der Mensch keine Wärmekraftmaschine ist, sondern ein elektrischer Motor. Den Anstoß zu dieser Auffassung gab die Radiumforschung, durch die das Gesetz von der Erhaltung der Materie stark erschüttert wurde. Dadurch aber fing man an, alle Materie in elektrische Kraftfelder und Kraftsysteme auflösen zu wollen.

Das Studium der elektrischen Strahlungen hat den Gesichtskreis der naturwissenschaftlichen Forschung zwar erweitert, aber nur nach einer Seite hin, die wir in ihren Erscheinungsformen die *unter*sinnliche nennen müssen; es ist aber unterblieben, den

Blick nach der *über*sinnlichen, der kosmischen Seite hinzuwenden, wozu die Phänomenologie des Radiums manche Grundlage hätte abgeben können.

Es wurde nun, gestützt auf die Versuche von Bunge und seinen Schülern[1]), von Hopkins im Jahre 1912 die sogenannten Vitamine gefunden. Auch diese klassischen Versuche hätten dazu führen können, das Wesen dieses Etwas[2]), das man Vitamine nannte, zu ergründen und die Forschungsrichtung auf übersinnliche Kräfte zu lenken. Man glaubte aber, dieses Etwas stofflich erfassen zu können, so wie es in den Denkgewohnheiten der Zeit lag. Man sagte sich, diese Substanz muß ungeheuer kompliziert sein und schwer erfaßbar; unsere heutigen chemischen Methoden reichen eben noch nicht aus, um diese komplizierten Gebilde zu erfassen.

Aus diesem Allen ergibt sich mit immerwiederkehrender Deutlichkeit, wie der Mensch sich bemüht, das Verständnis der Lebensvorgänge sich zu erringen, wie er aber fortwährend irrt, indem er sein Begreifen der mineralischen Welt hineintragen will in die Lebensvorgänge oder gar in das Seelisch-Geistige. Wie ratlos steht z. B. die heutige Wissenschaft vor einem Phänomen wie das der Therese Neumann von Konnersreuth. Ueber diese Erscheinung ist in dieser Zeitschrift wiederholt geschrieben worden.[3]) Man hilft sich in manchen Kreisen dadurch, daß man dieses Phänomen als Schwindel hinstellt. Und doch zeigt gerade diese Erscheinung deutlich, wie ganz andere Welten hineinragen in den menschlichen Organismus als die, die man mit unseren heutigen physikalisch-chemischen Mitteln ergreifen kann.

Diese Welten sind es, an die man sich tastend heranarbeiten muß, um das Wesen der Ernährung zu verstehen!

Wir wollen diese *übersinnlichen* Welten im Verhältnis zu den Naturreichen betrachten, denn in der Ernährung verbindet sich der *Mensch* mit den Naturreichen. Indem er sie aufnimmt, ist er gezwungen, sich mit ihnen auseinanderzusetzen, nicht nur auf physikalisch-chemische Weise, sondern in einem kosmisch-irdischen Kräftespiel.

Wenn wir nun das Mineral betrachten: es hat eine individuelle Form, Farbe, physikalisch-chemische Eigenschaften, die

[1]) Suchantke, Natura III, 328.

[2]) Hauschka, Die Ernährung als kosmisch-irdisches Kräftespiel, Natura III, 340.

[3]) Dr. I. Wegman, Natura II, 94. Hauschka, Natura III, 348.

der Mensch erforscht und begreift. Aber woher kommt diese weisheitsvolle Gesetzmäßigkeit in den Kristallen, die Harmonie der Flächen, das Weben im Chemismus? Man kann, wenn man sich in das Wesen der Mineralien einfühlt, *Sternengesetzmäßigkeiten* ablesen[4]).

Die Mannigfaltigkeit der Erdenstoffe spiegelt wieder die Harmonie des Sternenhimmels. Doch ist das Sternenwesen im Mineral erstarrt, Vergangenheit geworden und deshalb kann auch der Mensch mit seinem gegenwärtigen Bewußtsein es begreifen.

In dem Augenblick, wo ein lebendiger Organismus das Mineralische ergreift, so wie es das Pflanzenwesen tut, können wir es nicht mehr als Mineralisches verstehen. Die Pflanze erzeugt in jedem Augenblick neue Formen, neue Farben, neue Harmonien und Rhythmen. Sie wächst nicht nach physikalisch-chemischen Gesetzmäßigkeiten wie der Kristall, sie wächst entgegen der Schwere, ihre Säfteströmungen können wir nicht mit unserem Verstand so ohne weiteres begreifen. Sie verwandelt Substanzen[5]), sie erzeugt Materie aus kosmischen Kräften[6]), und die Gesetzmäßigkeiten des Himmels haben sich in lebendiger Form hineingesenkt in das Pflanzenwesen. Wir haben in der Pflanze nicht erstorbenes Sternenwirken, sondern lebendiges Sonnenweben. Denn alles, was in ihr geschieht, wird erregt durch das Sonnenlicht; keine Pflanze hätte Gestalt und Leben ohne die Sonne. Nicht mineralische Gesetzmäßigkeiten organisieren den physischen Pflanzenleib, sondern ein „Kraftleib" als Ausdruck kosmischer Mächte. Und diesen kann der Mensch mit seinem heutigen logischen Verstande nicht begreifen in seiner geistigen Gesetzmäßigkeit und kann ihn darum auch nicht beherrschen. Dazu sind Kräfte nötig, die der Mensch erst allmählich im Laufe der Entwicklung aus seinen moralischen Impulsen heraus sich wird aneignen können[*]).

So sehen wir: das Mineral hat seine geistige Heimat weit draußen im Sternenhimmel; für die Erde ist es tot. In die Pflanze ist schon ein Teil seiner geistigen Heimat, aus der sie gestaltet

4) L. Kolisko, Sternenwirken in Erdenstoffen (Orient-Occident-Verlag, Stuttgart). Hauschka, Der Salzprozeß und das Brot, Natura IV, 109.

5) Herzeele, Die vegetabilische Entstehung des Phosphors und des Schwefels, Verl. Peters, Berlin 1880.

6) Hauschka, Die Ernährung als kosmisch-irdisches Kräftespiel, Natura III, 344. E. Pfeiffer, Gäa Sophia IV, 55 (Orient-Occident-Verlag, Stuttgart 1929).

*) R. Steiner, Die Geheimwissenschaft im Umriß.

wurde, eingezogen; es durchwebt sie lebenspendende Sonnenkraft. Und das Tier, es hat auch einen lebendigen Leib, es hat den Lebensprozeß der Pflanze in sich, aber es ist auch beseelt. Das Tier kann sich bewegen, es hat Empfindung. In ihm wirken nicht nur übersinnliche Lebenskräfte, sondern das Geistige ist noch tiefer in seinen Organismus eingedrungen, es ist schon ganz nahe.

Aber erst beim Menschen ist das Geistige völlig in seinen Leib eingezogen. Der Mensch hat seine geistige Heimat in sich selber und hat damit in sich eingeschlossen die Gesetzmäßigkeit des ganzen Kosmos.

Die umstehende Skizze möchte veranschaulichen diesen Abstieg des Lebendig-Seelisch-Geistigen in den physischen Menschenleib, der ein Ausdruck ist dieses Geistigen. Wie herausgefallen, vorzeitig entlassen aus diesem Geistesstrom, der dann den Menschenleib prägte, erscheinen die Naturreiche. Der Mensch ist ein *Ganzes*, ein Individuum. Die Wesen der Naturreiche sind Teile eines außerhalb ihrer physischen Erscheinungsform wesenden Geistigen.

Was wir bei der Pflanze betrachtet haben als lebendige übersinnliche Gesetzmäßigkeit, die nicht physikalisch-chemisch begriffen werden kann, ist beim Menschen in noch viel höherem Maße der Fall. Was innerhalb der Haut des Menschen sich abspielt, unterliegt nicht mineralischer Gesetzmäßigkeit, sondern geistigen Gesetzen. Der Mensch ist ein Alchemist in seinem Organismus.

In seiner seelisch-geistigen Betätigung sowohl als auch in seiner Verdauung spielt sich ab eine *Weltenalchemie.* Durch die Aufnahme von Fleisch, Pflanzenkost und Salzen setzt sich der Mensch auseinander mit den drei Naturreichen; er läßt die innerste eigenste Welt anregen von der äußeren, stufenweise, nach Maßgabe der objektiven Beziehungen zu den drei Reichen der Natur.

Nach dem vorangegangenen kann es verständlich erscheinen, daß es sich bei der Nahrungsaufnahme und der Verdauung nicht darum handelt, die Nahrungsstoffe chemisch in Bausteine zu zerlegen und diese Bausteine in dem Leib als Aufbausubstanz zu verwenden, entweder abzulagern oder zu verbrennen, sondern die Verdauung besteht gerade in der vollständigen Zerstörung und Zertrümmerung der aufgenommenen Nahrungsstoffe. Die außerirdischen Kräfte, die in die Naturreiche hineinwirken, so wie die Skizze es versucht bildhaft darzustellen, werden, wenn

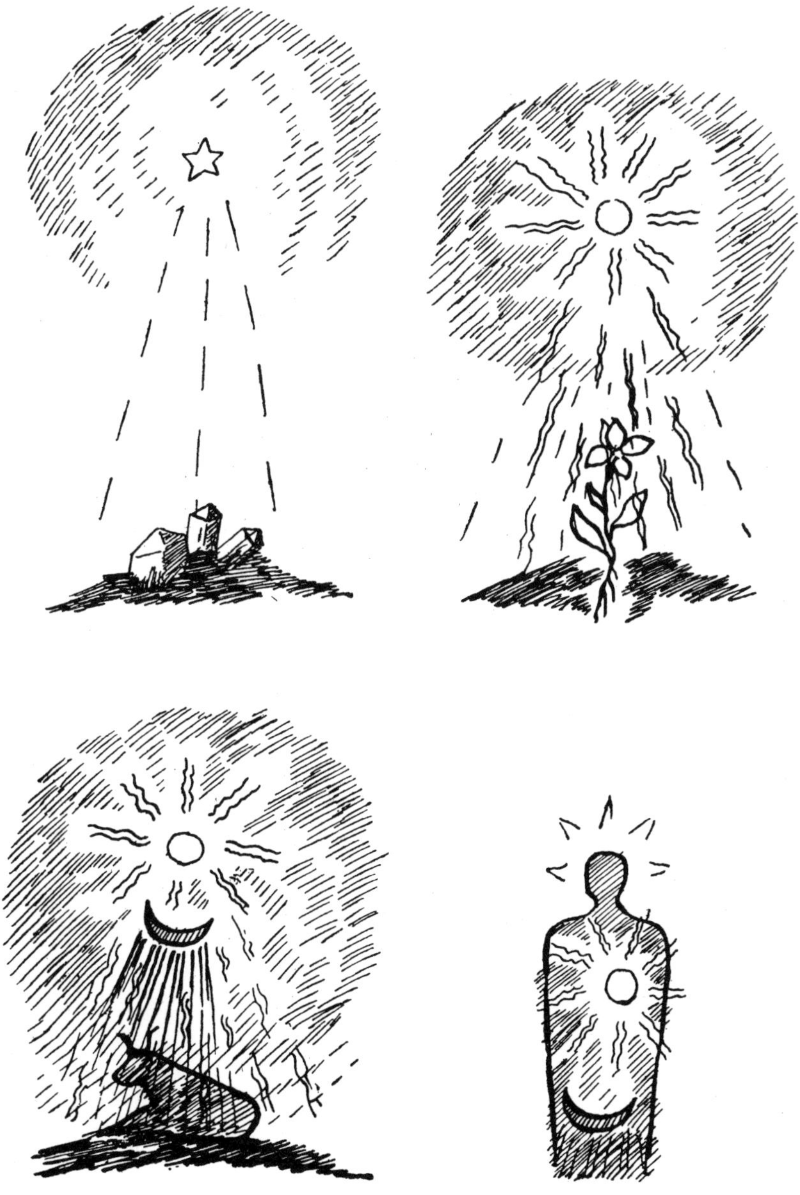

Abb. 1

das von ihnen geschaffene zerstört wird, als Kräfte wieder frei. Mit diesen aus den Naturreichen frei gewordenen Bildekräften setzen sich die Kräfte auseinander, die den menschlichen Organismus aufbauen und erhalten, die wir in ihrer Gesamtheit den *Bildekräfteleib* des Menschen nennen können.

Es ist bei der Ernährung nicht so, daß man sich denkt, da kommen A und B zusammen und was da so zusammenkommt wie in einer Retorte, das baut nun den menschlichen Leib auf. Wir dürfen uns die Ernährung so nicht vorstellen, sondern das Uebersinnliche, das in und mit den Nahrungsmitteln hereinkommt, das sich heruntersenkt aus den Himmeln und die Pflanzen aufbaut, das wird nicht eingegliedert, sondern es gibt den Anstoß zur Tätigkeit des eigenen Bildekräfteleibes. Der menschliche Bildekräfteleib wird zur eigenen Tätigkeit aufgerufen durch das, was aus den Naturreichen, aus der zertrümmerten Nahrung an Bildekräften frei wird. Was sich auf der Zeichnung wie hereinsenkt an kosmischen Wirkensgesetzen, das sind die Kräfte, welche die heutige Wissenschaft bemüht ist, stofflich zu erfassen, und die sie Vitamine nennt. Aber diese Vitamine sind nicht Stoffe, sondern Bildekräfte[7]).

So kann man auch verstehen, wie es verschieden ist, ob der Mensch mineralische Nahrung, Pflanzen- oder Tiernahrung zu sich nimmt, weil da die Bildekräfte und auch andere Wirkungen differenziert hineinspielen, auf die der menschliche Organismus verschieden reagiert. Ueber die Einzelheiten wird in einem der nächsten Aufsätze gesprochen werden.[8])

Wir wollen nun betrachten, wie wir in der physischen Umwelt die Substanzen verwandeln können und wie das im menschlichen Organismus vor sich geht. Wenn man im Laboratorium Substanzen zur Aktivität bringen will, muß man ihre physische Form zerstören. Wir können zwei Kristalle nebeneinander legen, ohne daß sie miteinander in Wechselwirkung treten. Erst wenn wir sie auflösen, d. h. ihre Form zerstören, dann wird eine Kraft frei, die vorher in den Kristallen schlafend war, latent war und die jetzt frei wird in Form einer chemischen Aktivität. In der Lösung treten chemische Prozesse und Reaktionen auf, während diese Fähigkeit im Kristall früher latent vorhanden war. Wir müssen uns vorstellen den Kristall umgeben von Kraftwirkun-

[7]) Natura III, 328—364.

[8]) Suchantke, Aktuelle Ernährungsfragen.

gen, die aber nicht zum Vorschein kamen, weil sie in die Substanz hinein erstarrt sind. Sie werden in dem Maße frei, als wir die erstarrte Form zerstören, indem wir sie in den flüssigen Agregatzustand überführen. Wir können nun im Laboratorium noch weiter gehen und die Substanz in das Luftförmige überführen.

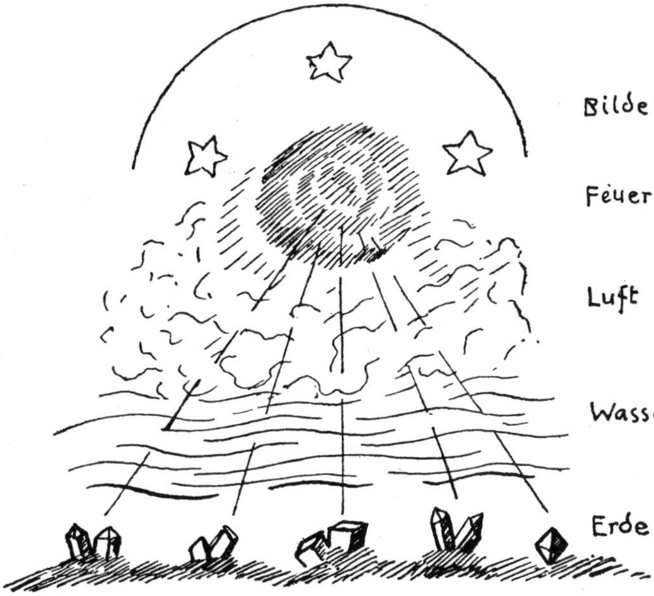

Abb. 2

Dadurch verliert die Substanz immer mehr und mehr ihr sinnlich wahrnehmbares Eigensein. Beim Uebergang vom festen in den flüssigen Zustand verlor der Kristall seine individuelle Form, beim Uebergang vom flüssigen in den luftförmigen Zustand wird die Substanz nach physikalischen Gesetzmäßigkeiten gleichförmiger. Alle Gase gehorchen der Van der Waal'schen Gasgleichung, d. h. sie gehorchen in einer bestimmten Weise den gleichen Druck- Volum- und Temperaturverhältnissen. Dafür werden aber Kräfte umso wirksamer, je mehr wir sie von der Substanz loslösen. Das können wir heute schon experimentell, biologisch nachweisen.[9]) Und wenn es uns gelänge, das Luftförmige weiter

[9]) L. Kolisko, Physiologischer und physikalischer Nachweis kleinster Entitäten.

überzuführen in das rein Wärmehafte, dann wären wir an der Grenze des Uebersinnlichen, in das die Sternenwelt hineinkraftet, und aus dessen Bereich heraus alles Irdische und Physisch-Sinnliche entstanden ist (siehe Abb. 2).

Im Laboratorium können wir dieses Feste hinaufführen über das Wässrige zum Luftförmigen. Könnten wir Substanz bis zum rein Wärmehaften führen, dann wären wir Alchemisten; wenn wir das mit unseren Händen, unseren physikalischen und chemischen Mitteln ausführen könnten, wenn wir die Substanz noch weiter auflösen könnten, sie zurückführen könnten in ihre Urheimat und wieder gewandelt zurückführen in die Verdichtung, dann könnten wir bewußt handhaben Schöpferkräfte bis in die Substanz. Das, was wir aber draußen bewußt nicht können, das kann unser Organismus innerhalb unserer Haut. Der menschliche Organismus führt im Verdauungswege die aufgenommene Nahrungssubstanz bis in den Wärmezustand hinauf und bringt sie bis an die Grenze des übersinnlichen. Dieser Wärmezustand ist die Grundlage für unsere Persönlichkeit. Unser Geistig-Seelisches verdichtet aus diesem Wärmezustand wieder die Substanz unseres Leibes*).

Diese Substanz unseres Leibes ist wahrhaft nicht identisch mit den aufgenommenen Nahrungsmitteln, sondern wir müssen sie auffassen als Niederschlag, etwa wie verdichtete Tropfen aus dem geistigen Mikrokosmos unseres Leibes.

Unser Körper wehrt sich eigentlich gegen jeden Fremdkörper, der in ihn hineinkommt und den er nicht verwandeln kann. Davon wird er krank. Z. B. Milch, ein so bekömmliches Nahrungsmittel, wenn sie durch den Verdauungsweg aufgenommen wird, ist ein starkes Gift, wenn sie mit Umgehung des Verdauungsweges unter die Haut injiziert wird. Der ganze Verdauungsvorgang ist ein Sichwehren. Und in dieser Abwehr werden die Kräfte wachgerufen, die den eigenen Bildekräfteleib des Menschen zum Aufbau anspornen. Der ganze menschliche Organismus ist zwar eingebettet in die mineralische Welt mit ihren physikalisch-chemischen Gesetzmäßigkeiten, aber er gehorcht in seinen Lebensvorgängen seinen eigenen, lebendig-seelisch-geistigen Gesetzmäßigkeiten, denn er ist ein Abbild des ganzen Kosmos. So können wir die Ernährung wirklich auffassen als ein kosmisch-irdisches Kräftespiel.

*) R. Steiner und Dr. I. Wegmann, Grundlegendes für eine Erweiterung der Heilkunst ... 1. Kap. Philosoph.-Anthropos. Verlag, Dornach (Schweiz) 1925.

II.

Aus diesem Gesichtspunkt heraus können wir zu verstehen versuchen, welchen Sinn und Zweck die Zubereitung unserer Nahrungsmittel hat. Man sagt, man kocht die Speisen um sie leichter verdaulich zu machen; das heißt aber, um die Erlösung, das Freimachen der Bildekräfte dem Körper zum Teil zu erleichtern.

Gleichzeitig wird die Substanz, die da zerstört wird, entgegen getragen ihrem Ursprung. Wir sagten ja, wir können dies im Laboratorium — in diesem Falle die Küche — nicht ganz; aber wir tragen sie entgegen den kosmischen Zuständen, aus denen sie entstanden ist.

Die Zubereitungsprozesse in der Küche bestehen im wesentlichen in einem Durchführen durch den Feuerprozeß. Unsere heutige Kochkunst, — man spricht ja auch von einer *Kunst* — ist durchaus beherrscht von unserer Sympathie und Antipathie, unserem Geschmack, der auch ein guter Wegweiser ist, aber nur zu einem instinktiven Erfassen dessen führt, was der Organismus braucht. Wenn wir daher uns an ein Verständnis der Prozesse heranarbeiten wollen, die in der Küche vorgenommen werden, so müssen wir zunächst unterscheiden, wie sich die Prozesse differenzieren nach dem, was zubereitet wird.

Wenn wir nämlich die Pflanze, unser Hauptnahrungsmittel, betrachten, so ist auch sie ein dreigliedriger Organismus. Wir können in ihrem Wesen unterscheiden Wurzel, Blatt und Blüte. Mit der Wurzel hängt die Pflanze zusammen mit dem Mineralischen der Erde. Die Wurzel enthält auch die meisten Salze, die Zellmembrane neigen zur Verhärtung, zur Sklerotisierung.

In der Blatt- und Stengelregion, da zirkuliert der lebendige Säftestrom, da wird Substanz gebildet aus dem lebendigen Sonnenlicht durch die Assimilation. Die sich hier bildende Stärke könnte man ansprechen als verdichtetes Sonnenlicht. In dem nach unten führenden Säftestrom verdichtet sie sich zu gröberen Substanzen, zur Cellulose; sie sklerotisiert sozusagen.

In dem nach oben führenden Säftestrom wird die Stärke hinaufsublimiert in die Zuckerstoffe der Nektarien, in den Duft und in die Farbe der Blüten. Die Blüten wiederum leuchten, duften und verstäuben in das Weltall hinaus. So sehen wir, wie in der Blüte Substanz in sublimiertester, feinster Form verströmt. Das Sonnenwesen der Pflanze selbst hebt da die Substanz hinauf und trägt sie entgegen dem Kosmos. Was geschieht, wenn wir diese Teile der Pflanze kochen?

Wenn wir Blütenhaftes kochen, dann setzen wir durch den Wärmeprozeß das Verströmen der Blütensubstanz fort. Die Blüten werden daher kein geeignetes Objekt für das Kochen sein. Wir essen ja auch sehr wenig Blütennahrung. Und dort, wo wir sie essen, muß sie in einer ganz bestimmten Weise zubereitet sein, worauf später noch zurückgekommen werden soll. Blüten-Tees z. B. werden nicht gekocht, sondern nur abgebrüht; Blüten werden durch Kochen schal und leer.

Anders ist es bei den Wurzeln. In der Wurzel ist die Formkraft am stärksten ausgeprägt. Die zentripetalen, zusammenhaltenden Kräfte sind so stark, daß dem Organismus eine große Anstrengung zugemutet wird, wenn er Wurzelnahrung verarbeiten muß. Wenn wir aber die Wurzel durch den Wärmeprozeß durchführen, dann tun wir in einer gewissen Weise das, was die Wärme-Lösekraft der Sonne in der Blüte bewirkt. Wir schließen die Wurzel durch das Kochen gewissermaßen auf, wir heben sie durch den Kochprozeß hinauf in ein Blütenhaftes, und die Bildekräfte werden gelockert.

Mitten zwischen diesen beiden Polaritäten steht das Blattartige, als Ausgleich zwischen Wurzel und Blüte. Daher kommt es, daß es das Blatt ist, welches am meisten roh gegessen wird als Salat. Es kommt auch noch darauf an, in welcher Vegetationsperiode das Blättrige genommen wird und wie die Pflanze kultiviert wird. Alle Salate — Kopfsalat, Löwenzahn, Kresse, Sellerieblätter — sind genießbar, so lange sie noch nicht Blüten ansetzen; da sind in den jungen zarten Blättern auch noch die lösenden Blütenkräfte mit veranlagt, die sich später herausdifferenzieren; dann wird das Blatt gröber.

Nun kommt in den Lebensprozeß der Pflanze gegen den Herbst hin die Frucht- und Samenbildung. Dieser Prozeß ist ein Zusammenschluß der ganzen Pflanze. Die verströmende Blütenkraft wird gleichsam zurückgestrahlt. In dem Sonnenkochprozeß des Hochsommers bildet sich die Frucht mit dem Samen. Dieser umgibt sich mit einer Schale. So führt ein übersteigerter Wärmeprozeß wieder zurück zum Mineralverwandten, denn als mineralverwandt können wir den Samen mit seiner harten Schale ansprechen. Aber er schließt in sich gelockerte, empfängliche Substanz.

Diesen in sich zurückstrahlenden Feuerprozeß bilden wir nach, wenn wir in der Küche backen. Durch den Backprozeß erzeugen wir eine Rinde, etwas Schalenhaftes, das in sich schließt die aufgeschlossene Substanz. Als Beispiel hierfür mag nicht nur das Backen des Brotes dienen,[10]) sondern insbesondere das Bakken von Blüten, wie Hollunder, Akazien, Rosenblätter, die in Eierteig getaucht und in Fett gebacken ein bekömmliches Nahrungsmittel darstellen. Beim Eintauchen in das heiße Fett bildet sich im Augenblick ein feines Häutchen, das das Verströmen der Substanz sozusagen in sich zurücklenkt. Fette und Oele sind ja auch diejenigen Substanzen, die stark mit dem Wärme-Element verbunden sind. Fett enthält viel Wasserstoff, diejenige irdische Substanz, die beim Verbrennen die größte Wärme erzeugt. So verbrennen die Fette selbst mit großer Wärme-Entwicklung. In den Fetten ist also so viel Wärme aufgespeichert, die sie befähigt, in diesem übersteigerten Feuer (Wärme-) Prozeß die Krustenbildung hervorzurufen. Die Verwandtschaft dieses Röst- bzw. Back-Prozesses mit dem Samenbildungsprozeß äußert sich auch dadurch, daß das Oel stets in den Samen gebildet wird.

So ermöglichen die Zubereitungsprozesse in der Küche in einer feinen Weise abzustimmen, wie weit wir den menschlichen Organismus in seinen Ernährungsprozessen unterstützen können. In welcher Weise die zubereiteten Nahrungsstoffe den Organismus ansprechen, wird anschaubar, wenn wir neben die dreigliedrige Pflanze den dreigliedrigen Menschen hinstellen[11]). Wie in der nebenstehenden Abb. 3 dargestellt ist, können wir die Wurzelkräfte der Pflanze dem Nervensinnesteil des Menschen zuordnen. Das Haupt ist im menschlichen Organismus dasjenige Glied, das am stärksten mineralverwandt ist. Es sind in ihm die stärksten Formkräfte ausgeprägt, und in ihm spielen die Salzprozesse eine große Rolle.

Den Blütenwärmeprozeß können wir hineinverlegen in das Stoffwechselsystem des Menschen. Hier können wir die höchsten Körpertemperaturen verzeichnen im Gegensatz zu dem Haupt, das die niedrigste Temperatur zeigt. Im Stoffwechselsystem ist strömendes Substanzweben, vergehende und entstehende Substanz, sowie wir auch in der Blüte anströmende und verströmende Substanz haben.

---

[10]) Hauschka, Das Brot und die Erde, Natura IV, 1.

[11]) Suchantke, Natura IV, 129, Einführendes über die Dreigliederung des menschlichen Organismus.

Mitten zwischen beiden steht das rhythmische System des Menschen, das zwischen beiden vermittelt durch die Blutzirkulation und die Atmung, so wie das Blatthafte der Pflanze vermittelnd zwischen Blüte und Wurzel steht. Das Blättrige lebt mit dem Umkreis der Atmosphäre durch die Assimilation der Kohlensäure. Die Kohlensäure, die der Mensch ausatmet, atmet die Pflanze ein.

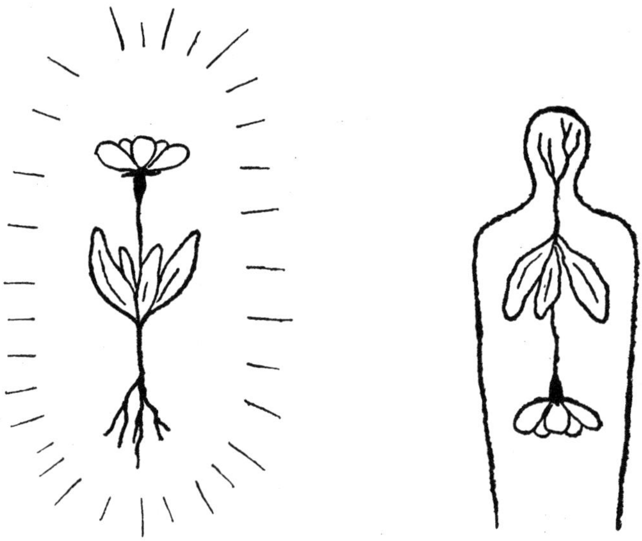

Abb. 3

So erhalten wir das von Rudolf Steiner uns vermittelte Bild der umgestülpten Pflanze im Menschen. Diese Beziehungen zwischen Pflanze und Mensch konnten z. T. auch experimentell gezeigt werden.[12])

So wird also die Wurzelnahrung auf das Gehirn wirken, während die Blütennahrung, z. T. auch Fruchtnahrung den Stoffwechsel beweglich gestaltet, und Blattgemüse wirkt auf das Lungensystem anregend und ernährend. Durch bewußt geleitete Zubereitungsprozesse haben wir die Möglichkeit, diese Beziehungen zu nüancieren und die Kochkunst wird überschaubar in ihren Zwecken und Zielen.

---

[12]) Hauschka, Natura III, 342.

Aus dem Gesagten ergeben sich z. B. die folgenden Gesichtspunkte: während Obst ungekocht das Gegebene ist, so ist Rohkost im allgemeinen, insbesondere Wurzelnahrung, nicht die empfehlenswerte Ernährungsform. Die Rohkost mutet dem Menschen zu große Arbeit zu. In der Hand des Arztes, als sorgfältig dosierte Diät, wird sie aber viel Gutes leisten können. Auf der anderen Seite kann aber ein wahlloses und endloses Kochen von Blattgemüse und noch mehr von Blüten- und Fruchthaftem zum Totkochen führen, d. h. aus einem so totgekochten Nahrungsmittel haben sich die Bildekräfte verflüchtigt, es ist nicht mehr nährend.

III.

Das Obengesagte könnte durch ein reiches Versuchsmaterial anschaulich gemacht werden; in diesem Zusammenhang soll nur einiges gezeigt werden als Illustration für das Verhalten der Bildekräfte von Blüte und Wurzel beim Kochen. Die Gestaltungskräfte, die in lebendigen Organismen oder in Teilen derselben wirksam sind, durchziehen und beeinflussen auch die Umgebung. So gelingt es, diese Kraftwirkungen z. B. sichtbar zu machen durch Beobachtung von Kristallisationsprozessen unter dem Einfluß von Pflanzensäften. Wenn ein Salz aus einer Lösung auskristallisiert, so offenbart es Formkräfte, die für seine Stofflichkeit spezifisch sind. Treten jedoch Formkräfte hinzu, die aus dem Pflanzenwesen vermittelt werden, so treten Nüancierungen der Kristallisationsbilder auf, aus denen das geschulte Auge bildhaft das Wirken eines Teiles der Bildekräfte der Pflanze ablesen kann.[13])

In diesem Falle wurde die folgende Methode verwendet: Wenn man eine Glasplatte mit dem unteren Rand in eine Salzlösung taucht, so bilden sich an der Berührungsfläche von Flüssigkeit, Glas und Luft Kriställchen, welche an dem Glas haften. Durch die Kapillaren, die zwischen Kristall und Glas entstehen, zieht sich neue Flüssigkeit das Glas hinauf und auf diese Weise bedeckt sich allmählich das Glas bis zu einer gewissen Höhe mit Kristallen. Dieser Vorgang ist zuweilen gestört durch die Verschiedenheit der Adhäsion zwischen Flüssigkeit und Glas. Wenn man aber die Glasplatte so präpariert, daß die Adhäsions-Verhältnisse über die ganze Platte hin gleichförmig sind, dadurch z. B.,

[13]) Vergl. E. Pfeiffer, Kristalle, Orient-Occident-Verlag, Stuttgart 1930.

daß man sie hauchfein anätzt, dann ergeben sich unter sonst gleichen Bedingungen dieselben gleichförmigen Bilder, wie sie Abb. 4 zeigt. Es ergibt sich ein wenig organisiertes grobes Bild als Kontrolle. Als Salzlösung verwenden wir eine Lösung von 32 g Kalium-Nitrat in 100 ccm Wasser.

In dem Augenblick aber, wo in diese Salzlösung hineinwirkt die Gestaltungskraft eines Pflanzenwesens, dadurch, daß eine geringe Menge eines Pflanzensaftes der Salzlösung zugesetzt wird, greift eine organisierende Kraft in spezifischer Weise in die in der Kontrolle nur grob angedeuteten Formen ein.

Die Pflanzensäfte wurden in der Weise hergestellt, daß die Blütenblätter, bzw. die Wurzeln mit kaltem Wasser im Verhältnis 1:1 gequetscht und ausgepreßt wurden. Von diesem Extrakt wurden 1 ccm auf je 100 ccm der Salzlösung zugesetzt. Die Kristallbilder wurden auf dieselbe Art auf der präparierten Glasplatte erzeugt, wie es bei der Kontrolle gezeigt wurde. Das Kristallisationsbild der frischen Rosenblüte (Abb. 5) zeigt im Gegensatz zum Kontrollbild eine sehr fein differenzierte, eisblumenartige Struktur; dagegen zeigt das Kristallisationsbild des rohen Sellerieknollens (Abb. 7) einen — man möchte sagen — phlegmatischen Charakter. Es können da ganze Partien wahrgenommen werden, die von Formkräften nicht sichtbar ergriffen sind. In einem gleichzeitigen Versuche wurden dieselben Pflanzensäfte verwendet, nachdem sie zuvor 20 Minuten am Rückflußkühler gekocht wurden. Die nun entstehenden Bilder zeigen die Veränderung, die die Bildekräfte durch den Kochprozeß erfahren haben (Abb. 6 und 8). Der gekochte Rosensaft zeigt eine Verminderung an organisierenden Formkräften, während der gekochte Selleriesaft eine beweglichere Vielgestaltigkeit des Kristallbildes bewirkte. Die formlosen Partien sind auf ein Minimum zusammengeschrumpft. Diese Ergebnisse bestätigten sich auch durch andere Methoden, worüber ein andermal besonders berichtet werden soll.

Aus diesen Ausführungen und den gezeigten Versuchen können wir vielleicht zu dem Erleben geführt werden, daß das Zubereiten der Nahrungsmittel nicht ein bloßes Handhaben physikalisch-chemischer Gesetzmäßigkeiten ist, sondern ein Herantragen der Naturreiche an den Menschen. Dieses Herantragen muß nämlich auch durchmenschlicht sein, unegoistisch, liebevoll. Das Reinigen, Kochen, Würzen, Abschmecken, Anrichten kann nur richtig ausgeführt werden, wenn der Mensch, der es tut, erlebt: ich schicke da nicht durch Paternoster-Aufzüge Brenn-

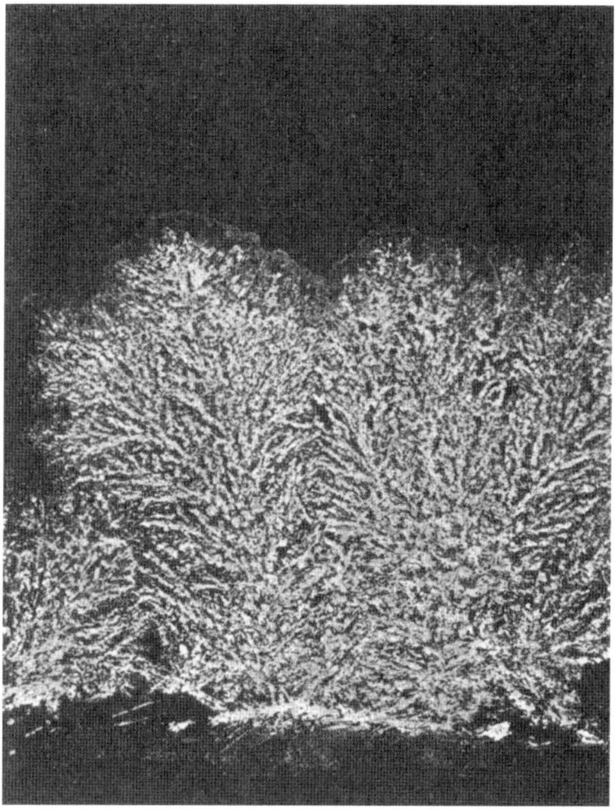

Abb. 4

Kapillarkristallisation mit reinem Kaliumnitrat. Kontrolle.

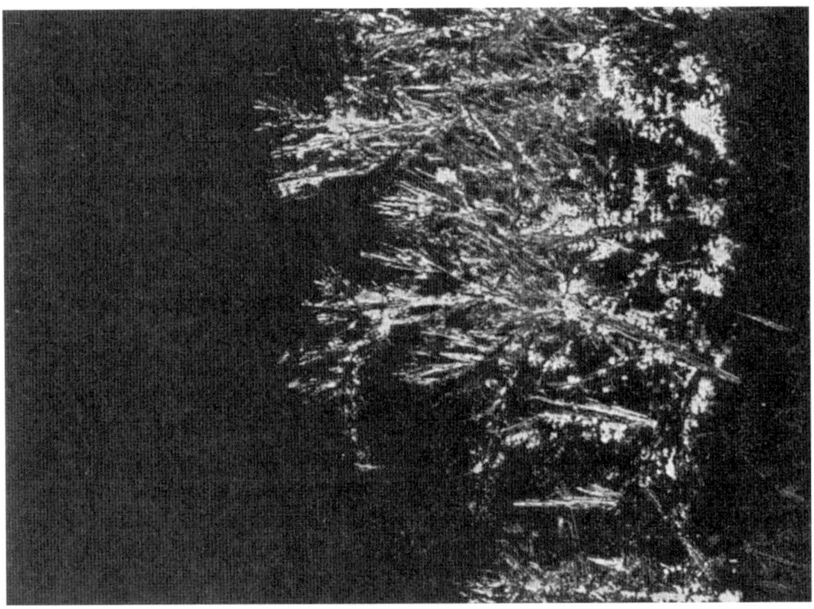

Abb. 5
Kaliumnitrat + frischer Rosenblütensaft.

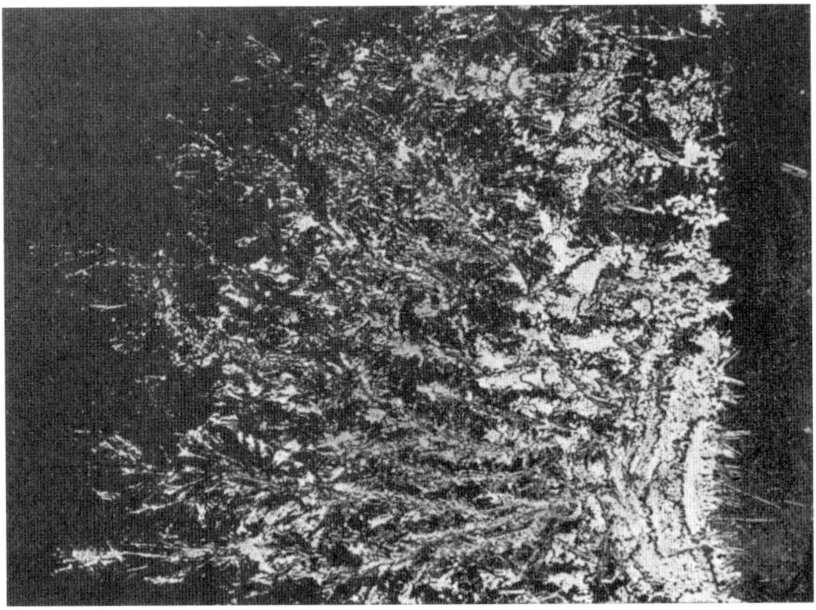

Abb. 6
Kaliumnitrat + gekochter Rosenblütensaft.

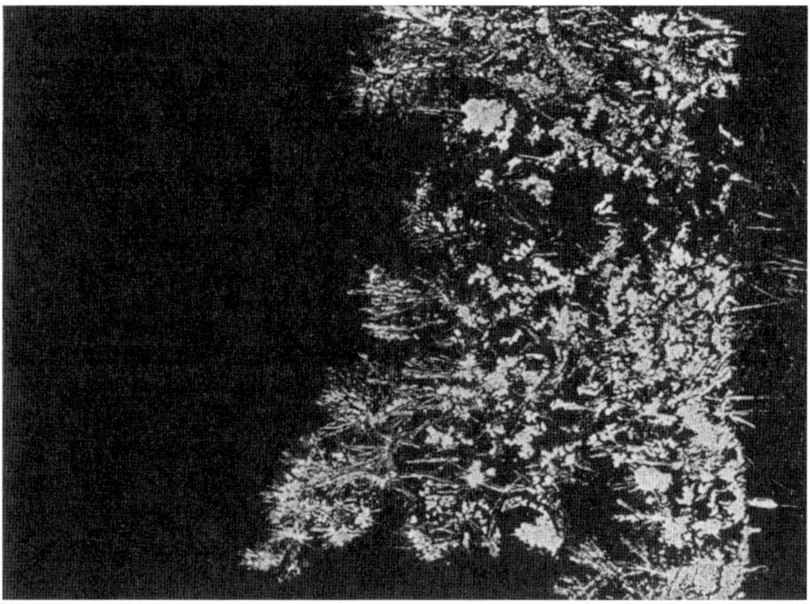

Abb. 7
Kaliumnitrat + frischer Sellerieknollensaft.

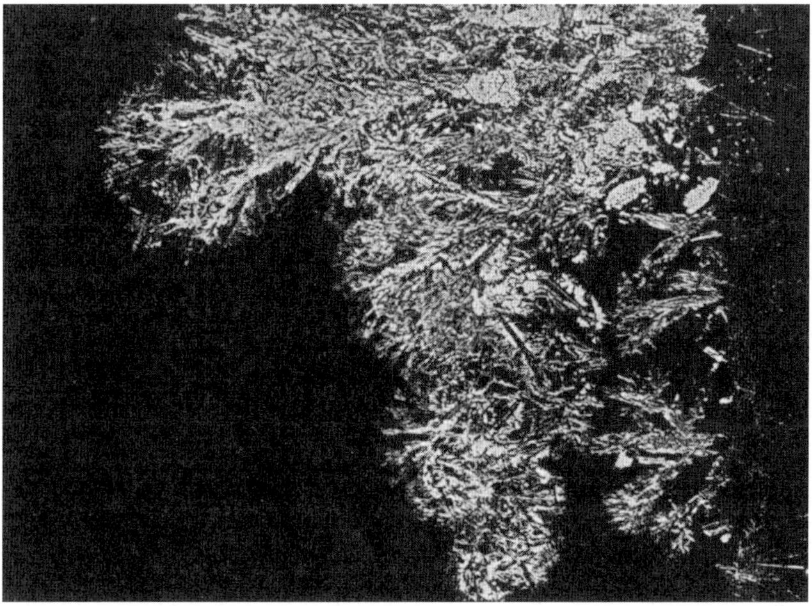

Abb. 8
Kaliumnitrat + gekochter Sellerieknollensaft

material in den Bauch, sondern ich helfe in der Nahrung diejenigen Kräfte aufzuschließen, zu pflegen oder zu bewahren, die uns verbinden mit Sonne, Mond und Sternen und den Naturreichen um uns. Es ist nicht ein Einordnen in die Welt, die vom Menschen durch Beherrschung der toten Materie selbst geschaffen wurde, sondern ein Verstehen der Kräfte, aus denen er selbst heraus gebildet wurde.

Substanzerkenntnis und Heilmittelerkenntnis.

Dr. Rudolf Hauschka.

Nach einem Vortrag, gehalten am 10. Oktober 1931 während der öffentlichen medizinischen Tagung am Goetheanum

Das Thema Substanzerkenntnis als Grundlage der Heilmittelerkenntnis würde wahrscheinlich in vielen, die in der modernen naturwissenschaftlich orientierten Medizin zuhause sind, die Erwartung wecken, daß hier gesprochen werden würde über Chemo-Therapie. Es ist ja dieses das Gebiet, das besonders von Ehrlich und seinen Mitarbeitern in die Therapie eingeführt wurde. Es soll zwar auf diese Gebiete etwas hingeleuchtet werden, vor allem aber als Gegenstück dazu eine Substanzerkenntnis hingestellt werden, die geisteswissenschaftlich orientiert ist und die die Grundlage abgeben kann für eine Heilmittelerkenntnis, wie sie von Dr. Steiner in Zusammenarbeit mit Frau Dr. Wegman gegeben wurde.

Was bedeütet diese Chemo-Therapie und wie kam sie zustande? Sie ist ein Produkt eines räumlich-materiellen Denkens. Da ist ursprünglich gefunden worden, durch Beobachtung, daß Stoffe, die sich miteinander verbinden, sich nicht wahllos miteinander mischen, sondern in ganz bestimmten Verhältnissen zueinander in Beziehung treten, nämlich in ganz bestimmten Gewichtsverhältnissen und Volumsverhältnissen. Dieses Gesetz nannte man das Gesetz der einfachen und multiplen Proportion. Es ist eigentlich ein ganz wunderbares Gesetz; aber es wird in ihm nichts anderes ausgesagt, als daß die Stoffe gewisse Qualitäten haben, die sich in diesen Zahlenverhältnissen ausdrücken. Es ist ein Rhythmisch-Dynamisches, das sich im Zeitlichen abspielt.

Das räumlich-materielle Denken der letzten Jahrhunderte hat nun dieses Zeitlich-Dynamische in ein Nebeneinander im Raume verwandelt. Aus dem Gesetz der einfachen und multiplen Proportion ist die Atom-Theorie geworden. Das Gesetz der multiplen Proportion sagt nichts weiter aus, als daß z. B. Wasserstoff und Sauerstoff sich verbinden im Verhältnis von

2:1. Dieses Verhältnis ist eine Eigenschaft, die den Stoffen innewohnt. Das hat man nun hinuntergezogen ins materielle Vorstellen zu einer räumlichen Anschauung und man hat sich die Elementarquanten der Stoffe aus Kugeln bestehend gedacht, z. B. zwei Wasserstoffatome, so nannte man diese Kugeln, verbinden sich mit einem Sauerstoff-Atom (Figur 1). Es liegt die-

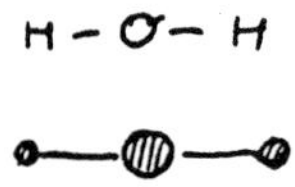

Fig. 1

ser Atomtheorie aber zugrunde keine wirkliche Realität von solchen Kugeln, sondern nur diese Zahlenverhältnisse. In gleicher Weise stellt man sich auch die übrige Substanz vor. Z. B. eine Kugel, die vorstellt ein Atom Kohlenstoff (Figur 2). Davon strahlen Kräfte aus und binden wieder weitere Kugeln, das sind lauter Wasserstoffatome. So ist hier das Gesetz der multiplen Proportion, das wieder nichts anderes aussagt, als daß zwischen Kohlenstoff und Wasserstoff das Verhältnis 1: 4

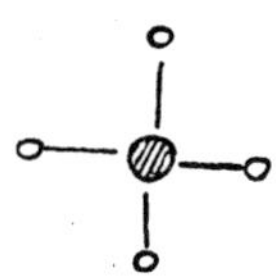

Fig. 2

besteht, wieder hereingeholt in das räumliche Denken. So hat man alle Materie untersucht nach dieser räumlichen Gesetzmäßigkeit, und so ist die Strukturchemie zustande gekommen, eine Substanzerkenntnis, die eine räumliche Struktur in die Substanz hineinprojiziert. Man stellte ganze Systeme auf, ganze Atomgerippe und abstrahierte davon gewisse Eigenschaften.

Figur 3 zeigt ein solches Atomgerippe. Es ist dies ein Anilinfarbstoff, der etwa in die Gruppe derjenigen Farbstoffe gehört, die man Bismarck-Braun nennt.

Eine solche Struktur mutet an wie ein Koordinatensystem, und es ist auch tatsächlich so, daß man mit unglaublicher Exaktheit, durch Intelligenz aus dieser Struktur die Eigenschaften der Substanz vorherbestimmen kann, z. B. die Farbe. Wenn man eine Atomgruppe hinzufügt, kann man mit bewundernswerter Genauigkeit voraussagen, welchen Einfluß diese Seitenkette auf die Eigenschaften der Substanz haben wird. So senkt sich durch diese intellektuelle Handhabung etwas wie ein Ko-

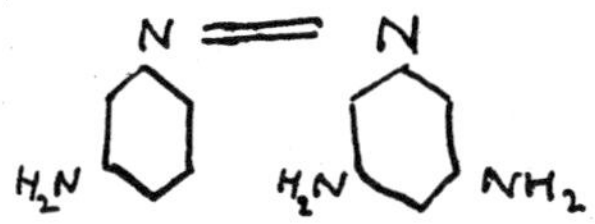

Fig. 3

ordinatensystem auf die ganze Natur und abstrahiert sie von der Realität. Figur 4 zeigt noch eine Strukturformel einer anderen Substanz, die auch aus dem Steinkohlenteer gewonnen wird. Der wissenschaftliche Name dieser Substanz ist: Salzsaures Para-Dioxy-meta-Diamino-Arsenobenzol.

Wenn man diesen Namen hört, empfindet man etwas wie maurische Architektur, maurisches Bauwerk, und auch wenn man den Namen ausspricht, kann man eine klangliche Reminis-

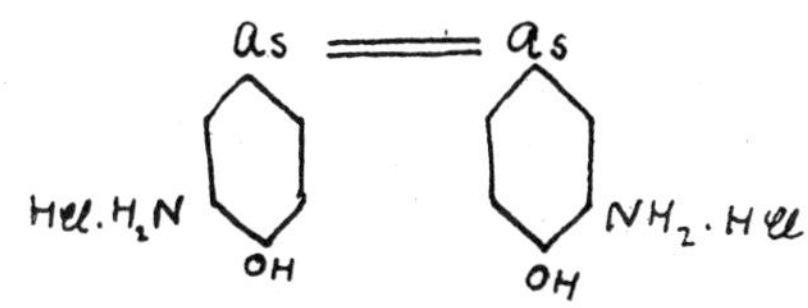

Fig. 4

zenz an die arabische Sprache haben. Dieses Präparat ist „Ehrlich 606", das sogenannte „Salvarsan". Es heißt 606, weil es das 606. Präparat ist, das auf diesem Wege entstanden ist, die Ehrlich herstellte auf dem Wege der Vorausbestimmung der Substanz. 606 Versuche machte Ehrlich, bis er zu diesem Resultat kam, welches den vorausbestimmten therapeutischen Effekt zeigte.

Diese Atomistik, diese Ueberdeckung der Naturvorgänge mit einem Koordinatensystem, dehnte man auch auf die lebende Zelle aus. Auch diese dachte man sich so aufgebaut, daß ein sogenannter Leistungskern besteht, von welchem Seitenketten ausstrahlen, ähnlich wie bei den Atomgerippen. Und diese Seitenketten haben verschiedene Funktionen. So wie man bei den Farbstoffen die chromophoren und die auxochromen Gruppen unterscheidet, so spricht man hier von toxophoren und haptophoren Gruppen des Heilmittels, bezw. der Mikrobenzelle, die sich wieder absättigen nach dem Gesetz der multiplen Proportion. Dieses ganz atomistische System wurde dann auch ausgedehnt auf die Toxine und Antitoxine und so kam eine „Therapie" zustande, mit welcher man exakt abtöten kann. Diese „Heilmittel" entspringen solchen Ueberlegungen, die schließlich zum Abtöten der parasitären Lebewesen führen, z. B. der im Blut zirkulierenden Spirochäten bei der Syphilis durch das „Salvarsan".

Die ganze Theorie der Atomistik und Chemotherapie beruht also letzten Endes auf dem Gesetz der Erhaltung des Stoffes, jenes Gesetzes, das besagt, daß kein Stoff verloren geht, noch ein Stoff gewonnen wird, wenn bei einer chemischen Reaktion eine Umsetzung vor sich geht. Aus diesem Gesetz der Erhaltung des Stoffes ist die Strukturchemie und aus dieser die Chemo-Therapie hervorgegangen.

Es wurde schon hingedeutet darauf, daß in dieser ganzen Anordnung, in dieser ganzen atomistischen Betrachtungsweise, eine arabische Note durchklingt. Und an noch etwas fühlt man sich erinnert: An das starre Gesetzesdenken, welches das jüdische Volk auf dem religiösen Gebiet entwickelte, wo das mosaische Gesetz im Jahvedienst durch starre Entscheidungen, Gebote und Verbote das Leben der Seele – man könnte fast sagen – an ein ähnliches Gerüst fesselte, wie man später lebendiges Naturgeschehen an Atomgerippe binden zu können meinte. Beides ist ja in einem gewissen Zusammenhang der Menschheitsevolution berechtigt, aber wie das alte Testament abgelöst wurde durch das neue Testament, so muß auch die starre Naturwissenschaft eine Umwandlung erfahren.

Nun hat es aber zu allen Zeiten und auch in den letzten Jahrzehnten, während sich diese Theorien ausgebildet haben, auch Männer gegeben, wenn auch vereinzelt, die mehr aus christlichen Impulsen heraus eine ganz andere Anschauungsweise entwickelt haben. Das Christliche nämlich steht in diametralem Gegensatz zu starren Theorien, in ihm leben Begriffe wie „die Läuterung der Substanz" oder „die Transsubstantiation". Im Christentum wird gewiesen auf die Aufgabe, die Erde zu läutern, zu wandeln, durch das menschliche Denken, Fühlen und Tun die Substanz dem Göttlichen entgegen zu heben.

Viele Phänomene, die in den letzten Jahrzehnten studiert wurden, hätten darauf hinweisen können, daß das Gesetz der Erhaltung des Stoffes nicht bestehen kann. Nehmen Sie das

Phänomen des Radiums. In ihm haben wir einen Stoff vor uns, der alle Gesetzmäßigkeiten, wie sie sich in langen Zeitläufen über das Wesen der Stoffe herausgebildet haben, auf den Kopf stellt. Das Radium verströmt fortwährend, es schleudert materielle Partikelchen weg, wobei Wasserstoff, Blei, Helium, usw. gebildet werden. Aber nicht nur dies; das Radium leuchtet und hat immer eine höhere Temperatur als seine Umgebung. Also das Radium löst sich wieder auf in Licht und Wärme und strebt zurück zu der Ursubstanz, aus der es eigentlich geboren ist. Man hat ausgerechnet, daß 1 Gramm Radium eine solche Wärmemenge in sich birgt, daß es einen ganzen Eisenbahnwaggon Eis zum Kochen bringen kann. So zeigt das Phänomen des Radiums, daß es etwas gibt wie eine Substanzauflösung in Wärme und Licht. Nun ist interessant, wie die Wissenschaft, die auf dieses Phänomen hinblickend zu weltweiten Gesichtspunkten hätte kommen können, statt dessen das Phänomen so verschob, daß man sagte: Die Atome, die wir bisher als Elementarquanten angenommen haben, die sind noch nicht das Kleinste. Wir müssen noch kleinere Teile annehmen, nämlich das Elektron. So kam man auf noch Niedrigeres herunter, auf noch kleinere Teile. Und die moderne Naturwissenschaft, die nicht zurückgefunden hat zum Licht, sie löste die Materie auf in elektrische Kraftfelder, sie kam zu dem Gegenpol des Lichts, zur Elektrizität, indem das Elektron gleichzeitig als Elementarquantum der Elektrizität angesprochen wurde.

Ganz anders nun forschte ein Mann wie Freiherr Albrecht von Herzeele. 1879 veröffentlichte er eine Schrift über die Entstehung der Substanz. Darin sind beschrieben zahlreiche Versuche, die genau mit Analysen belegt waren, und diese ergaben das Folgende: Pflanzen, deren Samen vorher auf einen bestimmten Mineralgehalt analysiert waren, ließ Herzeele in destilliertem Wasser keimen und wachsen. Der Versuch war zum Schutze wiederum mit einer Glasglocke bedeckt. Nach einiger Zeit wurden diese gekeimten Pflanzen wieder analysiert und da fand sich, daß die Mineralsubstanz zugenommen hatte. Es ist dies ein ganz erstaunliches Phänomen, denn in dem destillierten Wasser ist keine Mineralsubstanz enthalten, aus dem Glas konnte sie auch nicht aufgelöst sein, wie die Analyse zeigte. Dennoch fand man also mehr Mg, mehr P, mehr S, als in den Samen. Die Mineralsubstanz hatte sich tatsächlich vermehrt. Man muß sich fragen, woher kommt diese Substanz? Sie konnte aus nichts anderem entstanden sein als aus dem Licht, das in die Pflanze einströmt. Herzeele ging weiter. Er ließ Pflanzen in verschiedenen Salzlösungen wachsen und beobachtete, wie in der Pflanze nicht das Salz der Lösung, sondern andere Substanzen auftraten, was nur als originäre Substanzentstehung in der Pflanze aufgefaßt werden konnte. Herzeele veröffentlichte diese Schrift, aber niemand nahm davon Notiz. Von dieser Schrift ist, wie ich hörte, nur mehr ein einziges Exemplar vorhanden in der Staatsbibliothek in Berlin, von wo ich eine Abschrift durch freundliche Vermittlung von Dr. Sachtleben bekam.

So sehen wir, wie es vereinzelt Männer gibt, deren einsame Forschungen nahe an das heranführen, was Rudolf Steiner uns aus seiner Geisteswissenschaft heraus gegeben hat. Ich möchte hier auch anführen, was ein Mann wie Preuß, von dem Dr. Steiner in seinem Lebensgang spricht, über die Arbeiten von Herzeele sagt:

„Mit seinen Versuchen hat Herzeele den Beweis geliefert, daß die Unveränderlichkeit der chemischen Elemente eine Fiktion ist, von der wir schleunigst loskommen müssen, wenn wir in der Erkenntnis der Natur vorwärts wollen. Jeder Stoff repräsentiert eine Summe Kraft und nach dieser richtet sich sein chemisches und physikalisches Verhalten. Es ist also an der Zeit, nicht mehr von ewigen unveränderlichen materiellen Atomen zu reden, welche einen logischen Widerspruch involvieren.

Indem wir der Materie kleinste Teile, Atome anweisen, geben wir unserer Erkenntnis räumliche Grenzen. Im selben Atem aber wollen wir, indem wir denselben Atomen ewig unveränderliche Eigenschaften beilegen wollen, zeitlich unbegrenzt erkennen. Also sind Dinge, die räumlich begrenzt, zeitlich aber unbegrenzt sein sollen, unmöglich, was zu beweisen war."[1])

Ein Mann wie Preuß, er empfindet, wie das Gesetz von der Erhaltung des Stoffes ein Hemmschuh ist für die Erkenntnis. Ist nun eine solche Arbeit wie die Herzeeles ein Zufall? Ist es ein zufälliger Einfall, den dieser Mann gehabt hat? Nein, es ist eine Manifestation einer geistigen Strömung, die in ihm wirkte. Und da muß erinnert werden an Zusammenhänge, die eingangs dieser Tagung von Frau Dr. Wegman dargelegt wurden; es wurde gezeigt, wie Aristoteles aus einer grandiosen Ueberschau über das, was in den alten Mysterien an Wissen herunterströmte auf die Erde, ein logisches Gedankengebäude

[1]) Geist und Stoff, Oldenburg 1899.

bildete, um dieses Mysterienwissen in logische Formen gekleidet der Nachwelt zu erhalten; wie andererseits das, was über Naturwissenschaft und Medizin in den Mysterien gewußt wurde, in Griechenland verloren ging und nach Asien hinüberzog, als die griechische Philosophie von Rom aus unterdrückt wurde, wie es sich sammelte um die Akademie von Gondischapur. Dann ist dieses aristotelische Wissen vom Arabismus ergriffen worden, welcher es gleichsam filtrierte. Später kam es in diesem Filtrat herüber über Afrika, Spanien nach Mitteleuropa und inaugurierte die moderne Naturwissenschaft.

Zur Zeit des Aristoteles lebte noch das Wort „Chemie" in der Bedeutung von Geheimwissenschaft. In Aegypten bedeutete es „schwarze Erde", aber auch alles, was geheim ist, was dem Sinnfälligen verborgen, was dunkel ist. Ursprünglich ein Mysterienwissen, wurde es dann zu dem, was aus dem Arabismus herüberkam nach Europa und was durch Lord Bacon von Verulam, Newton usw. in die abstrakt-intellektuelle Naturwissenschaft hinübergeführt hat. So wie Newton das Licht seines Wesens entkleidete, indem er ihm nur Wellenbewegungen zuschreibt und unwissend über seine tiefere Natur es als Götterschaffensmacht negierte, so ist auch das, was früher Wissen vom Geheimnis der Substanz war, hereingesunken in Atomgerippe.

Aber parallel zu dieser Bewegung, die aus dem Arabismus herauskam, ging eine andere, eine geistige Bewegung, die ganz im Verborgenen blieb und sich nur vereinzelt manifestierte, das war die Strömung der Rosenkreuzer. Diese gingen hinaus mit ihrem Erleben in den Makrokosmos. Bei ihnen war es so, daß sie gerade im Makrokosmos erlebten die Götter-Wirkensmächte. Wenn sie hinschauten auf das Morgenrot, auf den Regenbogen, erlebten sie in diesen Naturphänomenen Götterdenken, Götterwirken, das sich manifestierte in den Farben des Himmels, und damit brachten sie in Zusammenhang die Entstehung der Substanz. Für sie war die Substanz erstarrtes Götterdenken, und für sie galt es, dieses Götterdenken wieder zu wecken.

Es kann sich einem anschaulich vor die Augen rücken, wie dieses Lichthafte des Universums hineinführt in die Substanz, und zwar bei einer Betrachtung der Pflanze, die in lebendiger Tätigkeit Entstehen und Vergehen der Substanz offenbart. — Es wurde in dieser Zeitschrift die Assimilation schon einmal dargestellt als Zusammenwirken von Licht, Luft und Wasser im rhythmischen Blatt-Stengel-Bereich,[2]) und es wurde gezeigt, wie die also aus dem Licht entstehende Substanz, die Stärke, sich wandelt blütenwärts über den Zucker zu feineren und immer feineren Substanzen, die zuletzt wiederum die Lichtnatur in den Blütenfarben sieghaft nach außen tragen. Die schwerewärts gerichtete Metamorphose geht über Cellulose zur Kohle, also zu immer dichteren und dunkleren Substanzen hinunter. Der aus dieser Reihe stammende Teer wurde dann Ausgangspunkt für Substanzen, die der Intellekt in erstaunlicher Weise der Finsternis entlockte. So entstanden synthetische Duftstoffe, Süßstoffe, Farben, Geschmacksstoffe, Heilmittel, wie ein Spiegelbild zu dem, was im Blütenbereich die Pflanze lebendig entwickelt. In dieses Spiegelbereich gehören auch die eingangs erwähnten Stoffe, die die Grundlage der Chemo-Therapie bilden.

Die beiden Richtungen nach oben und unten, die in der Pflanze im Blüten- und Wurzelprinzip vertreten sind, weben ineinander und gewinnen in bestimmten Pflanzenformen, eins oder das andere, die Oberhand. Es kann sein, daß das Wurzelhafte sich durchsetzt bis in die Blüte, ja bis in den Samen, sodaß die ganze Pflanze verholzt, wie das z. B. beim Astragalus der Fall ist, oder daß das Blütenhafte sich bis in die Wurzel senkt, wie z. B. bei den Lilien. Wenn so bestimmte Charakteristica sich einseitig ausbilden, kann man darin für ähnlich verschobene Kräfte in den Wesensgliedern des Menschen Heilmittel finden.

Wenn beim Phänomen des Radiums darauf hingewiesen werden konnte, daß dieses eine Rückauflösung der Substanz bedeutet, dem Licht, der Wärme entgegen, so vermag die Pflanze diesen Prozeß, der im Mineralreich auf unendliche Zeiträume ausgedehnt ist, im Jahreslauf zu zeigen. Die durch die Lichteinwirkung über das Farbige entstandenen organischen Substanzen werden am Blütenpol teilweise verhaucht, verätherisiert, und in diesen Substanzen leben völlig andere Kräfte als in solchen, die auf dem Wege der Verdichtung sich befinden.

Nicht für die Substanz, aber für die Farbe als solche lebte in Goethes Gedanken dies qualitative Element noch sehr stark. Goethe spricht die Farben an als Taten und Leiden des Lichts. Das Farbige bezeichnet die Wege des Lichts in die Welt der Finsternis, der Trübe und zurück. Es wohnt ihm die Raumestiefe (3.

[2]) Natura, Jahrgang V, S. 155.

Dimension) noch als seelische Bewegung inne, indem Rot auf einen zukommt, Blau hinwegflieht. Geht der Prozeß der Verdichtung weiter, so entfallen dem Reich der strömenden Bewegung Substanzen, und diese tragen in sich die Nachwirkungen des lebendigen Stromes, dem sie entfallen sind. Darum wird man in Zukunft Substanzen vielmehr auffassen müssen als Zustandsbilder von lebendigen Kraftrichtungen, nicht als eine in starrer ewiger Unveränderlichkeit befangene Atomwelt, sondern als ein auf einer gewissen Stufe fixiertes Weltgeschehen.

In diesem Zusammenhang erscheint einem das Wort „Lichtbrechung" wie eine Offenbarung des Sprachgeistes. Das Licht wird gebrochen in die Farbe und wenn dieser Prozeß fortgesetzt gedacht wird, dann kommen wir zur Substanz und wir verstehen, was Rudolf Steiner über die Substanz sagt: Substanz ist zerbrochener Geist. Und wenn wir in unser Bestreben, in unsere Substanzerkenntnis dieses voll und real aufnehmen, wird es auch verständlich erscheinen, daß wir aus diesen Stoffen den Geist auch wieder zu wecken berufen sind. Wenn wir da z. B. die Metalle betrachten, eben auf ihre Beziehung zur Farbe hin, so können wir finden, daß die Metalle eine sehr starke Beziehung zur Farbe haben, daß in jedem Metall durch menschliches Tun oder durch Naturprozesse das Farbige wieder zum Vorschein kommen kann. Das Metall, welches den kosmischen Einwirkungen noch näher steht als die Erden, offenbart seine Herkunft aus dem Farbigen leichter. Und wir können dann auch verstehen, wenn uns Dr. Steiner aus seiner Geistesschau mitteilt, daß die Metalle in früheren Erdenzuständen aufgelöst waren in Farbe und aus der Farbe heraus das Metall entstand und die Substanz überhaupt sich herausdifferenzierte.

So gilt es, das Woher und Wohin der Stoffe zu erforschen, was man mit dem Worte „Signatur" der Substanz bezeichnen möchte. In dem Buche: „Grundlegendes zu einer Erweiterung der Heilkunst" von Dr. Steiner und Dr. Wegman ist in einem Satz dieses auch in so klarer Weise ausgesprochen, indem darauf hingewiesen wird, daß für jeden Organismus nicht ein bestimmter gegebener Stoffeszusammenhang maßgebend ist, sondern der stete Wandel der Substanz, die den Anreiz zur Tätigkeit in sich trägt. Indem wir Substanz in den Organismus einführen, regt sie entsprechend ihrer Signatur eine Tätigkeit im menschlichen Organismus an, und das ist dasjenige, worauf es ankommt.

Es ist möglich, schon aus der physischen Erscheinungsform einer Substanz sich hinzuarbeiten zu ihrer Signatur, zu einem makrokosmischen Verstehen derselben. Als Beispiel sei das Blei von diesem Gesichtspunkt aus gewählt. Das Blei ist ein Metall, das von allen Metallen den geringsten Glanz hat, am schwersten ist, das von allen Metallen die geringste Leitfähigkeit besitzt. Was heißt dies alles? Die Schwere des Bleis, die hintendiert zum Erdenmittelpunkt, das graue Unbewegliche ist die eine Seite, die zunächst sinnlich wahrnehmbar wird, wenn wir ein Stück Blei in die Hand nehmen. Die andere Seite können wir auch sinnlich wahrnehmen, sie fällt uns aber nicht so auf und wird auch von der Naturwissenschaft anders erklärt. Es ist nämlich so, daß ein Stück Blei im Vergleich zu Silber sich in der Hand warm anfühlt, das Silber aber kalt. Das Blei besitzt eine geringe Leitfähigkeit für Wärme, denn man kann ein Stück Blei lange in die Hitze halten, bevor man sich die Finger verbrennt, es schmilzt eher. Aber obwohl Blei die Wärme wenig leitet, hat es doch eine intensive Beziehung zur Wärme, es ist etwas, das wie erfüllt ist von Wärme. Wenn man das Blei zerkleinert, d. h. wenn man ihm äußerlich hilft, seine Wärmebeziehungen aktiv zu machen, so entzündet es sich plötzlich, es verglüht; hier offenbart das Blei unmittelbar seine Beziehungen zur Wärme. Man muß noch erinnern an die Eigenschaft des Bleis, daß es mit Wasserstoff eine gasförmige Verbindung eingeht. Das schwere Blei, wenn es sich mit Wasserstoff verbindet, wird zu einem Gas. Das offenbart bis in die physische Erscheinungsform des Bleis hinein die ihm innewohnende Auftrieb-Lösekraft.

Wenn wir dieses Metall so betrachten, können wir verstehen, wie in ihm, das einerseits in die Schwere so stark hineingeht, andererseits sich auflösen will in die Wärme, sich eine Kraft offenbart, die verglichen werden kann mit der Kraft des menschlichen Ich, das sich einerseits in der Skelettbildung sein Bild schafft, andererseits von der Wärme des Blutes getragen aufstrahlt in geistiger Tätigkeit. Und wir können aus diesem Zusammenhang heraus verstehen, wie das Blei in Potenzen ein Heilmittel gegen Sklerose ist, wo diese Ichtätigkeit zu stark verhärtend herunterwirkt in die Leiblichkeit.

Man kann auch dieses Doppelwirken des Bleis als Bild wahrnehmen, wenn man einen Blick richtet auf die Sternenwelt und dort den Saturn herableuchten sieht als ein Kern, der umgeben ist von einem aurahaften Ring. So hat man in einem

Bild das ganze Wesen des Bleis beschlossen. Im Kern das, was in die Skelettbildung führt, im Ring dasjenige, was lebendig kreist und ins Geistige hinausstrahlt, und gerade im Zusammenhang mit Krankheit und Gesundheit sprach Rudolf Steiner einmal aus, daß wir hier im Innern des Saturn sehen etwas wie einen kränkenden Kern und im Ringe die kreisende Gesundheit.

Es ist in diesem Zusammenhange hinzuweisen auf die mühevollen Arbeiten von Frau Kolisko, die in exakt wissenschaftlicher Weise nachgewiesen hat die Zusammenhänge zwischen dem Metall Blei und dem Planeten Saturn.

So hat sich in urfernen Zeiten Planetenlicht verdichtet zur Substanz. Wenn wir also den Blick hinauswenden in die Natur, finden wir allenthalben, daß sie aus dem Licht der Sternenweiten stammt und dort ihre Heimat hat. Aber wir wissen auch, daß der Mensch selbst, der menschliche Organismus herausgeboren ist aus der Sternenwelt, wie Fixsternhimmel und Planeten dem Menschen die Gestalt und die darin lebendig sich wandelnde Substanz geben.

Nur aus einer Zusammenschau von Mensch, äußerer Natur und Makrokosmos können die Zusammenhänge gefunden werden, aus denen heraus wir geführt werden zu einer Substanzerkenntnis, die die Grundlage abgeben kann einer neuen Heilmittelerkenntnis.

Versuche zur Konservierung von Heilmitteln ohne Alkohol.

Dr. Rudolf Hauschka.

(Nach einem Referat, gehalten auf der Aerztetagung 26.—28. September 1932.)

Es war seit Jahren ein Wunsch der Aerzte, sich bei der Herstellung von Heilmitteln von der Anwendung des Alkohols zu emanzipieren. Es soll im folgenden gezeigt werden, in welcher Richtung unsere Versuche bezüglich dieses Fragenkomplexes gegangen sind.

Wenn man ein Heilmittel aus einer Pflanze herstellen will — und vorwiegend handelt es sich bei diesen Versuchen um Pflanzenextrakte — dann kommt man in die Lage, diesen Extrakt irgendwie konservieren zu müssen. Wenn man es nicht tut, dann verdirbt der Pflanzensaft, er verwest, er verschimmelt. Deshalb muß man auf ein Verfahren sinnen, das diesen Pflanzensaft erhält. Das tut man im allgemeinen, indem man Alkohol zufügt oder ihn durch Hitze sterilisiert. Für innerlichen Gebrauch wird Alkohol verwendet, für Injektionen Sterilisation. Man kann sich fragen, was bei dieser Art der Konservierunig geschieht. Wird dabei nicht etwa bloß die physische Form erhalten (wie bei der Mumie), während die feineren, lebendigen Wirkungen verloren gehen? Versuche in dieser Richtung mit Kletterkristallen deuten darauf hin. Ueber die Technik der Methode wurde bereits in der Natura berichtet[1]).

Es stellt sich bei diesen Versuchen folgendes heraus: Während der Frischsaft einer Pflanze naturgemäß das lebendigste Bild ergab, zeigte der mit Alkohol konservierte Saft abgeschlossenere und härtere Formen. Die ganze Struktur zeigt dabei eine feine Zerklüftung wie verwittertes Gestein. Das durch Hitze sterilisierte Präparat gibt dem Frischsaft ähnliche aber verschwommenere Formen.

Es wurde im vorigen Jahre zur Michaelitagung in einem Vortrage[2]) ausgeführt, wie die Menschheit in der heutigen Zeit eine Denkrichtung entwickelt hat, die ganz auf Todesprozesse eingestellt ist. Mit bewundernswerter, fast mathematischer Exaktheit kann man heute abtöten. Man geht von der Anschauung aus, daß Parasiten die Ursache des Zerfalls organischer Stoffeszusammenhänge sind.

[1]) Hauschka, Naturprozesse und ihre Umwandlung in der menschlichen Ernährung. Natura IV, 308.

[2]) Hauschka, Substanzerkenntnis und Heilmittelerkenntnis, Natura V, 227.

Und wenn man nur dafür sorgt, daß die Mikroorganismen abgetötet werden, oder nicht zur Entfaltung gelangen, so glaubt man damit für die Konservierung das Nötige getan zu haben. Dieses ist aber eine Illusion. Mikroorganismen können sich nur dort entfalten, wo Leben zerfällt und wenn man sie abtötet, so tritt der Zerfall nur nicht in Erscheinung, trotzdem vom Standpunkt der lebendigen Wirkungen ein solcher zweifellos vorliegt. So kommt es meiner Meinung nach vielmehr darauf an, das Leben zu erhalten, anstatt es abzutöten. Das ist das Wesentliche einer zeitgemäßen Konservierung, daß sie in den Bereich einer Lebenshygiene fällt. Ein frischer Pflanzensaft ist bis zu einem gewissen Grad durchaus noch ein lebender Organismus, den es gilt zu erhalten. Wie kann man das machen?

Es kommt vor allem darauf an, diesen Organismus zusammenzuhalten, ihn sozusagen mit einem aetherischen Gerüst zu versehen. Man kann von zwei Seiten zu einem solchen Gerüst kommen. Einmal kann man es von der Stoffseite her versuchen, etwa durch Zugabe stark gestaltender Stoffe oder solcher Stoffe, die Träger von Gestaltungskräften sind. Wir haben das auch versucht; doch soll vielmehr heute von der anderen Seite berichtet werden, von den Versuchen, von der kosmischen Seite her ein Gerüst hineinzubauen. Es wurde in dem bereits erwähnten Vortrag von Michaeli vorigen Jahres geschildert, wie das Stoffliche und dasjenige, was im Umkreis lebt, einander begegnen, wie das Stoffliche herausgeboren wird aus dem Licht und umgekehrt aus dem materiellen Zustand in die Vergeistigung gebracht werden kann. Dieses Moment scheint auch mit Bezug auf die Konservierung von ganz wesentlicher Bedeutung. Aber das Licht hat verschiedene Qualitäten je nach der Tageszeit. Es hat z. B. das Licht in der Morgenröte eine ganz andere Qualität als in der Abendröte und wieder eine andere zu Mittag[3]). Man erlebe nur einmal die Qualitäten des Morgens und des Abends in der Seele. Wie ganz Verschiedenes regt sich des Morgens, des Mittags, des Abends oder zur Mitternacht. Die Differenziertheit des Lichtes war ein Schlüssel zu den Versuchen, von denen nachstehend gesprochen werden soll.

Wir begannen Pflanzenextrakte dem Morgen- und Abendlicht auszusetzen. In einem Vortrag[4]) mißt Rudolf Steiner den Morgen- und Abendkräften eine ganz besondere Bedeutung für die künftigen Entwicklungsphasen der Menschheit zu. Diese Morgen- und Abendkräfte, sagt Rudolf Steiner, repräsentieren eine Weltenrichtung, die bestimmt ist durch die Sternbilder der Fische und der Jungfrau. Das

[3]) In diesem Zusammenhange sind auch die Versuche von E. Pfeiffer aufklärend.

[4]) Rudolf Steiner, Vortrag 25. XI. 1917 Dornach.

kann man nun nicht ohne weiteres verstehen. Wenn man sich aber in das Wesen der Tierkreisbilder vertieft in der Art, wie es Rudolf Steiner in der Eurythmie[5]) zeigte, dann kann man wenigstens ahnend die Geheimnisse der Kräfteordnungen des Kosmos empfinden. Das Sternbild der Jungfrau ist der Ausdruck der vernünftigen Ernüchterung und der Laut, der diesem Sternbild zugeordnet ist, ist das B, dessen Gebärde die Umhüllung des Geistigen durch das Physische zum Ausdruck bringt. Was ist es anderes, wenn man früh morgens erwacht und sich mit seinem physischen Leibe umkleidet in vernünftiger Ernüchterung?

Das Sternbild der Fische, das der Jungfrau gegenüber liegt, drückt in seiner Geste ein Lösen und doch intensives Gestalten aus. Der den Fischen zugeordnete Laut N macht dieses noch deutlicher. Ein leises Betasten mit den Fingerspitzen zeigt diese Gebärde. Man fühlt ein Durchseeltsein bis in die Fingerspitzen. „Das Ereignis ist Schicksal geworden", so charakterisiert Rudolf Steiner die Geste dieses Sternbildes. Diese Gebärde ist zu keiner anderen Zeit gemäßer als am Abend. Man ist durchseelt bis in die Fingerspitzen von den Ereignissen des Tages und schaut doch gelöst in das Abendrot und gewinnt Distanz zu allen Freuden und Schmerzen, die man erlebte. Und wenn man nun die Gebärdensprache des Tierkreises aufsucht in der uns umgebenden Substanzwelt, so findet man die Kräfte der Jungfrau in den Laugen wirkend und das Wesen der Fische in den Halogenen zum Ausdruck gebracht. Diese Zuordnungen wurden in der Natura ausführlich abgehandelt[6]). Wir sehen so einen durch die Weltenrichtung Jungfrau-Fische fortdauernden aetherischen Salzprozeß gegeben, Erde und Mensch durchströmend.

Es wurden an Hand dieser Grundsätze vergleichende Versuche gemacht. —

Rosenblätter z. B. wurden unter der Einwirkung des Morgen- und Abendlichtes extrahiert und dabei ein Resultat erzielt, das auf andere Weise unerreichbar ist. Der Extrakt nimmt eine schöne rosenrote Farbe an, hat ein frisches, natürliches Aroma und ist verhältnismäßig haltbar. Der Kontrollversuch ohne die erwähnte Belichtung zeigte eine bräunliche Farbe und riecht verwelkt[7]).

Es ist interessant, auch die Rückstände zu beobachten. Der Rückstand der belichteten Rosen besteht aus zarten leeren Blattstrukturen,

---

[5]) Rudolf Steiner, Eurhythmie als sichtbare Sprache. Dornach 1917.

[6]) Bockholt-Hauschka, Die Gebärdensprache des Tierkreises, I. Teil Natura V, 205, II. Teil, Natura VI, Heft 4 (erscheint demnächst).

[7]) Der im Vortrag gezeigte Extrakt wurde in den Tagen vorher bei täglichen Gewittern hergestellt, wodurch er besonders mißfarbig wurde. Der belichtete Extrakt hat unter den Gewittern nicht gelitten.

wie spinnwebartige Schleier. Die Rose hat ihr ganzes Wesen sozusagen ausgeatmet in die umgebende Flüssigkeit. Die unbelichteten Rosen haben einen bräunlichen, derben Rückstand.

Dieselben Versuche wurden auch mit anderen Blüten angestellt, Holunder, Orangenblüten etc. Die Versuche wurden auch durch Kristallisationen nach Methode der Kletterkristalle verfolgt[8]), wobei der Einfluß der Belichtung deutlich in Erscheinung trat. —

Wir sind dann dazu übergegangen, wässrige Extrakte von Heilpflanzen auf die beschriebene Weise zu behandeln. Da war es zunächst die Mistel, die im Mittelpunkt des Interesses stand. Wässriger Apfelmistelextrakt wurde durch längere Zeit der rhythmischen Belichtung ausgesetzt. Der Saft zeigt jetzt nach zwei Jahren noch ein klares goldgelbes Aussehen, gutes Aroma und keinerlei Schimmelbildung und dergleichen. Die mit demselben Saft angesetzte Kontrolle ohne rhythmische Belichtung ist durch und durch verrottet, mit Schimmelkrusten durchsetzt und dunkelschwarzbraun. Es soll hier bemerkt werden, daß es sich hier um eine Weihnachtsmistel handelt und es war zunächst eine Enttäuschung, als die Versuche in den folgenden Monaten nicht dieses schöne Resultat ergaben. Erst wieder die Johannimistel benahm sich wie die zu Weihnachten gepflückte.

Eine Reihe weiterer Heilpflanzen (siehe nachstehende Liste) wurde auf die beschriebene Weise verarbeitet und wir gelangten so zu Extrakten, die ohne Alkohol zu enthalten und ohne sterilisiert oder eingedickt worden zu sein, nun schon ein halbes Jahr haltbar sind. Einige dieser Präparate wurden auch mit der eigenen Asche verarbeitet.

Es ist interessant zu sehen, wie sich diese Präparate beim Potenzieren benehmen. Es macht sich allgemein das Phänomen bemerkbar, daß Farbe und Aroma intensiver werden beim Potenzieren (es wurde während des Vortrags Farnkraut D 2 und Schafgarbe D 2 gezeigt, welche in Farbe und Aroma der Urtinktur fast gleichkamen).

Nun soll noch auf ein zweites Element hingewiesen werden, das versucht wurde, in die Heilmittelherstellung einzuführen. Während bei der rhythmischen Belichtung versucht wurde, die Substanz einzuordnen in einen kosmischen Rhythmus, sie hinzuführen zu den Urformen des Erdenwerdens, zum Salzprozeß, so wird bei der nachfolgenden Methode ein mehr menschlicher Prozeß nachgeahmt. Es wurde folgendes versucht:

Frisches Kraut wurde mit Wasser angesetzt und bei 37° C gehalten. Dabei beginnt eine Fermentation. Es fängt an zu brodeln und zu arbeiten, bis es meist am dritten Tag zur Ruhe kommt. Der

[8]) Hauschka, Naturprozesse und ihre Umwandlung in der menschlichen Ernährung. Natura IV, 308.

Extrakt wird ausgepreßt und neues frisches Kraut hineingegeben. Nun fermentiert es wieder, diesmal heftiger als das erste Mal. Dann wieder Ruhe usf. Diese Prozedur wird 7 Mal hintereinander fortgesetzt. Dabei unterliegen die Säfte einer interessanten Wandelung; in diesem siebenstufigen Prozeß klären sie sich gegen die siebente Stufe zu. Auf der dritten und vierten Stufe sind sie im unangenehmsten, was Geruch und Ansehen betrifft. Aber am Ende kommt ein Saft heraus, hochkonzentriert, haltbar und von gutem, starkem Aroma. Auf diese Weise wurden ebenfalls eine Reihe von Pflanzenextrakten hergestellt, die sich bisher gut bewährten.

Eine merkwürdige Erscheinung ist dabei diese, daß die Rückstände in den einzelnen Stufen immer kleiner werden. Als Beispiel sei eine Verarbeitung von Colchicum angegeben: Bei gleicher Zugabe von Frischsubstanz ergaben sich

auf der 1. Stufe	58 gr. Rückstand
„ „ 2. „	50 „ „
„ „ 3. „	39 „ „
„ „ 4. „	37 „ „
„ „ 5. „	35 „ „
„ „ 6. „	34 „ „
„ „ 7. „	34 „ „

Man sieht, wie gegen die siebente Stufe das Präparat sich stabilisiert.

Es gibt noch ein drittes Element, das für die Haltbarkeit von Pflanzensäften bedeutungsvoll scheint. — Es ist dies das Element der Ganzheit. Es wird am leichtesten verständlich sein, was damit gemeint ist, wenn dafür ein Beispiel gegeben wird.

Wir haben für die Behandlung des Diabetes Grapefrüchte verarbeitet. Dabei machten wir folgenden Versuch: Es wurde von der Grapefrucht die Schale mit Wasser angesetzt, ebenso Fruchtfleisch, die Kerne und das Weiße. Alles dies verdarb in wenigen Tagen, schimmelte, faulte und stank. Zugleich wurde eine ganze Grapefrucht so wie sie ist, samt Schale, Kern und Fruchtfleisch zerquetscht, mit Wasser angesetzt und erstaunlicherweise ist dieser Saft heute nach 2 Jahren noch frisch und in guter Verfassung. Zwar ist die Grapefrucht ein Ausnahmefall und es wäre verfehlt zu glauben, daß dies bei allen Pflanzen gelingen würde; dennoch kann dieses Prinzip zur Konservierung eines Pflanzensaftes viel beitragen.

Und noch ein viertes Element, das für die lebendige Wirkung und Haltbarkeit eines Heilmittels von Bedeutung zu sein scheint, soll hier erwähnt werden. Dies ist die Behandlnug der Rückstände. Es ist ein Unterschied, ob man das, was man nicht mehr braucht, achtlos wegwirft, oder ob man es weiterhin im Kreise seiner Gedanken und Handlungen behält und es in der richtigen Weise der

Auflösung durch die Natur zuführt. Es liegt in der richtigen Behandlung der Rückstände eine bewußte Verantwortung gegenüber den Elementen und den Naturreichen. Es hat sich auch gezeigt, daß dies ein konsolidierendes Element bei der Herstellung von Pflanzensäften darstellt. Gewiß haben wir erst wenige Schritte in dieser Richtung getan, und wir stehen erst am Anfange eines neuen Weges der Heilmittelherstellung. Viele Versuche werden noch nötig sein, um da klarer durchblicken zu können. —

Zum Schluß sei noch einiges über die Haltbarkeit der Potenzen gesagt, die aus den nach den beschriebenen Verfahren hergestellten Konzentraten gemacht wurden. Wir können da zwar nicht auf eine lange Beobachtungszeit hinweisen, aber seit einem halben Jahre haben wir Potenzen verschiedener Höhe daraufhin untersucht. Unsere Erfahrungen gehen dahin, daß Hochpotenzen bis jetzt ausnahmslos haltbar blieben. Tiefpotenzen (D 1—D 3) und auch gewöhnliche Verdünnungen sind empfindlich. Doch gelang es bei sauberem Arbeiten auch da in den meisten Fällen, genügend lang haltbare Präparate herzustellen. Weitere Versuche sind im Gange.

Mit diesen Ausführungen ist nur eine ganz aphoristische Darstellung gegeben von den Wegen, die beschritten wurden, um die Verwendung des Alkohols als Konservierungsmittel bei der Herstellung von Heilmitteln überflüssig zu machen und die lebendige Wirksamkeit möglichst zu erhalten.

Diese Ausführungen sollen zunächst dem engeren Kreis unserer Aerzte zugänglich gemacht werden, um Anregungen auf diesem Gebiete zu geben — aber auch zu empfangen, damit sich die Aerzte mit diesen Fragen beschäftigen und die Präparate in ihrer Praxis versuchen. Diese können als Versuchspräparate des Klinisch-Therapeutischen Instituts[9]) durch die Weleda A.-G., Arlesheim, bezogen werden.

---

[9]) Siehe beigedruckte Liste.

Versuchspräparate des Klinisch-Therapeutischen Instituts

	Bezeichnung für die Rezeptur
Achillea	
Extrakt mit rhythmischer Wärmebehandlung + Asche (präp.)	Achillea W A
Allium sat.	
Extrakt mit rhythmischer Lichtbehandlung	Allium L
Extrakt in Honig mit rhythmischer Lichtbehandlung	Allium H L
Arnica	
Extrakt mit rhythmischer Lichtbehandlung + Asche (präp.)	Arnica L A
Extrakt mit rhythmischer Wärmebehandlung + Asche (präp.)	Arnica W A
Belladonna	
Extrakt mit rhythmischer Lichtbehandlung + Asche (präp.)	Belladonna L A
Berberis fructus	
Extrakt mit rhythmischer Lichtbehandlung + Asche	Berberis L A
Borago	
Extrakt mit rhythmischer Lichtbehandlung + Asche	Borago L A
Colchicum	
Extrakt mit rhythmischer Lichtbehandlung + Asche (präp.)	Colchicum L A
Extrakt mit rhythmischer Wärmebehandlung + Asche (präp.)	Colchicum W A
Equisetum	
Extrakt mit rhythmischer Lichtbehandlung + Asche	Equisetum L A
Euphrasia	
Extrakt mit rhythmischer Lichtbehandlung + Asche (präp.)	Euphrasia L A

* Siehe beigedruckte Liste.

	Bezeichnung für die Rezeptur
Farn	
Frauenfarn-Extrakt mit rhythmischer Lichtbehandlung + Asche (präp.)	F Farn L A
Adlerfarn-Extrakt mit rhythmischer Lichtbehandlung + Asche (präp.)	A Farn L A
Fragaria	
Extrakt mit rhythmischer Lichtbehandlung	Fragaria L
Extrakt mit rhythmischer Wärmebehandlung + Asche (präp.)	Fragaria W A
Hypericum	
Extrakt mit rhythmischer Lichtbehandlung + Asche (präp.)	Hypericum L A
Urtica	
Extrakt mit rhythmischer Lichtbehandlung + Asche	Urtica L A
Veronica	
Extrakt mit rhythmischer Lichtbehandlung	Veronica L
Extrakt mit rhythmischer Wärmebehandlung	Veronica W
Cortex Quercus	
Dekokt + Asche (präp.)	Cortex Quercus dec. A
Pulmonaria	
Extrakt mit rhythmischer Lichtbehandlung	Pulmonaria L
Extrakt mit Wärmebehandlung und Magneteisen, Destillat + Asche	Pulmonaria WDA
Prunus spinosa	
Extrakt mit Wärmebehandlung + Magneteisen, Destillat + Asche	Prunus spinosa WDA
Lilia	
Destillat + Asche (präp.) schmerzstillend als D3 innerlich	Lilia D A
Grapefrucht	
Destillat + Asche bei Diabetes als D5 Inj. 3mal wöchentlich	Grapefrucht D A
ganze frische Früchte, bei Diabetes als D1 innerlich	Grapefrucht G
Unguentum H	
Kieselgel auf Fettgrundlage zur Wundheilung, Ulcus cruris, Eczeme, aber auch allgemein als Kosmetikum zur Erfrischung und Belebung der Haut, in Tigeln (à 30 gr.)	Unguentum H

IV.

Margarethe Stavenhagen / Rudolf Hauschka

Die Pflanzenfarbe

1930

Beiblatt der Zeitschrift „Natura"
für die Mitglieder der medizinischen Sektion.

Januar—Februar 1930.

Die Pflanzenfarbe

und ihre Verwendung im künstlerisch-therapeutischen Unterricht.

I.

Wenn über Farben-Therapie und in Sonderheit über diejenige durch Malen hier gesprochen werden darf; so kann es ja nur so sein, dass man aus der Fülle der Betrachtungsmöglichkeiten diejenigen Hauptlinien darzustellen versucht, welche das therapeutische Element besonders zu erfassen geeignet sind. Ferner soll gezeigt werden, wie die Verwendung der Pflanzenfarben, wie sie am Klinisch-therapeutischen Institut in Arlesheim zu therapeutischen Zwecken hergestellt werden, einen weiteren Schritt in die Heilwirkungen der Farbe bedeutet.

Rudolf Steiner hat immer über die Welt der Farbe gesprochen in einem Sinne, der am besten charakterisiert werden kann durch seine eigenen Worte, wie sie sich finden in dem dritten der drei Vorträge „Das Wesen der Farben".

Dort heisst es: „Das Betrachten des Farbigen kann nicht, ohne heraufgehoben zu werden in das Seelische, überhaupt geschehen. Denn es ist eine blosse thörichte Rederei, wenn man sagt, das Farbige ist ein Subjektives, welches auf uns wirkt. Und wenn man namentlich dann etwa dazu übergeht, zu sagen — wobei man sich vom Ich nichts Genaues vorstellt — draussen wäre irgend eine objektive Veranlassung, und die wirkte auf uns, auf unser Ich — — Unsinn ist es. Das Ich selber ist in der Farbe drinnen. Es ist das Ich gar nicht, und auch der menschliche Astralleib, sie sind gar nicht von dem Farbigen zu unterscheiden, sie leben in dem Farbigen und sind insofern ausser dem physischen Leib des Menschen, als sie mit dem Farbigen draussen verbunden sind, und sie, das Ich und der astralische Leib, bilden im physischen Leibe und Ätherleibe die Farben erst ab. Das ist es, worauf es ankommt. Sodass die ganze Frage nach der Wirkung eines Objektiven des Farbigen auf ein Subjektives ein Unsinn ist, denn in der Farbe drinnen liegt schon dasjenige, was Ich, was astralischer Leib ist, und mit der Farbe herein kommt das Ich und der astralische Leib. Die Farbe ist der Träger des Ichs und des astralischen Leibes in den physischen und in den Ätherleib hinein."

Man muss fragen nach der Beziehung des Seelischen zur Farbe. Solange man das naturwissenschaftliche Weltbild als Ende menschlicher Erkenntniskraft anerkennt, wird einem mit dem Wesen der Seele selbst auch das Wesen der Farbe langsam entschwinden — ja, vielfach sind beide schon zu leeren Begriffen geworden. Weit jenseits jeder physikalischen oder objektiven Farbenanalyse, welche nur die Wirkungen des Farbenwesens in ihr fremden Medien sieht, muss man das Schicksal der Farbe begreifen, erfassen, als untrennbar verknüpft mit dem Schicksal der menschlichen Seele selber.

Um den Ursprung des Farbenerlebens auf dem Wege des Menschen abwärts in ein Dasein, wie es eben heute ist, wo das Geistig-Seelische in einem physischen und ätherischen Leibe lebt, zu finden, muss man weit zurückgehen in der Geschichte der Evolution, wie sie Rudolf Steiner von so vielen Seiten beschrieben hat. Dass hier in den folgenden Betrachtungen auf scheinbar so weit abliegende kosmologische Gebiete zurückgegriffen wird, findet seine Rechtfertigung im weiteren Verlauf der Ausführungen über die Chemie der Pflanzenfarbe (Abschnitt III) und deren Anwendung in der Therapie (Abschnitt IV und V). Ist doch im Menschen das fernste Kosmologische zugleich aktuell Gegenwärtiges.

Als der Mensch von der alten Sonne herüber kam in das Dasein auf dem alten Monde, brachte er das Erbe zweier planetarischer Entwicklungszustände mit: vom Saturn-Dasein die Gabe der ersten Hierarchie, die Wärme, die in sich selber webt im Finsteren, dazu die Gabe der zweiten Hierarchie vom Sonnen-Dasein, das Licht und als dunklen Schatten des Lichts, die Luft, zu der ein Teil der Wärme sich verdichtet. Auf dem Monde nun dringen herein in diese Elemente die Wesen der dritten Hierarchie. Diese tragen das Licht in die Finsternis, die Finsternis in das Licht. Durch ihre Taten entsteht die Farbe als Weltenqualität. Die Farbe bezeichnet die Wege dieser Wesen vom Licht zur Finsternis, von der Finsternis ins Licht. Und wie auf der alten Sonne die Luft entsteht als Schatten des Lichts, so entsteht auf dem alten Mond als Schatten des Farbigen das Wasser. Das Wasser ist der Abglanz, die Schöpfung des Farbigen im Kosmos. So schildert Rudolf Steiner das Farbenwerden von der kosmischen Seite gesehen.

Saturn:	Wärme webt in Wärme
Sonne:	Licht Wärme Luft (Schatten des Lichts)
Mond:	Farbe Licht Wärme Luft (Schatten des Lichts) Wasser (Schatten der Farbe)

Vom Geistig-Seelischen des Menschenwesens aus betrachtet, sieht man mit dem Monden-Dasein den Zeitpunkt gekommen, wo der Mensch von seinem Urquell abgetrennte Geistigkeit zuerst in sich verschliessen musste. Er ruhte fortan nicht mehr im Sich-eins-fühlen mit den ihn umgebenden Wesenheiten. Sehnsucht entstand in seinem Inneren. Und die Götter gaben ihm dafür inneres Bilderleben, als ein inneres Farbenerleben, durch das er sich befriedigen konnte. Im Wechsel der Bilder, in der Bewegung, die die Seele von Bild zu Bild machen sollte, konnte die Sehnsucht gestillt werden. In den inneren Farben erlebte der Mensch die Eigenexistenz aber auch besonders das Verhältnis zu anderen Wesen. So wurde in diesem Augenblick der Weltenevolution der Menschenseele, die zu immer stärkerer Isolierung vom Kosmos, zu immer weiterer Lostrennung abstieg, mitgegeben die Fähigkeit, im Bilde sich zu befriedigen, ein Verhältnis zu suchen zu seinesgleichen, mitzuerleben die ganze übrige Welt.

Und so kann man von nun an gegenüberstellen dem Begriff der Abschliessung, dem Versinken in die Ich-Einsamkeit alles dasjenige, was im Wesen der Farbe lebt, wenn man sie lebendig denkt, wenn man als ihr Wesen empfindet die Bewegung, den Weg. Seit jener Zeit begleitet das Farbenwesen die Menschenseele, und auf diesem Hintergrund kann das so oft zitierte Goethe-Wort „Die Farben sind die Taten und Leiden des Lichts“ in einem noch viel umfassenderen Sinn verstanden werden:

Im Farbigen lebt die in die Finsternis tauchende Licht-Seele des Menschen. Die Farbe bezeichnet ihren Weg und an der Farbe lassen sich Seelenwege ablesen.

Als nun der Mensch auf der Erde wieder erschien, wiederholte sich im Beginn der Entwicklung kurz das Vorangegangene. Der auf dem alten Mond einsetzende luziferische Einfluss, denn als solcher sind die Kräfte der Isolierung fortan zu bezeichnen, wirkte weiter. Der Mensch musste schliesslich ganz herabsteigen aus dem Umkreise auf die damals fest werdende Erde. Da erschien wiederum die Farbe, nun aber draussen sinnlich wahrnehmbar. Sie erschien über den Wassern, welche die obere Licht-Wärme-Welt von der unteren feucht-irdischen schieden. Der Mensch sah zum ersten Male den Regenbogen. Und dieser erste Regenbogen war das Zeichen, dass die Menschenseele nunmehr durch die durch Luzifer erworbenen Sinne hinausstieg in die physisch-sichtbare, materiell gewordene Welt. Die Farbe bezeichnet auch hier den Weg der Seele, wie es geschildert wurde. Luzifer drängte gewissermassen die Seele hinaus, er blieb im Inneren des Menschen und durchwob die innere Farbigkeit mit Leidenschaft. Draussen aber in der entgötterten Welt erstand als farbiger Abglanz das eigentliche reine Bild der Seele. Dorthin zog es den Menschengeist fortan. Wo ihm früher im Inneren die wahren Bilder der Welt aufleuchteten, wurde es im Laufe der Zeiten finsterer und finsterer in bezug auf wahre Welt-Erkenntnis. Der ätherische Leib, der früher die innere Bilderwelt heraufgespiegelt hatte in das Bewusstsein, wurde gleichsam beschwert mit Stoff, band sich fester und fester an den physischen Leib, er wurde trübe gemacht durch das Hinzutreten des festen Erdelements. An seine Stelle treten als Spiegel der Welt die physischen Sinne, diese spiegeln die äussere Farbenwelt. Und so stieg die Seele hinaus durch diese Sinne in das physische Licht, sich dort zu erleben. Sie macht Botengänge hinüber und herüber über die Regenbogenbrücke der Farben und verbindet das Ich mit der Welt.

Am Regenbogen kann man lesen das Darinnenstehen der Seele in der Welt. So wie er draussen sichtbar ist, sehen wir ihn nur halb. Er steigt aus dem Wasser auf und senkt sich in das Wasser, die untere Hälfte, die ihn zum Kreise schliessen würde, bleibt dem Auge verborgen. Auch das kann man als Urphänomen betrachten, als Bild des eigenen Wesens. Vom Weben der Seele ist uns nur die eine Hälfte bewusst. Nur was sich abspielt, getragen vom Licht-Luft-Wärmeprozess, von der Atmung aufwärts zum Sinnesnervenleben, nur das ist dem Wachbewusstsein zugänglich, überschaubar. Der andere Bogen der Erlebnisse ist verborgen in den chemischen und Lebensprozessen, die dem Feuchtirdischen draussen entsprechen.

Man versuche sich nun folgendes vor die Seele zu stellen: Als der Mensch abstieg aus der geistigen Welt, um die Freiheit zu erwerben, zog er immer dichtere Hüllen um sich und es wurde geschildert, wie durch den Einfluss Luzifers die Kräfte des Egoismus, der Isolierung stärker und stärker wurden. Diese Kräfte stören das Gleichgewicht im Kosmos, stören das Gleichgewicht zwischen Welt und Ich. Sie lassen die Seele mehr und mehr leibgebunden erstarren, und man kann am Verhalten des Menschen zur Farbe kultur-historisch betrachten, ja ablesen, inwieweit nun heute noch das Ich die Möglichkeit und die Neigung hat, auf den Wegen des Farbigen sich mit der Welt harmonisch, seelisch atmend sozusagen, zu verbinden. Diese zurückgehaltene Zwiesprache, diese erstarrten Kräfte werden langsam hinuntergedrängt in den Leib. Für den Leib aber ist die Seele die Zerstörerin. Sie ist die letzte Ursache aller Krankheit und es erscheint auch alle Krankheit zuerst im veränderten Seelenbild. Und hat man die Betrachtung des Farbigen bis zu diesem Punkt geführt, so kann man auch als Arzt ein Schüler der Farbe werden. Denn sie offenbart, wenn sie dann der Mensch handhabt, Seelenwege, sie begleitet nicht nur den Weg der Seele in den Leib hinein, sondern sie zeigt auch, wie der Mensch eine neue Regenbogenbrücke bauen kann, um die Seele neu und heilend mit der Welt zu verbinden.

Man muss sich vorstellen, dass wirklich das Wesen des Seelischen darin besteht, eine Brücke zu bilden, dass der Regenbogen in jeder Hinsicht voll das Seelische zur Darstellung bringt. Gesund ist nur ein solches Seelenleben, welches die Impulse des Geistes so in die Welt trägt, dass bei diesem Tun das Herz, das Gemüt lebendig beteiligt ist, so im künstlerischen Schaffen, wenn man den Begriff „künstlerisch" erfasst als identisch mit „aus der Fülle", so aber auch in der Entwicklung höherer Seelenfähigkeiten. Diese lebendige Seelenfarbigkeit ist ja veranlagt für die geistige Welt und sucht nach ihr, sucht durch die Auseinandersetzung mit der Welt dem Geiste neue Fähigkeiten zuzutragen. Dieses Streben nun findet im Durchbruch durch den Sinnenschein sein in ihm liegendes Ziel. So zeigte Rudolf Steiner an Goethe, wie das Geistig-Seelische so stark sich in ihm offenbart, dass es durchgreift durch die Sinne und die Phänomene so anschaut, dass das Geistige in ihnen wieder aufleuchtet, diejenige Geistwelt hereinscheint, die wir heute als die ätherische bezeichnen müssen. Und seine Farbenlehre in Sonderheit kann erscheinen als eine höchste Blüte dieses Strebens, wo schon der Übergang vom rein Sinnlichen in das Sinnlich-Übersinnliche gegeben ist durch das Herantragen der Farbe an das Moralische, an das Wesenhafte der Welt. Denn in der sittlichen Durchdringung eines Farbeneindrucks wendet sich schon der Weg um, auf welchem die Farbe in das Menschenbewusstsein eindringt und durch den Sinn passiv zunächst aufgenommen wurde. Da antwortet schon die Seele und dringt in das Innere der Farbe, der Bildcharakter ist ja nur ihre Aussenseite sozusagen, und wie die Buchstaben eine Form, eine Aussenseite haben, darüber hinaus aber einen inneren Sinn, der zu Erkenntnissen führt, wenn man zu lesen anfängt, so beginnt das Lesen der Farbe, wenn man sich erhebt in Aktivität vom rein Eindrucksmässigen in jene Welt, aus der heraus sie sich offenbart, aus der heraus auch unbewusst der Künstler seine Impulse schöpft.

II.

Als übersinnliche Heimat der Malerei schildert uns Rudolf Steiner jene Welt, in der wir weilen zwischen Einschlafen und Aufwachen, die „räumlich uns umgrenzende, geistige Welt“. Wenn der Mensch einschläft, wird sein Geistig-Seelisches auf den Wogen des Weltenäthers sternenwärts getragen. Diese Welt kann nur sphärisch verstanden werden; sie, die Nachtwelt, ist dargestellt im ptolemäischen System, wo die Erde der Mittelpunkt ist, von dem aus sich die Seele erhebt durch die Sphären der Planeten bis zum Saturn und weiter bis zu den Fixsternen. Diese Welt ist es, die sich spiegelt im Schaffen des Farbenraumes. Von Farbe zu Farbe ist ein Weg wie von Sternensphäre zu Sternensphäre, und das Leben in der Symmetrie-Ebene des Menschen, als welches die malerische Betätigung aufzufassen ist, dieses fern und nah, dieses kalt und warm bewegt sich in der gleichen Richtung vom Menschen fort in den Raum hinaus und wieder zurück, wie der Seelenweg des Menschen bei Nacht. Jede Nacht enthält auch die Erinnerung an den Abstieg aus der Sternenwelt zur Erdeninkarnation, und inwieweit wir nach Reife des Ichs uns in individueller Weise mit den einzelnen Sphären ausreichend oder mangelhaft verbinden konnten, das offenbart sich zuletzt auch in dem physisch-leiblichen, in der Konstitution, in der Disposition zu dieser oder jener Krankheitsform.

Eine ältere Menschheit wusste durchaus um diese Zusammenhänge und heilte auch, indem sie handhabte etwas, was Rudolf Steiner einmal nannte, eine „spirituelle Diät“. Eine zu starke Saturnwirkung suchte man zum Beispiel auszugleichen, indem man dem Betreffenden empfahl, sich im Vollmondlicht zu ergehen.

Nun muss man aber die Beziehung zu dieser Welt auch von jener Seite kennen, dass der Mensch seine Tageseindrücke jede Nacht mit hinübernimmt in die geistige Welt. Unsere Sinneseindrücke sind aber zunächst so, dass sie mit dieser Welt nichts gemein haben, denn sie ist eine solche, in der das Moralische massgebend ist. Dem Weltenäther liegt ein moralisches Wesen zugrunde, aber das physische Sonnenlicht tötet für unser waches Sinnesanschauen das Moralische heraus. Wir schauen auf die Farben und Formen der Welt ohne diese Erlebnisse zunächst mit moralischen Empfindungen zu verknüpfen. Und wir bringen aus dieser Weltanschauung wenig Kräfte in die Nachtwelt, um uns mit den Wesenheiten der Planetensphären richtig zu verbinden. Eigentlich arm geht der Mensch des finsteren Zeitalters in die Nacht. Wenn aber im Wachbewusstsein der Sinneseindruck durch die Kraft der Seele zu einem moralischen vertieft wird, kann sich allmählich der Mensch dem Kosmos harmonischer verbinden, er erweckt Kräfte, die ihn höher hinaufführen zu den Sphären der Planeten, aus welchen er die Impulse für den neuen Tag holen soll. Die sinnlich-sittliche Wirkung der Farbe erweist sich dort als eine reale Kraft, mit welcher der Mensch auch heilend zurückwirken kann auf seinen physischen und Ätherleib, die im Bette liegen bleiben.

Nicht nur, dass nachts im physischen und Ätherleib dasjenige zur Wirksamkeit kommt, was substantielle Reste der astralischen und Ich-Organisation genannt wird,[1]) also dasjenige, was waches Tages-Sinnesleben in gewisse Substanzen eingeprägt hat, sondern wir tragen die Sonnenwirkungen auch im astralischen Leibe und im Ich in die Nacht. Für das geistige Anschauen ist zu beobachten, wie dieses Sonnen-Licht-Leben, das ja auch das ganze Pflanzenwesen aus der Erde hervorzaubert, mitgenommen wird und wir Sonne haben in unseren höheren Wesensgliedern, wenn wir schlafen. „Und wir leisten in der Tat für Frische und Wachstum und Vitalität unseres Organismus' alles dadurch, dass wir während des Schlafens durch das bewahrte Sonnenlicht von aussen gegen unsere Haut und gegen unsere Sinne strahlen."[2]) Das heisst aber wieder, dass wir durch aktives Durchdringen unserer Sinneseindrücke, vor allem derjenigen durch die Farbe, uns dem Wesen dieser Sonnenwirkungen verbinden können, sie verintensivieren, heilende Kräfte damit in den Schlaf hinübersendend.

Die gesamte Farbentherapie, in Sonderheit diejenige durch das Malen wendet sich zwar an das wache Ich, an den wachen astralischen Leib, aber sie rechnet aus dem durch Rudolf Steiner über die Geistwelt hin erweiterten Bewusstsein mit dem eigentlichen Wirksamwerden der in der Malerei geübten Tätigkeiten in der Nacht. Wir wissen auch, dass auf das Geistig-Seelische des Menschen nachts in besonderem Masse die obersonnigen Planeten wirken, welche es wiederum sind, die das Sonnenlicht in der Pflanze zur Farbe modifizieren, worüber später Näheres gesagt werden wird.

Früher wusste man um das gestörte Verhältnis zum Kosmos. Der Priesterarzt innerhalb der Mysterien konnte die höheren Wesensglieder herausführen in einen Heilschlaf, dessen Erlebnisse aber dann

---

[1]) Dr. R. Steiner und Dr. I. Wegman: Grundlegendes für eine Erweiterung der Heilkunst, S. 32.

[2]) R. Steiner: Das Initiatenbewusstsein, S. 244.

von ihm gelenkt wurden. Er griff gewissermassen ordnend ein in die innere Bilderwelt. Diesen Weg kann man heute nicht mehr beschreiten. Auf der einen Seite tritt heute an Stelle der Bewusstseinsbeeinflussung die Substanz, man einverleibt den Geist der Substanz, welcher sich heilend erweist in einem über den Ernährungsweg herauf metamorphosierten Prozess. Der Ätherleib wird ergriffen von der Seite des physischen Leibes. Wenn man aber durch Künstlerisches heilen will, so werden zunächst Astralleib und Ich regsam gemacht, auch geordnet. Und auf den Wegen der kosmischen Ernährung[3]) gehen die Kräfte über auf den ätherischen Leib, und es metamorphosiert sich so auch von dieser Seite herunter ein Heilungsprozess in jene Region, wo das individuelle Gleichgewicht der Leiber — etwas anderes ist ja Gesundheit nicht — hergestellt werden muss.

III.

Wir haben versucht, die Farbe in ihren Beziehungen zum Geistig-Seelischen zu verstehen und wir wollen nun heranzukommen trachten an dasjenige, was uns im Physisch-Materiellen als Offenbarung des Farbigen entgegentritt.

Abgesehen von jenen farbigen Erscheinungen, wo uns die Farbe als ein Bewegliches, Fluktuierendes, nicht an ein Materielles gebunden erscheint, wie im Regenbogen, den Farben des Himmels und der Wolken und Meere, nehmen wir die Farben wahr an den gefärbten Körpern der Naturreiche. Da erscheint die Farbe fixiert an eine Körperlichkeit des Mineralreiches, des Pflanzenreiches oder des Tierreiches. Dieser Körperlichkeiten müssen wir uns bedienen, wenn wir im künstlerischen Tun die Farbe auf das Papier fixieren wollen. In dieser Tätigkeit wiederholen wir dasselbe, was die Farbe selbst erlebt hat, indem sie sich aus dem alten Mondenzustand zur Erde herüberentwickelt hat und sich da erst fixiert hat in den Substanzen der Naturreiche. Denn, was tun wir, wenn wir eine Körperfarbe — sagen wir — des Mineralreiches zu einer Malerfarbe präparieren? Wir zerstören den Körper so weitgehend wie möglich, indem wir ihn pulverisieren und feinstens zermahlen. Es ist bekannt, dass eine Mineralfarbe umso farbkräftiger ist, je feiner und intensiver sie verrieben wurde. Wir lassen den fein vermahlenen Farbkörper dann eine Art Potenzierungsprozess durchmachen, indem wir ihn mit dem Bindemittel verarbeiten; und so erhalten wir die Farbe als Fluktuieren-

---

[3]) Hauschka, Natura III, 343: Die Ernährung als kosmisch-irdisches Kräftespiel.

des, Bewegliches, sozusagen fast losgelöst vom Körperlichen, zurückgeführt in die Mondenheimat. Wenn dann die so flüssige, fliessende Farbe auf den Malgrund aufgetragen wird und im Eintrocknen sich fixiert, so haben wir sie aus dem flüssigen Mondenzustand in den festen Erdenzustand übergeführt.

Es erhebt sich nun die Frage, wie ist die Farbe des gefärbten Minerals verschieden von der Pflanzenfarbe. Wir wissen, dass die Farbe des Minerals verstanden werden kann als kosmische Erinnerung an das Weben der Planeten im Erdenleibe, als dieser noch nicht befestigt war. Als nach dem Sonnenaustritt auch die Planeten ihr Dasein im Weltenraum begründeten, strahlten sie ihre Kräfte nun von aussen auf die festwerdende Erde und riefen in den mineralischen Körpern die innere Kraft des Kosmos hervor als Farbe. Das Planetenlicht wurde hineingetragen in die Finsternis der sich verdichtenden Materie. Wie gerinnendes Eiweiss vollzieht sich das Dichtwerden der Urgesteine aus der feucht-wässrigen Erde; und wir müssen uns vorstellen, dass das fluktuierende Farbige mit hineingezogen wird in das Koagulum der werdenden Mineralien. So sehen wir das Farbige des Mineralreiches zusammenhängen mit dem ausserirdischen Kosmos, jedoch mit feinen zarten Fäden der Erinnerung an eine urferne Vergangenheit.

Anders die Pflanzenfarbe. Sie entsteht in jedem Augenblick neu; sie ist Gegenwart. Sie entsteht aus dem Lebensprozess der Pflanze heraus. So wie in Urzeiten das gefärbte Mineral durch die Einstrahlung der Sternen-Lichtwelt in die gerinnende Erdenmaterie gebildet wurde, so entsteht zu jeder Stunde im wachsenden Organismus der Pflanze durch die Einstrahlung der obersonnigen Planeten in das Substanzweben der Pflanze die Blütenfarbe. Das farbige Sternenweben wird physisch in der sich entfaltenden Blüte. Sie entsteht und vergeht im ewigen Rhythmus der Zeitenläufe. So sehen wir die Pflanzenfarbe um eine Stufe näher gerückt dem lebendigen, fluktuierenden Farbenwesen. Das gefärbte Mineral *erinnert* sich an seine kosmische *Vergangenheit*, die Pflanzenfarbe *atmet* kosmische *Gegenwart.*

Wir wissen von Rudolf Steiner, dass die Kräfte von Saturn, Jupiter und Mars durch Rückstrahlung aus dem Kieselgestein des Erdbodens heraufwirken in die Blütenfarbe. Hingegen wirken die untersonnigen, erdennahen Planeten, Mond, Merkur und Venus über die terrestrische Umgebung der Erde in die Wurzelform herein.

Wo nun der Blütenprozess zurückgestaucht ist in die Form-betonte Mineral-verwandte Wurzel oder den holzigen Stamm, da tritt die Farbe in diesen Teilen der Pflanze auf, wie bei den bekannten Farbpflanzen

Indigo, Krapp, Blauholz etc. Wie aber die Wurzel Mineral-verwandt ist, auch in ihrer substantiellen Zusammensetzung und nicht so stark in dem Rhythmus der Zeiten steht, sondern mehr Dauerform ist, so zeigt auch die Wurzelfarbe nicht in dem Masse die innere lebendige Leuchtkraft wie die Blütenfarbe. In der Blütenfarbe leuchtet uns der gegenwärtige Kosmos unmittelbarer entgegen; und wenn wir beim Malen die Blütenfarbe auf die Fläche des Papiers auftragen, dann bringen wir sie zur Umkehr, wie das Licht der obersonnigen Planeten umkehrt am Kieselgestein des Erdbodens und sich offenbart in der Blüte. So unterliegt dann den gemalten Gegenständen eine Art von Leuchtendem; die Malfläche wird sozusagen durchsichtig.

Es kann auch erlebt werden, wie die mit Pflanzenfarbe gemalte Fläche den Tagesrhythmus der Pflanze noch in sich trägt, wie das fluktuierende Farbenwesen sich anders darbietet am Morgen wie am Abend. Ein mit Pflanzenfarbe gemaltes Bild atmet — könnte man sagen — die Farbe als ein ewig Wandelbares; so kommt es auch, dass ein solches Bild mit der Zeit harmonischer wird; es ist, wie wenn die einzelnen Farben des Bildes ein Gespräch miteinander führen würden, das allmählich zu einem klingenden singenden Chor werden kann. In diese Prozesse, in dieses farbige, tönende Ätherweben kann das Ich des künstlerisch tätigen Menschen eintauchen und im Mitgestalten Heilung finden. Die bei jeder medikamentösen Therapie aus dem Organischen freiwerdenden Kräfte können so hineingeführt werden in den Gestaltungsbereich der Ich-Kraft. Freilich muss das Pflanzenfarbenwesen gesucht werden, es offenbart sich nicht ohne weiteres den grob-sinnlichen Blicken. Es ist keusch, ja sogar spröde und will liebevoll gesucht werden; das dauert manchmal lange. Wenn man es aber gefunden hat, dann kann es einem ein Tor sein in das Ätherweben der Welt. Wie ein bunter Schmetterling sich von der Blüte in die Lüfte erhebt und sein Farbenwesen zerstäubt in den Feuermantel des Universums und von da zurückstrahlt als Weltgedanken, so können wir unser eigenes Ich durch das Tor der Pflanzenfarbe gleichsam auf Schmetterlingsflügeln hinausweiten zum Welten-Ich.

Das Physisch-Materielle, die Finsternis sehen wir so aufgelöst in die Farbe, über die farbige Erinnerung des Minerals hinaus in immer beweglicheres allgegenwärtiges Farbenweben, bis zum Farben-durchleuchteten Weben der Weltgedanken.

Die nebenstehende Skizze mag veranschaulichen, wie wir es meinen. Nach unten hin sehen wir wie eine Karrikatur der Pflanzenfarbe, die Anilinfarbe auftreten. Sie entsteht ja aus dem Steinkohlenteer; aus

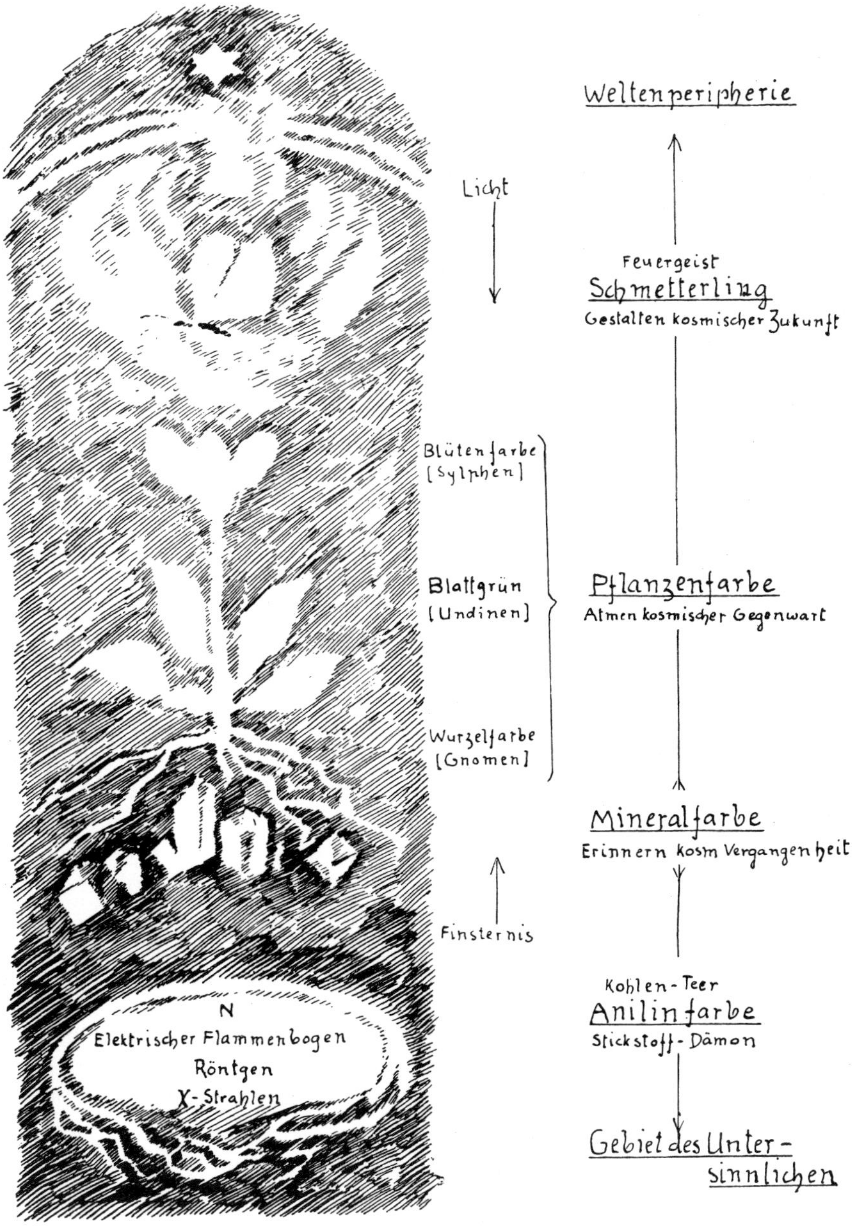
Weltenperipherie
Licht
Feuergeist
Schmetterling
Gestalten kosmischer Zukunft
Blütenfarbe
[Sylphen]
Blattgrün
[Undinen]
Pflanzenfarbe
Atmen kosmischer Gegenwart
Wurzelfarbe
[Gnomen]
Mineralfarbe
Erinnern kosm Vergangenheit
Finsternis
Kohlen-Teer
Anilinfarbe
Stickstoff-Dämon
N
Elektrischer Flammenbogen
Röntgen
X-Strahlen
Gebiet des Untersinnlichen

diesem werden durch fraktionierte Destillation die Grundstoffe für diese Farben gewonnen. Durch Einführen von Stickstoff wird hier ein Farbenwesen erzeugt, das sich zur Pflanzenfarbe verhält, wie die Grammophonplatte zum Symphonie-Orchester. Es ist derselbe Stickstoff, der durch den elektrischen Flammenbogen geführt, seine dem Kosmos entfremdete Astralität in den Sprengstoffen (Nitroglycerin, Schiessbaumwolle etc.) zum Ausdruck bringt, den viele Menschen als Kunstseide auf dem Leib tragen und der als mineralischer Kunstdünger auf die Äcker geworfen wird. Dieses muss bei aller Anerkennung der glänzenden technischen Leistungen der Teerfarben-Industrie durchschaut werden.

Es kann manches noch klarer werden, wenn wir das Farbenwesen bis in den Chemismus der Substanz hinein verfolgen: wir sehen im Mineral die Farbe an ganz bestimmte unorganische Stoffe gebunden. So ist es zum Beispiel das Blei (Chromgelb), das Zinn (Mussivgold), das Eisen (Ocker, Rötel, Venezianisch Rot), das Quecksilber (Zinnober) aber besonders das Kupfer (Schweinfurtergrün) und noch andere Metalle und Erden, deren Substantialität für die sinnlich erscheinende Farbe massgebend ist.

Anders die Pflanzenfarbe. Sie zeigt immer dieselbe stoffliche Zusammensetzung von Kohlenstoff, Sauerstoff und Wasserstoff. Das Farbenwesen ist da nicht an das Substantielle gebunden, sondern mehr an das Prozessuale, an die Dynamik der lebendigen Vorgänge im Pflanzenwesen selbst. Das lebendige Verhältnis, in dem da Kohlenstoff, Sauerstoff und Wasserstoff zueinander stehen, die innere Struktur dieser Stoffesgemeinschaften ist es, in die sich das Farbenwesen im Wandel der Zeitenläufe inkarniert. Und wie die Mineralfarbe an den *Stoff* des Metallischen gebunden ist, so in der Pflanzenfarbe an den *Metallprozess*, den wir im Ätherischen wirksam finden als Dynamik der obersonnigen Planeten. Dies spiegelt sich bis in den Chemismus, in die innere Struktur der Stoffesgemeinschaft von Kohlenstoff, Wasserstoff und Sauerstoff. Dieselbe Stoffesgemeinschaft, die unter dem Einfluss der Sonne die Kohlehydrate bildet, gibt unter Mitwirkung der obersonnigen Planeten das Gerüst für die Blütenfarbe. Wo die Sylphe das Pflanzenwesen berührt, wandelt sie den Zucker in Farbe. Diese Beziehung der Pflanzenfarbe zum Zucker äussert sich in der Tatsache, dass die meisten Pflanzenfarben Glycoside sind, das heisst, noch eine unverwandelte Zuckerkomponente angehängt haben.

Die Pflanzenfarbe enthält keinen Stickstoff. Eine Ausnahme bildet der Indigo, der jedoch eine Leguminose ist, welche an sich zu dem Stickstoff eine Ausnahmestellung einnimmt.

Die Chemie der Pflanzenpigmente wurde von Willstätter und seinen Schülern[1]) erforscht. Die Strukturformeln, die sie aufstellten, können ein Bild geben von der Dynamik der Prozesse. Man kann nämlich erkennen, dass Wurzelfarben im allgemeinen weniger Wasserstoff enthalten als die Blütenfarben. Der Wasserstoff ist ja diejenige Substanz, die die leichteste von allen ist, die hinausstrebt bis zu den äussersten Grenzen der Atmosphäre, zum Feuermantel der Erde; in den höheren Luftschichten nimmt der Gehalt an Wasserstoff immer mehr zu, je mehr man gegen die Peripherie der Atmosphäre, gegen den Wärmemantel herankommt. Der Wasserstoff selber ist ja die physische Verkörperung des Wärmewesens; wenn Wasserstoff verbrennt, gibt er die grösste Hitze von allen irdischen Stoffen. So können wir seine Heimat in der Sphäre des Saturn erblicken, aus dessen Wärmesubstanz alle irdische Materie entstanden ist. So ist der Wasserstoff auf dem Wege der Verdichtung des Feuers zur Materie die erste Etappe; oder umgekehrt auf dem Wege der Auflösung der Materie zu Feuer, die letzte Schwelle. Wenn Wasserstoff sich der dichten Materie als chemische Verbindung eint, dann hebt er sie in eine leichtere, beweglichere, durchsichtigere Form hinauf. Feste Stoffe wie S, P, Si, C, ja sogar Metalle wie Pb, werden durch die Verbindung mit Wasserstoff Gase (SH_2, PH_3, SiH_4, CH_4, PbH_2).

Die Rolle des Wasserstoffes in den Farbkörpern offenbart nun auch ein Aufwärtsstreben der Prozesse vom dichten Mineral über Wurzel und Blüte zum bunten Schmetterling, der seine Farbe versprüht in den Feuermantel der Erde. Die Mineralfarbe hat noch keine Beziehung zum Wasserstoff. Die lebendige Substanz der Wurzel zeigt in der Farbe bereits einen Wasserstoffprozess, der aufsteigt über die Blütenfarbe und über den Schmetterlingsstaub zum Wärmemantel. Der bunte Staub der Schmetterlingsflügel hat ein Farbenwesen, in das hineinwirkt ein neues Element, der Stickstoff. Wie die Sylphe ergreift den Zucker und ihn wandelt zur Farbe, so ergreift der Feuergeist das Eiweiss (C, H, O, N) und löst es auf in Farbe. Wo aber die *Sylphe* das Eiweiss ergreift, vermag sie nicht bis zur Farbe zu kommen, sondern dann werden die Eiweiss-Substanzen zu Giftstoffen (Alkaloide). Erst wo der Feuergeist in Eiweiss wandelnd eingreift, kann diese feinste geistigste Substanz entstehen, die versprüht in Wärme.

Folgendes Beispiel mag das veranschaulichen:

[1]) Annalen der Chemie: **401**, 199; **408**, 18; **412**, 149 etc.

Saturn

Wasserstoff-Wärme

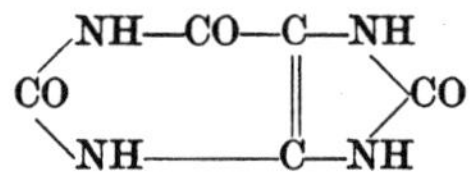

$(C_{15}\underline{H_{12}}N_{12}O_9)$

Schmetterlingsstaub
lebendiger Stickstoff (Eiweiss)

Eisen**prozess**

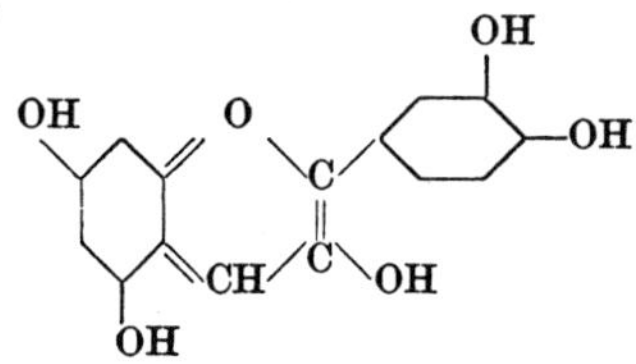

$(C_{15}\underline{H_{11}}O_6)$

Rose
Blütenfarbe
(Cyanidin)

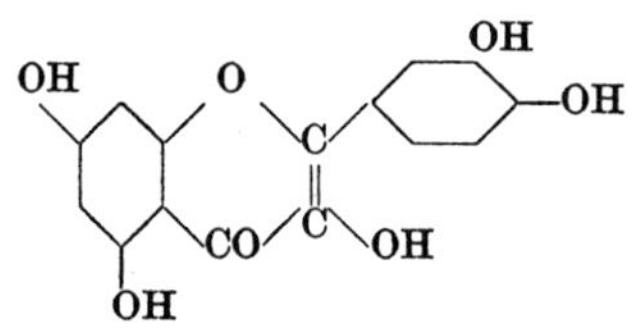

$(C_{15}\underline{H_{10}}O_7)$

Färbereiche
Wurzel/Holzfarbe
(Quercetin)

Pflanzenfarbe
lebendiger
Kohlenstoff
(Kohlehydrate)

Eisen**substanz** Fe_2O_3 (Venezianisch Rot) **Mineral**farbe

Stickstoff-Dämon

Kälte

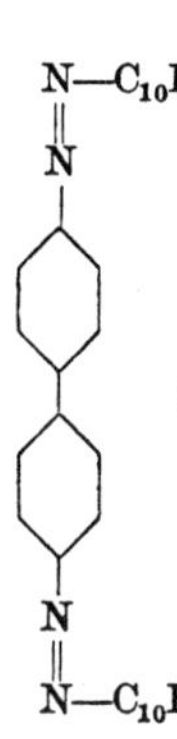

(Kongorot)

Anilinfarbe
toter Stickstoff (Kohlenteer)

U-gebiet

Von Rudolf Steiner wissen wir, dass wir identifizieren müssen den Wasserstoff mit dem Herz-System. Vom Herzen steigt auf die flammende Begeisterung und der aufsteigende Wasserstoff draussen ist in der Tat das Herz der Welt; und wie der Wasserstoffprozess des menschlichen Herzens aufsteigt nach dem oberen Menschen hin und in jene Organsphäre gelangt, wo unter dem Einfluss von Blei-Saturn das menschliche Denk-Organ sich bildet, so strebt der Wasserstoff hinaus in die Weltenperipherie, in die Sphäre von Weltenwille, Weltenliebe und Weltenweisheit. Der vom Herzen nach oben sich entwickelnde Wasserstoff wandelt das, was unten unbewusst, mehr tierisch ist, in das eigentlich Menschliche. Im Feuer des Herzblutes erlebt sich das Menschen-Ich. Der draussen emporstrebende Wasserstoff verwandelt die Substanz, indem er sie ergreift, in leichtere beweglichere Formen und zerstäubt sie schliesslich in das Feuer. Im Feuer der Welt pulsiert das Welten-Ich. Wenn wir mit unserem Ich den Wegen der Farbe folgen und die Regenbogenbrücke bewusst bilden von innen nach aussen und von aussen nach innen, dann kann uns die Regenbogenbrücke verbinden mit dem Welten-Ich.

Der Gegenpol zu den geschilderten kosmisch-menschlichen Prozessen, die Anilinfarbe, hat auch als Strukturgrundlage die Stoffesgemeinschaft von Kohlenstoff, Wasserstoff, Sauerstoff und Stickstoff; aber diese Gemeinschaft, obwohl sie dieselben Stoffe enthält wie das Eiweiss, stammt aus dem Kohlenteer und totem Stickstoff.

Die künstlichen Teerfarbstoffe haben Graebe-Liebermann, Witt, Kostanecki und andere in ihrem Wesen zu verstehen gesucht. Was diese Forscher gefunden haben, kann einiges Licht werfen auf das Farbenwesen in seiner Beziehung zur inneren Struktur der Stoffesgemeinschaft von C, H, O, N. Doch müssen wir uns dieses Licht zurückgeworfen denken von einem Spiegel, der von Tiefenkräften ergriffen ist und uns den in der Abkehr vom Kosmischen sich auswirkenden Chemismus der Anilinfarben zeigt. Der Wasserstoff wirkt auf den Teerfarbstoff ebenfalls in einer charakteristischen Weise ein; er wird in die Stoffesgemeinschaft aufgenommen, dadurch wird der Farbstoff farblos. Der Wasserstoff hebt ihn also hinauf in einen noch ungefärbten Zustand, macht ihn leichter, beweglicher, löslich. Diese ungefärbte Form wird Leukokörper genannt. In ihm ist die Farbe latent, sie kann durch Oxydation wieder zum Farbstoff entwickelt werden. Darauf beruht zum Beispiel die praktische Anwendung in der Küpenfärberei. Es wird das Gewebe mit der Lösung des Leukokörpers getränkt und hierauf der Farbstoff auf dem Gewebe durch Oxydation entwickelt. In der gefärbten Form ist der

Zusammenschluss der Atome — so sagt man — inniger. Es herrscht sozusagen in der inneren Struktur ein stabiles Gleichgewicht, ähnlich wie aus Säure und Lauge das stabile Gleichgewicht des Salzes sich ergibt. Man spricht daher auch von einem Farbsalz.

Zwei Komponenten sind daher für die Natur eines Anilinfarbstoffes wesentlich: eine farbgebende Komponente, in deren innerer Struktur die Farbennatur vorgebildet, latent ist und eine salzbildende Komponente, in deren Organisationsbereich die Farbe hereingezogen wird. Die erstere Komponente wird deshalb das Chromogen oder die chromophore Gruppe genannt, die letztere Komponente heisst Auxochrom. In der Praxis der Färberei sind jene Farbstoffe am meisten geschätzt, die die besten Salzbildner sind.

Die innere Struktur des Chromogens ist stets dadurch charakterisiert, dass in ihr eine Doppelbindung vorkommt:

$$—N{=}N—$$

Was bedeutet aber eine Doppelbindung? Das heisst, dass sich ein Stoff in einem ungesättigten Zustand befindet, dass er seine chemischen Ätherkräfte nur zum Teil in seiner Stofflichkeit gebunden hat und der andere Teil frei ist, in andere Aktivitäten überzugehen, so zum Beispiel in die Farbe. So bedeutet also eine Doppelbindung immer eine schlummernde Fähigkeit, die nicht aufgebraucht ist im Stoffes-Sein. Es ist hier die durch den elektrischen Flammenbogen untersinnlich gewordene Lichteskraft, die da an Ahrimans Regenbogen schafft.

Bei der Pflanzenfarbe finden wir auch eine Doppelbindung:

$$\rangle C{=}C \langle$$

Es ist hier nicht der Stickstoff, dessen Astralität in das Dämonische abgebogen, die aggressive Farbigkeit der Anilinfarbe ergibt, sondern es ist eine durch den Zuckerprozess der Pflanze geläuterte, sublimierte Kohlenstofflichkeit, die die Farbigkeit der Blüte hervorruft. Und wie uns im Mineralreiche der Diamant entgegentritt als geläuterte Kohle, so sehen wir in der durch den Lebensprozess der Pflanze geläuterten Kohlenstoffstruktur eine sublimierte Farbigkeit, gleichsam einen lebendigen farbensprühenden Diamanten. Und weiter hinauf sublimiert, aufgelöst in das Geistige durch das Feuer des Wasserstoffs, finden wir den farbensprühenden Diamanten geistig aufstrahlen in den Weltgestaltungskräften. Auf dem Wege über die Regenbogenbrücke der Pflanzenfarbe können wir in der Verbindung unseres Ich mit den Weltgestaltungskräften dasjenige finden, was die Alten den Stein der Weisen nannten, den geistigen Diamanten.

Die vorangegangenen Betrachtungen führen nun von selbst zum Verständnis der praktischen Herstellung von Pflanzenfarben für die Therapie.

Die Pflanzenfarbe, insbesondere die Blütenfarbe, ist ein ausserordentlich Flüchtiges, Fluktuierendes. Ein ausgepresster Blütensaft hat als solcher geringe Farbkraft und verblasst überdies rasch und vollständig. Es handelt sich also bei Präparierung der Pflanzenfarbe darum, dem Pressaft ein stärkeres Färbevermögen und eine grössere Stabilität zu verleihen. Wenn wir daran denken, dass die Blüten ihre Farbigkeit den durch das Kieselgestein des Erdbodens reflektierten Einstrahlungen der obersonnigen Planeten (Saturn, Jupiter, Mars) verdanken, so wird es verständlich, dass wir bestimmte Wirkungen erzielen, wenn wir den Blütensaft durch die entsprechenden Metallprozesse durchführen.

Als erstes Phänomen sehen wir eine verstärkte Farbigkeit auftreten; es ist sogar so, dass Pflanzensäfte, die an sich fast farblos sind, durch den Metallprozess ein ungeahntes Farbenspiel entwickeln. Die Farbe, die im Saft veranlagt ist, wird durch den Metallprozess entwickelt.

Als zweites Phänomen tritt ein die Gerinnung des Farbstoffes. So wie bei der Herüberentwicklung aus dem Mondendasein in das Erdendasein das Planetenlicht in die Finsternis des gerinnenden Mineralischen hineinstrahlte, und die heutige Mineralfarbe als eine kosmische Erinnerung an das ausserirdisch Kosmische sich darstellt, so entwickelt der Metallprozess Farbe in dem gerinnenden Pflanzensaft. Das Koagulum geht hierauf durch einen Potenzierungsprozess, indem es mit dem Bindemittel verrieben wird. Dadurch kommt in die Farbe wieder ein der Gerinnungsrichtung entgegengesetzter Impuls hinein. Diese Auflösung in das Flüssige, in die Verdünnung hinein findet seine Fortsetzung beim Malen.

So macht die Pflanzenfarbe einen Prozess durch, ähnlich wie ihn das Menschenwesen seit seinem Abstieg aus dem Paradies in seiner Evolution hat durchmachen müssen.

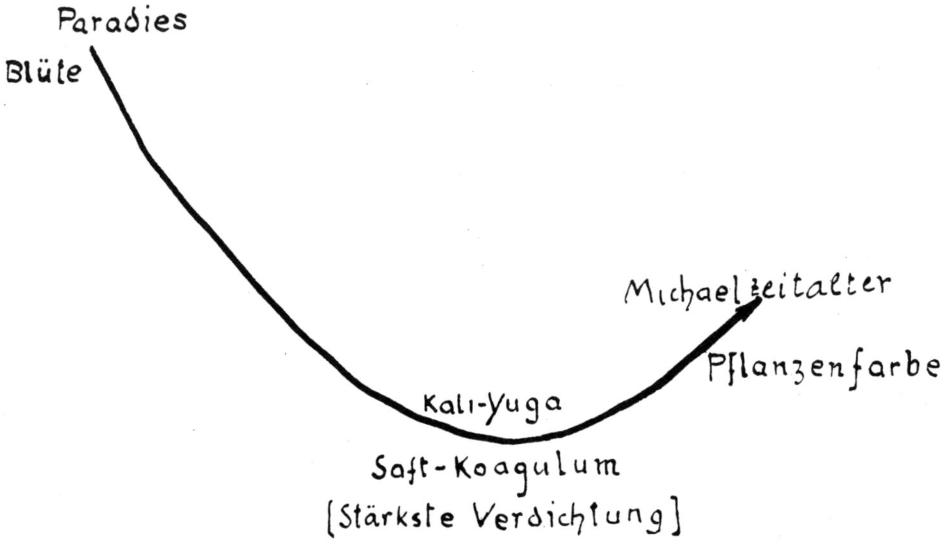

IV.

Es ist im ersten Teil dieser Farbenbetrachtung versucht worden, das Wesen der Farbe in Beziehung zu setzen zum Verhalten des Menschen zur Welt. Es soll nun an einem besonderen Krankheitsfall als Beispiel gezeigt werden, wie sich das gestörte Gleichgewicht zwischen Welt und Ich aus dem Seelischen hinuntersenkt in das physiologisch-pathologische Geschehen und wie in der Handhabung der Farben mitgearbeitet werden kann an der Umkehrung dieses Prozesses. Wählt man dann gleichzeitig solche Farben, welche schon aus therapeutischen Gesichtspunkten heraus hergestellt sind, wie es bei den Pflanzenfarben der Fall ist, die im Klinisch-Therapeutischen Institut seit Herbst 1929 zur Anwendung kommen, so kann man die Prozesse wirksamer ergreifen als dies bei Mineralfarben der Fall ist.

Beiliegende Farbentafel wurde während der medizinischen Tagung zu Ostern 1930 erstmals mit Pflanzenfarben gemalt, demonstriert. Das Bild der Hyperbel wurde gewählt, weil diese Form die Elemente des Farbigen im Zusammenhang mit dem Seelenwesen des Menschen am besten anschaulich enthält. Es kann die Pflanze werden zu einem universellen Vorbild eines harmonischen Seelenlebens; das Innenweben in Denken, Fühlen und Wollen dargestellt in der unteren Hyperbelhälfte von rot bis blau in Wurzelfarben; oben das Öffnen zur Welt in der Blütenfarbe der oberen Hyperbelhälfte; dazwischen die Zone der Wandlungen, dargestellt durch die reine Rosenfarbe.

Das ganze Geschehen lässt sich vergleichen einem Atmungsprozess. Und wie es Krankheitsbilder gibt, die sich verdichten aus einer zu starken seelischen Einatmung, so gibt es solche, wo man den Eindruck einer Dyspnoe im Seelenleben unmittelbar haben kann. Und dieser Zustand ist es, der als Krebsvorstadium, als Bedrückungs- oder Krebspsyche beschrieben worden ist[1]). Studiert man das Wesen dieses Seelenzustandes, so lässt sich verfolgen eine langsame retrograde Verwandlung von schöpferischen Fähigkeiten.

Es war möglich, einen Fall durch Jahre zu beobachten, wo in charakteristischer Weise nacheinander verloren ging der Sinn für Plastik, der Sinn für Farbengestaltung, dann überhaupt das lebendige Erfassen von Sinneseindrücken. „Nichts gibt mir etwas“ konnte man die Patientin klagen hören; „Ich fühle mich abseits vom Leben, ausgeschlossen“. Zuletzt stellten sich in diesem Falle noch Finsternis-Erlebnisse ein, also auch das innere Erfühlen des Lichtelementes war auf dem Wege, im leiblich-pathologischen Geschehen zu versinken. In kürzester Zeit bildete sich dann ein Tumor. Dieses Seelische Geschehen, was ja individuell, sei es von aussen oder innen bedingt, in ungeheuer verschiedener Form verlaufen kann und sich die verschiedensten Qualitäten involvieren können, ist begleitet von physiologischen Prozessen. Im Blut, jenem Organ, das schon normalerweise am leichtesten den seelischen Regungen folgt, findet die erste krankhafte Verschiebung statt. Im gesunden Blute leben zum Phosphorigen, zum Obersonnigen hindrängende Prozesse. Wenn nun die Nervenvorgänge, welche zum Salzprozess, zur Formwerdung, zum Untersonnigen hintendieren, in das Blut wandern, so entsteht der Impuls für Geschwulstbildungen. Und wenn das so veränderte Blut ungesund die Organe versorgt, entstehen eben dort Geschwülste. Jede Geschwulst ist ein metamorphosierter Nervenprozess an unrechter Stelle. Zwischen Blut und Nerv muss ein Rhythmus im Prozessualen bestehen, dessen Störung zur Krankheit führt.

Wenn man daneben sich vor Augen stellt, was Rudolf Steiner gelegentlich über die physiologische Grundlage künstlerischen Schaffens gesagt hat, so wird die Beziehung des Farbenlebens zur Krebspsyche, die in der Praxis zutage tritt, plötzlich durchschaubar. Es gibt in den Tiefen der Seele ein Gebiet, von dem wir wenig Bewusstsein haben; es ist jenes, wo die durch die Atmung in Fortsetzung über das Gehirn-

---

[1]) Suchantke, Natura III, 36 ††.
Kaelin, Die prophylaktische Therapie der Krebskrankheit; Orient-Occident Verl.

wasser erzeugte Nervenwelle in Berührung kommt mit dem Blut. Diese Nervenwelle vibriert, die Atmung begleitend, auf und ab zwischen dem, was aus dem Leibe kommt über die Blutbahn (Ausatmung) und dem, was auf Sinnesnervenwegen in das Gehirn gelangt (Einatmung) und sie stellt im Gegensatz zum warmen Blut, das Kalte, das Intellektuelle im Menschen dar. In dieser Berührung nun, in der Wärme und Durchgeistigung dieser Begegnung liegen unbewusst die Quellen des malerischen Schaffens. Es wird also die Malerei innerlich dort unbewusst erlebt, wo der noch kalte Nerv eintaucht in das warme Blut; es lebt das Malerische in diesen rhythmischen Wegen von Kalt zu Warm, Nerv zu Blut und umgekehrt; und es entsteht so das Malerische in Fortsetzung des Atmungsrhythmus'. Die Farbe appelliert ausschliesslich an den oberen Menschen, dort wo er sich auf verschiedenen Stufen metamorphosierten Atmens aufschliesst, wo er das Ich mit der Welt verbindet. Und diese Farbe wirft ihren Schatten in den unteren Menschen, sie erzeugt lebendiges Wasser, lösende Durchfeuchtung des Leibes.

Denkt man sich in der farbigen Hyperbel den oberen Teil herabgezogen, verschwindend im unteren, so kann das Bild der Bedrückungs-Psyche anschaulich werden. Ein solcher Mensch kann die sich gegen das Herz vorschiebenden Erlebnisse nicht verwandeln; nicht durchwärmen, was als Kälte in ihm vordringt. Mangelnde Ausatmung im Seelischen wie im Physiologischen begleiten das Absinken der Gestaltungsprozesse der Nerven in das Blut. Wie im Gegenbild zu dieser Kältevergiftung im Fieber Saturnfeuer den Menschen durchglüht, so steht hier alles unter der Herrschaft des Mondes. Die Bedrückungs-Psyche ist die in der Mondensphäre verhaftete Seele. Alles was diese Krankheit heilend beeinflussen soll, muss in der Mondensphäre einsetzen, aber aus dieser herausführen. Alles Farbige urständet auf dem alten Mond; wird es aber durchströmt von dem Pflanzen-Lebensprozess und dadurch heraufgehoben in das gegenwärtige kosmische Atmen und gibt sich der Kranke dem Wesentlichen dieses Weges hin, so führt er die Kräfte durch die Sonnenverwandlung zum Obersonnigen, zur Saturnwärme.

In dem erwähnten Fall löste sich der Tumor im Verlauf eines Vierteljahres langsam wieder auf. Und es handelte sich durch fortgesetzten künstlerischen Unterricht darum, das neue Verhältnis zur Welt so zu pflegen, dass die schöpferischen Kräfte sich ausleben in einer der Erkrankung entgegengesetzten Richtung. Die Patientin, welche zu uns kam „ganz ohne Farbe", wie sie selber sagte, findet in der Vertiefung in die Pflanzenfarben nun einen Weg, die verlorene Beziehung zur Umwelt auf neue Weise zu erwerben.

In der künstlerisch-pädagogischen Behandlung mit der Pflanzenfarbe hat man also ein Mittel in der Hand, die Farbe selber auf diesem Weg zum Führer werden zu lassen. Die Pflanzenfarbe in ihrer lichtvollen Lebendigkeit ergreift den lebendigen Teil des Auges, intensiviert den Sinnesprozess, der im Element des Wärmeätherischen vor sich geht, dort wo er normalerweise sich abspielen soll; und im Erwecken der inneren Antwort der Seele auf das neu belebte Sehen wird jene Durchwärmung, Ordnung und rhythmische Harmonisierung der gestörten Prozesse im oberen Menschen angeregt.

Die Auflösung des Tumors ist selbstverständlich auf die gleichzeitige energische Viscumbehandlung zurückzuführen, welche einen Prozess darstellt, der das gleiche Prinzip durch die Kräfte der Mistel in das Stoffwechselgebiet hinunterzutragen vermag. Hier ist es die Mondenpflanze, welche einen Wall von Saturnwärme um das kranke Gewebe legt.

Wenn nun hier als Beispiel nur der Karcinom-Prozess zunächst angeführt wurde, so soll doch noch darauf hingewiesen werden, dass dieser Prozess eben das grösste und längste Drama im pathologischen Geschehen darstellt. Es gibt nun noch eine Reihe anderer Erkrankungen, die von einem gewissen Gesichtspunkt als Stufen auf diesem Wege vordringender Kälte erkannt werden können. Gemeint sind Störungen im Atmungsleben und Störungen im Chemismus der Drüsen. Es ist der Wasserstoffprozess, von dem ja schon ausführlich die Rede war, der uns ermöglicht, alles was wir aufnehmen, zu vermenschlichen. Mangelt er zum Beispiel in dem, was luftig in uns lebt, so stellt sich Asthma ein; fremdes Wesen beklemmt uns. Mangelt er in dem, was chemisch-wässrig auf Ernährungswegen uns zukommt, so scheiden wir das Fremde aus (Diabetes); erst wenn wir stoffliche Gestaltungen in uns nicht mehr vermenschlichen können, entsteht eine Geschwulst.

Die Kältevergiftung beginnt bei Asthma im Bereiche des Astralischen. Deshalb ist in diesem Falle so schädlich Wurzelnahrung, Rohkost, Alkalisches und heilend das Saure, Auflösende, zum Beispiel auch als Bad. Die Säure ist ja vornehmlich Träger des Wasserstoffprozesses, denn dadurch löst sie Metalle, Erden etc. auf; und Nicotiana, eines der Heilmittel gegen Asthma, enthält auch einen stark betonten Wasserstoffprozess. Nicotin ($C_{10}\underline{H_{14}}N_2$) ist eins der wasserstoffreichsten Alkaloide und enthält daher das innere Feuer, das der Kältevergiftung entgegenwirkt. Der darin auch vorkommende Stickstoff stellt als Träger des Astralischen die Brücke zum Astralleibe her.

Als die nächste Stufe der Kältevergiftung stellt sich uns der Diabetes und Ähnliches dar als bereits in das Bereich des Ätherischen hinabgesunken. Der mit der Nahrung aufgenommene Zucker kann nicht mehr an das Feuer der Ich-Organisation heran und wird als Fremdkörper ausgeschieden. Was nun im Dufte der Blüten hinausströmt in das Universum an aufgespeicherter Weltenwärme, die Verbindung herstellend zum Schmetterling, das ist auch wieder das Heilmittel gegen die fortschreitende Kälte. Der sulphurische Blüten- Wärmeprozess soll aromatisieren den durch Kälte vergifteten Ätherleib im Bereiche der Drüsen. Solche Duftsubstanzen, ätherische Öle genannt, sind wieder durch einen Wasserstoffprozess ausgezeichnet, der eine Steigerung und Metamorphose des Nicotins darstellt. So enthält z. B. das ätherische Öl des Rosmarin als wichtigste Bestandteile Pinen ($C_{10}\underline{H_{16}}$) und das Cineol ($C_{10}\underline{H_{18}}O$), die von allen Stoffen, die wir im Pflanzenreich kennen, am reichsten an Wasserstoff sind. Hier tritt auch an Stelle des Stickstoffs der Sauerstoff auf, als Träger des Lebens, die Brücke bildend zum Ätherleib.

Die dritte Stufe schliesslich endet im Bereich des Physischen in der Geschwulst. Die Mistel als Heilmittel äussert ihre Beziehung zum Wasserstoffprozess schon in einer sich der äusseren Anschauung aufdrängenden Weise. Sie wächst auf Bäumen, vermeidet die Erde. So wie der Wasserstoff von der Erde nach oben in die höchsten Schichten der Atmosphäre strebt, so liebt die Mistel die höchsten Gipfel der Bäume und zwar solcher, die gerade den obersonnigen Planeten zugeordnet sind. (Viscum quercus, pini, abietis, mali.)

So ergeben sich vielfache Beziehungen derjenigen Prozesse, die in der medikamentösen Therapie dem Organismus einverleibt werden, mit denjenigen Vorgängen, die durch die Farbentherapie ausgelöst, den ersteren entgegenkommen.

V.

Den inneren Ductus des künstlerischen Unterrichtes kann man bei intimerem Studium der Pflanzenfarbenskala aus dieser selber ablesen. Es gilt hier, den Farbenkosmos wieder sphärisch zu erfassen, Wege zu führen von Farbe zu Farbe und nach den Gesetzen der Umstülpung und Steigerung Beweglichkeit zu üben. Über die Wahl der Aufgaben lässt sich nicht theoretisieren, denn hier sollte Kontinuität den Unterricht durchziehen. Es steckt in dem eben fertig gewordenen Bild bei genauem Eingehen auf einen Patienten schon ein Hinweis auf das Thema des nächsten. Jede spezielle Aufgabe, die man für einen bestimmten

Krankheitsfall gefunden zu haben glaubt, wird sofort unlebendig und unwirksam, wenn man sie nicht an jedem einzelnen Menschen verwandelt. Hat man aber die richtige Farbenoperation, Farbenmetamorphose oder Stufenfolge, welche hier heilend wirkt, gefunden, so wende man alle Phantasie darauf, sie immer neu entstehen zu lassen. So wie in der Heil-Eurythmie nur die immer neu erzeugte Gebärde heilend eingreift in die Prozesse des Leibes, so wirkt auch hier nur das geduldig geübte Schauen und Nachfolgen der Farben; und wenn es nicht gelingt, einige Seelengewohnheiten zu ändern, darf man nicht hoffen, den Ätherleib kräftig genug erfasst zu haben.

Auf eines, das in dem Vorangegangenen schon angedeutet wurde, möchten wir nochmals hinweisen: Zumeist wird das therapeutische Malen Hand in Hand gehen mit einer medikamentösen oder sonstigen ärztlichen Behandlung, und da ist Folgendes zu beachten: Es werden durch die Medikamente neue Kräfte, die in der Krankheit gebunden waren, wiederum frei, und es handelt sich in der geisteswissenschaftlich orientierten Medizin ganz besonders auch darum, diese Kräfte so dem Menschen zuzuführen, dass er nicht nur eine Symptomverschiebung oder ein Latentwerden seiner Krankheitserscheinungen erlebt, sondern dass er als ganzer Mensch eine Wandlung erfährt. Das Ich des Menschen muss diese Kräfte ergreifen können. Nun ist die Malerei, wie aus den vorangegangenen Ausführungen erhellen kann, eine Betätigung des Menschen, wo in besonderem Masse Gleichgewicht geübt wird, Gleichgewicht in der Komposition als solcher, Gleichgewicht im Eintauchen in die Farbe und Abstand nehmen. Und wir wissen, dass eben in Gleichgewichten Ich-Kräfte sich ausleben und erstarken. Auch muss man beim Malen Entscheidungen treffen in jedem Augenblick. Alles dieses ist für die Pädagogik des künstlerisch-therapeutischen Unterrichtes von der grössten Wichtigkeit. Es ist die Malerei schon etwas wie ein Grenzgebiet, wo ablenkende Einflüsse von beiden Seiten das Aufrechterhalten des malerischen Bewusstseins erschweren. Einerseits droht die Farbe in die Form zu verschwinden, in die Zeichnung, andrerseits im Fluss eines Überschwunges alles aufzulösen, und der Malende wird in eine Welt entrückt, die der Erde vergisst, und er lebt sich selber aus, es trägt ihn fort.

Es sei erlaubt hier auszusprechen, dass das „*Heraussetzen*", was vielerorts als Heilwert im künstlerischen Unterricht angesprochen wird, vielmehr einen diagnostischen als therapeutischen Wert besitzt; es kann aber in einen Heilvorgang einmüden, wenn es angeschaut, bejaht, ergriffen und verwandelt wird.

Man möchte die Bilder der Patienten vergleichen mit dem, was in früheren Heilmysterien auftrat als Traumbild der Krankheit, aber auch als Traumbild des Heilmittels. Was früher der Priester tat, das Heranführen an die heilenden Naturkräfte, an die heilenden Kräfte des Kosmos im Heilschlafe, ist jetzt aus der Nachtseite heraufgehoben in das volle Tageslicht, und ruft den Einzelnen auf zur Aktivität des Bewusstseins, ohne welche im Zeitalter Michaels wahre Heilung nicht mehr gefunden werden kann.

Dr. Grethe Stavenhagen. *Dr. Rudolf Hauschka.*

Bibliographie der Publikationen Rudolf Hauschkas im Kontext des Klinisch-Therapeutischen Instituts

Die Ernährung als kosmisch-irdisches Kräftespiel. (Experimentelles zur Ernährungsfrage aus dem Versuchslaboratorium des Klinisch-Therap. Institutes, Arlesheim)
In: *Natura*. 3. Jahrgang, Heft 11/12, Mai/Juni 1929, S. 340 – 364

Das Brot und die Erde.
In: *Natura*. 4. Jahrgang, Heft 1. Oktober 1929, S. 7 – 18

Der Salzprozess und das Brot.
In: *Natura*. 4. Jahrgang, Heft 4/5. Januar/Februar 1930, S. 109 – 123

Die Pflanzenfarbe und ihre Verwendung im künstlerisch-therapeutischen Unterricht. (gemeinsam mit Grete Stavenhagen)
In: *Ärztliches Beiblatt der Natura*. Januar/Februar 1930, S. 1 – 31

Naturprozesse und ihre Umwandlung in der menschlichen Ernährung. (Die Aufgaben der Nahrungszubereitung)
In: *Natura*. 4. Jahrgang, Heft 11/12. Juli/August 1930, S. 308 – 324

Betrachtung lebendiger Naturprozesse als Grundlage für eine zeitgemäße Hygiene.
In: *Natura*. 5. Jahrgang, Heft 5. Mai 1931, S. 155 – 162

Substanzerkenntnis und Heilmittelerkenntnis.
(Nach einem Vortrag, gehalten am 10. Oktober 1931 während der öffentlichen medizinischen Tagung am Goetheanum)
In: *Natura* 5. Jahrgang, Heft 7/8, o.D., S. 227 – 237

Die Signatur des Kohlenstoffes.
In: *Natura*. 6. Jahrgang, Heft 1/2. Oktober/November 1932, S. 16 – 36

Methoden zur Heilmittelherstellung und deren Beziehung zur Heilwirkung.
Aus der Arbeit des Klinisch-Therapeutischen Instituts. Arlesheim
In: *Ärztliches Beiblatt der Natura*, Nr. 19. Dezember 1932, S. 207 – 211

Versuche zur Konservierung von Heilmitteln ohne Alkohol.
(Nach einem Referat, gehalten auf der Ärztetagung 26. – 28. September 1932)
In: *Ärztliches Beiblatt der Natura*, Nr. 19. Dezember 1932, S. 212 – 217

Versuchspräparate des Klinisch-Therapeutischen Instituts.
In: *Ärztliches Beiblatt der Natura*, Nr. 19. Dezember 1932, S. 217 – 219

Die Erdenstoffe als Ausdruck der Gebärdensprache des Tierkreises.
(gemeinsam mit Grete Bockholt)
In: *Natura*. 5. Jahrgang, Heft 7/8. o.D., S. 205 – 222

Die Erdenstoffe als Ausdruck der Gebärdensprache des Tierkreises.
II. Teil (gemeinsam mit Grete Bockholt)
In: *Natura*. 6. Jahrgang, Heft 4. Januar 1933, S. 111 – 133

Sonnenflecken.
In: *Natura*. 6. Jahrgang, Heft 5/6. Februar/März 1933, S. 195 – 198

Metalle, Vokale und Planeten.
In: *Natura*. 6. Jahrgang, Heft 12, o.D., S. 369 – 382

Zeitkrankheiten. Ein Tagungsbericht.
In: *Natura*. 6. Jahrgang, Heft 4. Januar 1933, S. 140 – 141

Zeitgemäße Ernährung. Ein Reisebericht.
In: *Natura*. 6. Jahrgang, Heft 7/8. April/Mai 1933, S. 263 – 264

Die Metamorphosen des Zuckers. Ihre gesundheitliche und soziale Bedeutung.
Aus den Arbeiten des Klinisch-Therapeutischen Institutes Arlesheim (Schweiz)
In: *Natura*. 7. Jahrgang, Heft 1, o.D., S. 1 – 11

Pflanzenbilder.
In: *Natura*. 7. Jahrgang, Heft 2/3, o.D., S. 102 – 106

Die Malaria.
Aus den Arbeiten des Klinisch-Therapeutischen Institutes Arlesheim (Schweiz)
In: *Natura*. 7. Jahrgang, Heft 5, o.D., S. 145 – 153

Substanzerkenntnis als Grundlage der Heilmittelerkenntnis.
In: *Ärztliches Beiblatt der Natura*, Nr. 22. Oktober 1936, S. 252 – 256

Pandanus compositum. Die Substanz als Aufbauelement und als Abscheidung.
In: *Ärztliches Beiblatt der Natura*, Nr. 22. Oktober 1936, S. 268 – 269

Buchbesprechung: Erde und Kosmos, von O. J. Hartmann, Verlag Vittorio Klostermann, Frankfurt am Main.
In: *Natura*. 8. Jahrgang, Heft 7/8. Juli 1940.

Substanzlehre.
Verlag Vittorio Klostermann, Frankfurt am Main 1942.

Anmerkungen

1 WALA-Stiftung (Hg.): *Die Geschichte der WALA 1935 – 2010*. Berlin 2010.

1a Vgl. Peter Selg: *Dr. Oskar Schmiedel, 1887 – 1959. Der erste anthroposophische Pharmazeut und Weleda-Direktor. Eine Dokumentation*. Arlesheim 2010.

2 Vgl. Peter Selg: *Ita Wegman und Karl König. Eine biographische Dokumentation*. Dornach 2007.

3 In: *Erinnerungen an Ita Wegman*. Herausgegeben vom Klinisch-Therapeutischen Institut Arlesheim. Arlesheim [1]1945, S. 29.

4 Rudolf Hauschka: *Wetterleuchten einer Zeitenwende. Autobiographie*. Bad Boll 1997, S. 16.

5 Ebd., S. 103.

6 Vgl. hierzu u.a. Wilhelm Hoerner: *Zeit und Rhythmus. Die Ordnungsgesetze der Erde und des Menschen*. Stuttgart [2]1991, S. 209ff. und Florian Roder: *Die Mondknoten im Lebenslauf*. Stuttgart 2005.

7 Rudolf Hauschka: *Wetterleuchten einer Zeitenwende*, S. 35.

8 Vgl. die Sammlung der bildnerischen Jugendwerke Rudolf Hauschkas im Archiv der Wala, Eckwälden.

9 Rudolf Hauschka: *Wetterleuchten einer Zeitenwende*, S. 37.

10 Ebd., S. 40. Zur Person und zum Wesen Karl Schuberts sowie zu Schuberts früher Begegnung mit Rudolf Steiner und der Anthroposophie vgl. Hans-Jürgen Hanke: *Karl Schubert*. Dornach 2004.

11 Rudolf Hauschka: *Wetterleuchten einer Zeitenwende*, S. 29. – Auf seine Ehe mit Marianne Hauschka-Nagl ging Rudolf Hauschka in seiner Autobiographie mit nur wenigen Sätzen ein, die er mit den Worten beschloss: «Sie war eine liebe Gefährtin durch meine Lehr- und Wanderjahre. Die Erfüllung erlebte sie nicht.» (Ebd.)

12 Ebd., S. 56.

13 Ebd.
14 «Die Menschen [...], mit denen ich Kontakt bekam, waren nicht so, dass ich in die Lage versetzt wurde, meine Skepsis zu überwinden. Ich hörte bloß Worte, die meine Seele nicht bewegten. Ich war noch nicht reif genug.» (*Wetterleuchten einer Zeitenwende*, S. 57)
15 Ebd., S. 58.
16 Ebd., S. 59f.
17 Vgl. INGEBORG GOYERT: *Rudolf Steiner als Therapeut. Kindheitserinnerungen einer Patientin.* Hg. Emanuel Zeylmans van Emmichoven. Reutlingen 1992; dies.: *May I Help You.* Paderborn 1999.
18 Vgl. PETER SELG: *Rudolf Steiner und die Freie Hochschule für Geisteswissenschaft. Die Begründung der «Ersten Klasse»*. Arlesheim 2008 und SERGEJ O. PROKOFIEFF: *Die Erste Klasse der Michael-Schule und ihre christologischen Grundlagen.* Dornach 2009.
19 Vgl. SERGEJ O. PROKOFIEFF: *Warum wird man Mitglied der Freien Hochschule für Geisteswissenschaft?* Dornach 2010.
20 Zur Gesamtgestalt und Atmosphäre der Tagung vgl. u.a. EMANUEL ZEYLMANS VAN EMMICHOVEN: *Wer war Ita Wegman. Eine Dokumentation.* Band 1. Heidelberg [1]1990, S. 214 – 217.
21 RUDOLF HAUSCHKA: *Wetterleuchten einer Zeitenwende*, S. 62.
22 RUDOLF STEINER: *Die Erkenntnis-Aufgabe der Jugend.* GA 217a. Dornach [2]1981, S. 186f.
23 RUDOLF STEINER: *Anthroposophische Menschenerkenntnis und Medizin.* GA 319. Dornach [3]1994, S. 174.
24 Ebd., S. 160.
25 Ebd., S. 159.
26 Ebd., S. 180f.
27 Ebd., S. 64.
28 Vgl. hierzu ULRICH MEYER: «Studieren Sie den Rhythmus – Rhythmus trägt Leben». Das Gespräch Steiner/Hauschka im Kontext der Arnheimer Vorträge 1924. In: Der Merkurstab, 2008, Heft 3, S. 263 – 269.
29 Hauschka bat um entsprechende Urteile in schriftlicher Form und erhielt zahlreiche Bescheinigungen über «lanolinum», die im Nachlass Ita Wegmans erhalten sind (Ita Wegman Archiv, Arlesheim).
30 RUDOLF HAUSCHKA: *Wetterleuchten einer Zeitenwende*, S. 64.
31 Vgl. hierzu insbesondere die Studie von Emil Bock über die Entwicklung der Karma-Vorträge Rudolf Steiners, in: EMIL BOCK: *Studien zu seinem Lebensgang und Lebenswerk.* Stuttgart [1]1961, S. 242 – 262.

32 21.7.1924. Ita Wegman Archiv, Arlesheim.

33 Willem Zeylmans van Emmichoven: Rudolf Steiner in Holland. In: *Wir erlebten Rudolf Steiner. Erinnerungen seiner Schüler.* Hg. M. J. Krück von Poturzyn. Stuttgart [3]1967, S. 269.

34 Eintragungen im Notizbuch Hilma Walters. Ita Wegman Archiv, Arlesheim.

35 Vgl. Peter Selg: *Dr. Oskar Schmiedel, 1887 – 1959. Der erste anthroposophische Pharmazeut und Weleda-Direktor. Eine Dokumentation.* Arlesheim 2010.

36 Rudolf Steiner: *Esoterische Betrachtungen karmischer Zusammenhänge.* Vierter Band. GA 238. Dornach [6]1991, S. 172f.

37 Rudolf Steiner: *Anthroposophische Leitsätze.* GA 26. Dornach [10]1998, S. 222.

38 In seinem «Exposé über die Chemische Fabrik Dr. Rud. Hauschka G.m.b.H. in Porz, und über das Lanolinpatent» schrieb Hauschka unter der Rubrik «Finanzielles»: «Durch Kündigung des Bankkredites kam die Fa. in eine schwierige Lage. Der Betrieb musste aus Mangel an Betriebsmitteln eingestellt werden. Ebenso mussten die Vorbereitungen für die Einführungen der Spezialpräparate unterbleiben. Da außerdem eine gewisse Missstimmung zwischen den Gesellschaftern bestand, und ich persönlich durch die Anregungen von Herrn Dr. Steiner und Frau Dr. Wegman nach Dornach gravitierte, sollte die Firma aufgelöst und die Fabrik verkauft werden. Ich wollte in dieser Zeit mein Lanolinpatent der Bewegung zur Verfügung stellen und das Präparat eventuell im Rahmen der I.L.A.G. oder in einem selbständigen Unternehmen herstellen. Die Besprechungen mit Frau Dr. Wegman und mit Herrn van Leer in Dornach gaben aber der Angelegenheit eine andere Wendung, indem man Wert darauf legte, die Fabrik zu halten, und die Firma in neuer Form unter Beteiligung Herrn van Leers weiterzuführen.» (Ita Wegman Archiv, Arlesheim). – Dass eine Verbindung der ILAG (bzw. Weleda; zur Namensgebung und -umwandlung vgl. Peter Selg: *Dr. Oskar Schmiedel, 1887 – 1959*, S. 132) mit der «Chemischen Fabrik Dr. Rudolf Hauschka GmbH» tatsächlich ein Wunsch Rudolf Steiners (und Ita Wegmans) war, belegt ein Brief Josef van Leers an Ita Wegman vom 15.10.1924, in dem es u.a. hieß: «Nachdem Herr Dr. Steiner und Sie mir sagten, dass eine Verbindung mit dem Betrieb Dr. Hauschkas erstrebenswert wäre, werde ich auf meiner jetzigen Reise es einrichten, dass ich nächste

Woche mit [...] Hauschka auf einen Tag in Köln zusammentreffe, um diese Angelegenheit zu besprechen und eventuell gleich zu einem Abschluss zu bringen.» (Ita Wegman Archiv, Arlesheim)

39 Ita Wegman Archiv, Arlesheim.

40 Zur Persönlichkeitscharakteristik vgl. Heinz Hartmut Vogel: Lebensbild eines Forschers. Zum 70. Geburtstag Rudolf Hauschkas. In: *Beiträge zu einer Erweiterung der Heilkunst.* 1962, Heft 1, S. 30 – 36.

41 15.6.1926. Ita Wegman Archiv, Arlesheim.

42 Vgl. hierzu die ausführliche Schilderung Hauschkas in *Wetterleuchten einer Zeitenwende*, S. 66 – 85.

43 16.11.1927. Ita Wegman Archiv, Arlesheim.

44 Ebd.

45 11.4.1928. Ita Wegman Archiv, Arlesheim.

46 Rudolf Hauschka: *Wetterleuchten einer Zeitenwende*, S. 83f.

47 Ebd., S. 84.

48 In seiner Autobiographie erwähnt Rudolf Hauschka lediglich sein Engagement für die Torffaser (auf Bitten Ita Wegmans) nach dem Zusammenbruch der Einsinger Firma (vgl. *Wetterleuchten einer Zeitenwende*, S. 115). Dokumente von Hauschkas entsprechenden Bemühungen in den 20er und 30er Jahren erhielten sich bis auf wenige Ausnahmen nicht.

49 In: *Beiträge zur Rudolf Steiner Gesamtausgabe* Nr. 122 («Aufgabenstellungen von Rudolf Steiner für wissenschaftliche Forschungen»). Dornach 2000, S. 58.

50 Ebd., S. 61f.

51 Ebd., S. 62.

52 Rudolf Hauschka: *Wetterleuchten einer Zeitenwende*, S. 115f.

53 In: *Beiträge zur Rudolf Steiner Gesamtausgabe* Nr. 122, S. 69f.

54 Brief von Rudolf Hauschka an Henry Smits, 1.12.1928. Ita Wegman Archiv, Arlesheim.

55 Ita Wegman Archiv, Arlesheim.

56 Rudolf Hauschka: *Wetterleuchten einer Zeitenwende*, S. 86.

57 Ebd.

58 Ebd., S. 87.

59 Ebd., S. 103.

60 Ebd., S. 113.

61 Emanuel Zeylmans van Emmichoven: *Wer war Ita Wegman. Eine Dokumentation.* Band 2. Heidelberg [1]1992, S. 86.

62 Vgl. Emanuel Zeylmans van Emmichoven: *Die Erkraftung des Herzens. Eine Mysterienschulung der Gegenwart. Rudolf Steiners Zusammenarbeit mit Ita Wegman.* Arlesheim 2009.

63 Rudolf Steiner: *Anthroposophische Leitsätze.* GA 26, S. 14.

64 «In der Besprechung [eines Schulaufsatzes] entspann sich eine heftige Diskussion, in deren Verlauf die soziale Frage zur Sprache kam. Dabei vertrat ich die Idee, dass der Erdplanet der Schauplatz der menschlichen Entwicklung sei und dass man naturnotwendig diese Erde pflegen und um des Menschheitsfortschrittes willen auch weiter entwickeln müsse. Das sei Arbeit. Arbeit sei ein Lebenselement, das wir brauchen, wie die Luft zum Atmen. So wie das Gute um des Guten Willen getan werden müsse, so die Arbeit um der Arbeit willen. Der Marxismus gehe an den Kernpunkten der sozialen Frage vorbei. Im Grunde genommen gehe es nicht um höhere Löhne, sondern um das Bewusstsein der Menschenwürde in der gemeinsamen Arbeit am Ganzen. – Diese Rede, zusammen mit dem Aufsatz, begründete meinen Ruf an der Schule.» (Rudolf Hauschka: *Wetterleuchten einer Zeitenwende*, S. 28)

65 Ita Wegman Archiv, Arlesheim.

66 Irmgard Marbach: *Margarethe Hauschka. Ein Lebensbild.* Boll 1995, S. 48.

67 Vgl. Peter Selg: *Vom Logos menschlicher Physis. Die Entfaltung einer anthroposophischen Humanphysiologie im Werk Rudolf Steiners.* Band 2. Dornach ²2006, S. 581 – 603.

68 Vgl. Peter Selg: *Koberwitz, Pfingsten 1924. Rudolf Steiner und der Landwirtschaftliche Kurs.* Dornach 2009, S. 11ff.

69 Ebd., S. 38ff.

70 Rudolf Steiner: *Geisteswissenschaftliche Grundlagen zum Gedeihen der Landwirtschaft.* GA 327. Vgl. a. Herbert H. Koepf und Bodo von Plato: *Die biologisch-dynamische Wirtschaftsweise im 20. Jahrhundert.* Dornach 2001 und Peter Selg: *Koberwitz, Pfingsten 1924. Rudolf Steiner und der Landwirtschaftliche Kurs.* Dornach 2009.

71 Ita Wegman Archiv, Arlesheim.

72 Archiv am Goetheanum.

73 Rudolf Hauschka: *Wetterleuchten einer Zeitenwende*, S. 92.

74 Vgl. Emanuel Zeylmans van Emmichoven: *Wer war Ita Wegman. Eine Dokumentation.* Band 2, S. 84.

75 Nachrichtenblatt der Wochenschrift «Das Goetheanum», Nr. 45, 9.11.1930, S. 178f. – Wiederabdruck in: Emanuel Zeylmans van

Emmichoven: *Wer war Ita Wegman. Eine Dokumentation.* Band 2, S. 81f.

76 Ita Wegman Archiv, Arlesheim.

77 Ebd.

78 Brief von Rudolf Hauschka an Ita Wegman, 19.3.1932.

79 Ita Wegman Archiv, Arlesheim.

80 Ebd.

81 24.5.1932. Ita Wegman Archiv, Arlesheim.

82 Vgl. Peter Selg: *Dr. Oskar Schmiedel, 1887 – 1959*, S. 50/100.

83 Rudolf Hauschka: «Der Arzt geht durch der Natur Examen.» In: WALA-Stiftung (Hg.): *Rudolf Hauschka. Zur Wiederkehr seines 100. Geburtstages am 6. November 1991.* Eckwälden 1991, S. 46.

84 Zit. n. Karl Kossmann: Biographische Notizen zum Lebensgang von Rudolf Hauschka. Ebd., S. 12. – «Das Weltall tönt. Es tönt aus dem Umkreis in zwölffach gegliederter Abwandlung und es tönt aus den Sphären der Wandelsterne in siebenfacher Weise. Das johannäische Weltenwort erhält so sein konsonantisches Gefüge, seinen Leib aus dem Tierkreis und seine alles durchwebende vokalische Seele aus den Sphären der Wandelsterne. Diese beiden sich durchdringenden Elemente weben die Welt durch die unendliche Mannigfaltigkeit des Zusammenwirkens. – Wie das Weltenwort das Universum harmonisch gestaltet, so ist auch die Erdenwelt durch dasselbe musikalisch geordnet. Seine Kraft dringt bis auf die Erde herab und schafft auch sie bis in den Stoff hinein. Die Erde ist das erstarrte Weltenwort, das ‹Ende der Wege Gottes›. Wenn wir heute durch die Natur gehen – zwischen Blumen und Bäumen, Steinen, Felsen und Erzadern – und uns bemühen, die Naturdinge so zu verstehen, dass wir zu den schöpferischen Urbildern vorzudringen versuchen, mag es uns gelingen, da oder dort ein Zipfelchen davon zu erwischen. Dann fangen wir an, das göttliche Weltenwort neu zu lesen, – es aus seiner Erstarrung in die Materie zu lösen. – *Chemie*: Das Wort aus dem alten Ägyptischen ‹chemi› bedeutete ursprünglich ‹dunkle Erde› – später ‹die Wissenschaft des Dunklen, Verborgenen› – oder ‹Geheimwissenschaft› im Gegensatz zum Offenbaren. Die Alten erlebten die Kräfte des Universums im unmittelbaren Anschauen als dieses Offenbare, die Erde aber und ihre Geheimnisse, das *fertige* Werk der Schöpfung, war ihnen verhältnismäßig verborgen. Daher Chemie – die Wissenschaft des Verborgenen.
Heute ist es gerade umgekehrt. Wir haben das Wissen von der gött-

lichen Weltenordnung verloren, haben aber die Erdendinge erforscht. *Sie* erscheinen *uns* offenbar durch das, was Physik, Chemie und die anderen Naturwissenschaften an Erkenntnissen hervorgebracht haben. Eine Wissenschaft der göttlichen Weltenordnung dagegen würden wir heute als Geheimwissenschaft bezeichnen, weil uns die Tatsachen und Voraussetzungen dieses Wissenschaftsgebietes nicht offenbar sind. – Und doch müssen wir – wollen wir eine Ganzheit der Erkenntnis anstreben – eine Umfassung beider Teile, der Erdenwissenschaft und der Himmelswissenschaft versuchen.» (Rudolf Hauschka: *Substanzlehre.* Frankfurt [9]1985, S. 296f.)

85 Rudolf Hauschka: *Wetterleuchten einer Zeitenwende,* S. 103.

86 Rudolf Steiner/Ita Wegman: *Grundlegendes für eine Erweiterung der Heilkunst nach geisteswissenschaftlichen Erkenntnissen.* GA 27. Dornach [7]1991, S. 85.

87 Rudolf Hauschka: «Substanzerkenntnis als Grundlage der Heilmittelerkenntnis». In: Ärzte-Beiblatt der Natura Oktober 1936. Wiederabdruck in Anton Gerretsen (Hg.): *Beiblätter der Zeitschrift Natura 1926 – 1936.* Arlesheim 2000, S. 252.

88 Ebd.

89 Rudolf Steiner: *Die Polarität von Dauer und Entwickelung im Menschenleben.* GA 184. Dornach [3]2002, S. 295.

90 In seinem dritten medizinischen Vortrag von Arnheim hatte Steiner am 24.7.1924 gesagt: «Nehmen wir jetzt nun an, wir suchen nach Pflanzenheilmitteln. Wir pflücken den Enzian im Frühling. Der Enzian ist ein gutes Heilmittel gegen Dyspepsie. Pflücken wir ihn im Frühling, dann werden wir, wenn wir ihn in der richtigen Weise zu einem Heilmittel verwerten, auf das wirken können, was immerfort vorzugsweise von dem physischen und dem ätherischen Leib ausgeht. Haben wir gestörtes Wachstum, gestörte Ernährungskräfte, so werden wir Enzianwurzeln auskochen und die ausgekochte Substanz verwenden, um die Ernährungskräfte zu verbessern und die Störung zu bekämpfen. Verwenden wir aber die Enzianwurzeln, indem wir sie im Herbst ausgraben, wo der ganze Enzian daraufhin organisiert ist, gerade abzubauen, dem ähnlich zu werden, was der astralische Leib im Menschen bewirkt, dann wird nichts aus der Heilung; im Gegenteil, dann verstärken wir die Verdauungsunregelmäßigkeit. Wir müssen daher nicht nur irgendeine Pflanze kennen und von ihr sagen: sie ist für dies oder jenes ein Heilmittel, sondern wir müssen noch wissen, wann wir diese Pflanze pflücken

müssen, um sie als Heilmittel zu verwenden. So müssen wir das ganze Werden der Natur überschauen, wenn wir Pflanzenheilmittel, die besonders wirksam sein können, verwenden wollen. Deshalb ist bei derjenigen Herstellung von Heilmitteln, wo man zu einer rationellen Therapie tatsächlich aus der Erkenntnis des Krankheitszustandes kommen muss, notwendig, dass man alles berücksichtigt, was sich ergibt auch aus dem Werden der Pflanzenwelt. Man muss also wissen, wenn man seine Präparate herstellt, dass man etwas anderes macht, wenn man die Pflanzen im Herbst sammelt und verwendet, und etwas anderes wiederum, wenn man sie im Frühling sammelt und verwendet. Das aber, was da nur getrennt durch große Zeiträume möglich ist, das ist schon auch in kleinen Zeiträumen möglich. Wenn wir die Präparate, die als Heilmittel dienen sollen, herstellen, so müssen wir lernen, was es heißt: Enzian in der ersten Maiwoche pflücken — Enzian in der letzten Maiwoche pflücken. Denn was der Mensch im Verlaufe von vierundzwanzig Stunden in sich trägt: Frühling, Sommer, Herbst und Winter, das ist draußen in der Natur über dreihundertfünfundsechzig Tage ausgedehnt; wir brauchen für den Menschen für den Zeitraum von vierundzwanzig Stunden das, was sich draußen in der Natur in dreihundertfünfundsechzig Tagen entwickelt. – Daraus sehen Sie, was es heißt: anthroposophische Prinzipien auf die Heilkunde anwenden.» (*Anthroposophische Menschenkunde und Medizin.* GA 319, S. 195f.)

91 Rudolf Hauschka: «Methoden zur Heilmittelherstellung und deren Beziehung zur Heilwirkung.» In: Ärzte-Beiblatt der Zeitschrift Natura, Dezember 1932. Wiederabdruck in Anton Gerretsen (Hg.): *Beiblätter der Zeitschrift Natura 1926 – 1936*, S. 207f.

92 Ebd., S. 211.

93 Rudolf Hauschka: «Ita Wegmans Forschungsauftrag.» In: WALA-Stiftung (Hg.): *Rudolf Hauschka. Zur Wiederkehr seines 100. Geburtstages am 6. November 1991*, S. 34.

94 Madeleine P. van Deventer: *Die anthroposophisch-medizinische Bewegung in den verschiedenen Etappen ihrer Entwicklung.* Arlesheim [1]1982, S. 37.

95 Ebd.

96 Rudolf Hauschka: «Versuche zur Konservierung von Heilmitteln ohne Alkohol». In: Ärzte-Beiblatt der Zeitschrift Natura, Dezember 1932. Wiederabdruck in Anton Gerretsen (Hg.): *Beiblätter der Zeitschrift Natura 1926 – 1936*, S. 212f.

97 Vgl. Rudolf Hauschka: «Ita Wegmans Forschungsauftrag.» In: WALA-Stiftung (Hg.): *Rudolf Hauschka. Zur Wiederkehr seines 100. Geburtstages am 6. November 1991*, S. 36f. und Heinz Hartmut Vogel: «Lebensbild eines Forschers.» Ebd., S. 25ff.

98 «Es soll hier bemerkt werden, dass es sich hier um eine Weihnachtsmistel handelt, und es war zunächst eine Enttäuschung, als die Versuche in den folgenden Monaten nicht dies schöne Resultat ergaben. Erst wieder die Johannismistel benahm sich wie die zu Weihnachten gepflückte.» (Rudolf Hauschka: «Versuche zur Konservierung von Heilmitteln ohne Alkohol». In: Ärzte-Beiblatt der Zeitschrift Natura, Dezember 1932. Wiederabdruck in Anton Gerretsen (Hg.): *Beiblätter der Zeitschrift Natura 1926 – 1936*, S. 214f.)

99 Ebd., S. 215.

100 Ebd., S. 216f.

101 Rudolf Hauschka: «Ita Wegmans Forschungsauftrag.» In: WALA-Stiftung (Hg.): *Rudolf Hauschka. Zur Wiederkehr seines 100. Geburtstages am 6. November 1991*, S. 37/38. – Über die Wärme-Behandlung von Natursubstanzen im Prozess der Heilmittelherstellung hatte Ita Wegman möglicherweise mit Rudolf Steiner selbst noch gesprochen. Gisbert Husemann zufolge wusste sie zumindest von Steiners entsprechenden Aussagen gegenüber Kurt Magerstädt, der der «Jungmediziner»-Gruppe angehörte und im Juni 1924 Rudolf Steiner über nichtalkoholische Herstellungsverfahren von Heilmitteln befragt hatte («Darauf unterhielten wir uns über Aeskulin und die Rosskastanie; und nun glaubte ich die Frage anbringen zu können, ob etwas an dem spagyrischen Verfahren der Rosenkreuzer sei, der Art, wie sie die Heilmittel hergestellt hatten? Mir persönlich gefalle der Alkohol nicht an den homöopathischen Potenzen, ich hätte den Eindruck, das Heilmittel werde zu stark mumifiziert. Mit großer Wärme ging er auf diese Frage ein und sagte: ‹Selbstverständlich ist das eine ganz wichtige Angelegenheit. Man muss bei 37 Grad Wärme einen Pflanzenauszug machen. Die 37 Grad sind eine kosmische Wärme-Entität. Wenn Sie Pflanzenteile, Blätter oder Blüten, was Sie nehmen wollen, ein bis zwei Tage bei 37 Grad ausziehen lassen, bekommen sie ein sehr gutes Heilmittel.›» Kurt Magerstädt: «Einer von den Jungmedizinern.» In: *Wir erlebten Rudolf Steiner. Erinnerungen seiner Schüler.* Hg. M. J. Krück von Poturzyn. Stuttgart [3]1967, S. 145f.)

102 Madeleine P. van Deventer: *Die anthroposophisch-medizinische Bewegung in den verschiedenen Etappen ihrer Entwicklung*, S. 37. – Vgl. a. die Aussage des Priesters Rudolf Meyer, der 1970 in seinem Nachruf auf Rudolf Hauschka schrieb: «Es ist jetzt 40 Jahre her, dass ich ihn in seinem bescheidenen Labor im Bezirk der Arlesheimer Klinik besuchen durfte, wo er in Souterrain-Räumen [...] uns bereitwillig etwas von seinen Versuchen zeigte. *Die Persönlichkeit, die ihm auf diesem nicht leichten und von vielen anderen Persönlichkeiten als abenteuerlich angesehenen Wege stets helfend beistand, war Frau Dr. Ita Wegman.*» (In: Mitteilungen aus der anthroposophischen Arbeit in Deutschland. Ostern 1970, Heft 1; Hervorhebung v.V.).

103 Vgl. Ita Wegman: *Medizinisch-therapeutische Korrespondenzen.* Hg. Peter Selg. Dornach 2007, S. 282f.

104 Rudolf Hauschka: «Substanzerkenntnis als Grundlage der Heilmittelerkenntnis». In: Ärzte-Beiblatt der Natura Oktober 1936. Wiederabdruck in Anton Gerretsen (Hg.): *Beiblätter der Zeitschrift Natura 1926 – 1936.* Arlesheim 2000, S. 256.

105 Vgl. hierzu Henning Schramm: «Der erste Mediziner-Kurs und die Heilmittel Rudolf Steiners.» In: *Der Merkurstab*, Heft 6/2000.

106 Rudolf Hauschka: «Substanzerkenntnis als Grundlage der Heilmittelerkenntnis». In: Ärzte-Beiblatt der Natura Oktober 1936. Wiederabdruck in Anton Gerretsen (Hg.): *Beiblätter der Zeitschrift Natura 1926 – 1936.* Arlesheim 2000, S. 256. – Dass er alchemistische bzw. spagyrische Literatur las und bei seinen Substanz-Arbeiten berücksichtigte, verschwieg Hauschka auch an anderer Stelle nicht. Als er Ita Wegman brieflich eine besondere Verarbeitungsform der Grapefrucht für ein Diabetes-Heilmittel vorschlug, begann er mit den Worten: «Angeregt durch spagyrische Literatur habe ich vor, folgendes zu machen: ...» (vgl. S. 195).

107 Vgl. u.a. Werner Kaelin: *Die prophylaktische Therapie der Krebskrankheit.* Stuttgart 1930.

108 12.12.1930. Ita Wegman Archiv, Arlesheim.

109 Rudolf Hauschka: *Wetterleuchten einer Zeitenwende*, S. 112.

110 Ebd., S. 111f.

111 Ebd., S.111.

112 Vgl. Emanuel Zeylmans van Emmichoven: *Wer war Ita Wegman. Eine Dokumentation. Band 3: Kämpfe und Konflikte 1924 – 1935.* Heidelberg [1]1992 sowie Peter Selg: *Geistiger Widerstand*

und Überwindung. Ita Wegman 1933 – 1935. Dornach 2005 und PETER SELG: *Elisabeth Vreede. 1879 – 1943*. Arlesheim 2009.

113 Vgl. WILLEM ZEYLMANS VAN EMMICHOVEN: *Entwickelung und Geisteskampf 1923 – 1935*. Stuttgart 1935.

114 Vgl. Rudolf Steiners diesbezügliche Aussagen gegenüber Guenther Wachsmuth im Herbst 1924. In: PETER SELG: *Elisabeth Vreede. 1879 – 1943*, S. 314f.

115 RUDOLF STEINER: *Das Schicksalsjahr 1923 in der Geschichte der Anthroposophischen Gesellschaft*. GA 259. Dornach [1]1991, S. 254.

116 RUDOLF STEINER: *Die Konstitution der Allgemeinen Anthroposophischen Gesellschaft und der Freien Hochschule für Geisteswissenschaft*. GA 260a. Dornach [2]1987, S. 441.

117 Vertrag vom 27.7.1931, Archiv am Goetheanum, Dornach.

118 Vgl. EMANUEL ZEYLMANS VAN EMMICHOVEN: *Wer war Ita Wegman. Eine Dokumentation. Band 3: Kämpfe und Konflikte 1924 – 1935*. Heidelberg [1]1992 sowie PETER SELG: *Geistiger Widerstand und Überwindung. Ita Wegman 1933 – 1935*. Dornach 2005 und PETER SELG: *Elisabeth Vreede. 1879 – 1943*. Arlesheim 2009.

119 RUDOLF HAUSCHKA: *Wetterleuchten einer Zeitenwende*, S. 113.

120 Ebd., S. 113f.

121 Zu den England-Intentionen Ita Wegmans in dieser Zeit vgl. PETER SELG: *Geistiger Widerstand und Überwindung. Ita Wegman 1933 – 1935*, S. 35ff.

122 Brief Ita Wegmans an Fried Geuter und Michael Wilson, 24.3.1933. Ita Wegman Archiv, Arlesheim.

123 17.4.1933. Ita Wegman Archiv, Arlesheim.

124 Ita Wegman Archiv, Arlesheim.

125 RUDOLF HAUSCHKA: *Wetterleuchten einer Zeitenwende*, S. 116.

126 Vgl. PETER SELG: *Dr. Oskar Schmiedel, 1887 – 1959*, S.116ff.

127 Ita Wegman Archiv, Arlesheim.

128 Ebd.

129 Ita Wegman Archiv, Arlesheim.

130 Ebd.

131 «Vereinbarung über die Regelung des Verhältnisses des Versuchslaboratoriums des klinisch-therapeutischen Institutes zur Weleda A. – G.» Arlesheim, 1.1.1933 (Wala Archiv, Eckwälden).

132 Ita Wegman Archiv, Arlesheim.

133 18.2.1935. Ebd.

134 Protokoll der Pharmazeutenbesprechung 23./24.2.1935. Weleda Archiv, Arlesheim und Schwäbisch Gmünd.

135 Ebd.

136 Protokoll der Pharmazeutenbesprechung 27.2.1935. Weleda Archiv, Arlesheim und Schwäbisch Gmünd.

137 Im «Pro memoria» der Besprechung wurde u.a. festgehalten: «Das durch Aufschließung von Knochenasche durch Kohlensäure hergestellte Präparat Pandanus cps. stellt gegenüber dem alten Luftwurzel-Präparat eine Verbesserung dar. Der so gewonnene kohlensaure Kalk aus Knochenerde scheint uns den Intentionen Dr. Steiners besser zu entsprechen als das nach der seitherigen Methode gewonnene Präparat. Auch dieses Verfahren kann ohne weiteres von der Weleda übernommen werden.» (Wala Archiv, Eckwälden).

138 Protokoll der Pharmazeutenbesprechung 9.3.1935. Weleda Archiv, Arlesheim und Schwäbisch Gmünd.

139 Ita Wegman Archiv, Arlesheim.

140 Vgl. Peter Selg: *Dr. Oskar Schmiedel, 1887 – 1959*, S. 142/152.

141 Protokoll der Pharmazeutenbesprechung Oktober 1935. Weleda Archiv, Arlesheim und Schwäbisch Gmünd.

142 19.8.1937. Ita Wegman Archiv, Arlesheim.

143 Protokoll der Pharmazeutenbesprechung Oktober 1935. Weleda Archiv, Arlesheim und Schwäbisch Gmünd.

144 28.10.1935. Ita Wegman Archiv, Arlesheim.

145 12.2.1936. Ita Wegman Archiv, Arlesheim.

146 13.2.1936. Ita Wegman Archiv, Arlesheim.

147 Ita Wegman Archiv, Arlesheim.

148 Oskar Schmiedel: *Die Beziehung der Weleda zu dem Laboratorium von Dr. Hauschka.* 7seitiges Typoskript (1956), S. 6 (Nachlass Oskar Schmiedel. Ita Wegman Institut, Arlesheim). – Im Wala Archiv (Eckwälden) existiert eine maschinenschriftliche Abschrift eines Briefes (oder Briefentwurfes?) von Ita Wegman an die Weleda vom 24. Juli 1936, der auf die Vorwürfe Dürlers vom 8. Juli oder (wahrscheinlicher) eines Folgeschreibens Dürlers auf die von Schmiedel referierte Antwort vom 14. Juli eingeht – in deutlich schärferer Form, zugleich jedoch in einem Ton und Duktus, der nicht dem Korrespondenzstil Ita Wegmans entspricht. Ob dieser Brief tatsächlich von Wegman stammt oder von einem ihrer Mitarbeiter (evtl. von Rudolf Hauschka selbst) auf ihre Bitte hin entworfen

wurde und ob er in dieser Form je abgesandt wurde, ist nicht gesichert – eine Autorschaft Ita Wegmans aus stilistischen Gründen eher unwahrscheinlich. Die Abschrift trägt den Wortlaut: «Ihrem Brief vom … habe ich entnommen, dass Sie sich beklagen, dass Sie eine Benachrichtigung über die Einrichtung und Eröffnung des Heilmittel-Laboratoriums in Ludwigsburg vermissen. Die Weleda wurde indessen in einer mündlichen Unterredung zwischen den Herren Götte und Zabern einerseits und Dr. Hauschka und Rudolf andererseits unterrichtet, ferner durch ein Schreiben an die Ärzte, dessen Abschrift Ihnen durch Dr. Hauschka zugestellt wurde, sowie durch ein Schreiben von Ludwigsburg aus. – Dem Ludwigsburger Laboratorium obliegt der Vertrieb der WA und LA-Präparate, die in Zusammenarbeit mit mir und den übrigen Ärzten der Klinik von Dr. R[udolf] H[auschka] ausgearbeitet wurden und deren weiterer Vertrieb für Deutschland zu Ostern 1936 von der Weleda A.G., Stuttgart, abgelehnt wurde. Inzwischen erschien ja auch ein Rundschreiben an die Ärzte Deutschlands, Österreichs und der Schweiz, das Ihre sachliche Haltung den WA- und LA-Präparaten gegenüber dokumentiert. Das Ludwigsburger Laboratorium wird sich vorbehalten, den deutschen Bestimmungen über Wettbewerb gemäß, seine wirtschaftlichen Belange zu verteidigen. – Bei Durchsicht der Kombinations-Liste des Heilmittel-Laboratoriums Ludwigsburg ergibt sich, dass in der Tat einige Kombinationen aufgeführt wurden, die den Typenmitteln der Weleda ähnlich sind. Dem schon oben erwähnten Rundschreiben gemäß entstehen durch die WA- und LA-Methode vollkommen anders anzuschauende Uressenzen und Präparate, die natürlich auch in Bezug auf den Wirkungswert und -bereich den Ärzten neue Aufgaben stellen. Herstellung und Dosierung dieser Kombinationen sind also von denen der Weleda verschieden und sind daher als vollkommen neue Präparate zu betrachten. Trotzdem sollen die im folgenden angeführten Präparate aus der Liste zurückgezogen werden: Salix cps., Primula cps. WA, Curcuma cps. WA, Colchicum cps. WA. – Auf diese Weise ist gewiss ein Weg geschaffen, die freie Bestimmbarkeit des ordinierenden Arztes im Interesse des Patienten nicht zu beeinträchtigen und gleichzeitig den Wünschen der Weleda weitgegendst entgegen zu kommen. – Mit freundlichem Gruss gez. I. Wegman» (Wala Archiv, Eckwälden). – Ebenfalls im Archiv der Wala befindet sich eine maschinenschriftliche Abschrift einer «Erklärung» der pharmazeutischen Mitarbeiter der Weleda vom Mai/Juni 1936 (gezeichnet von Pelikan, Spiess, Schmiedel und Eckstein), die sehr wahrscheinlich das im Brief vom 24.7. zweifach genannte Rundschreiben der Weleda an Ärzte in Deutschland, Österreich und der Schweiz darstellt. In diesem Papier erläuterten die Weleda-Pharmazeuten ihre Weigerung, Hauschkas WA- und LA-Präparate zu vertreiben («Aus ärztlichen Kreisen wurden Fragen an uns gerichtet, weshalb wir die aus dem Versuchslaboratorium des Klinisch-Therapeutischen Institutes in Arlesheim hervorgegangenen Präparate Dr. Hauschkas bzw. die entsprechenden Präparationsmethoden nicht in unser Arbeitsgebiet aufgenommen haben. Da die Gründe, welche uns zu unserer Stellungnahme bewogen, prinzipieller Art sind, sollen sie im Folgenden den mit uns zusammenarbeitenden Ärzten kurz dargestellt werden.») In ihrer dreiseitigen Ausführung legten Pelikan, Spiess, Schmiedel und Eckstein dar, dass Hauschkas pharmazeutische Vorgehensweise den von Rudolf Steiner entwickelten Verfahrensweisen aus ihrer Sicht zentral widerspreche, erkenntniskritisch unhaltbar sei und eine bedenklich Nähe zu «z.T. altüberlieferen alchemistischen, spagyrischen usw. Methoden» vorweise (S. 3).

149 Ita Wegman Archiv, Arlesheim.

150 Aufzeichnungen von Fritz Götte. Weleda Archiv, Arlesheim und Schwäbisch Gmünd.

151 Brief von Ita Wegman an Kurt Magerstädt, 14.12.1927. Ita Wegman Archiv, Arlesheim.

152 Ita Wegman Archiv, Arlesheim.

153 Ebd.

154 Vgl. Emanuel Zeylmans van Emmichoven: *Wer war Ita Wegman. Eine Dokumentation.* Band 2, S. 169.

155 vgl. Peter Selg: *Geistiger Widerstand und Überwindung. Ita Wegman 1933 – 1935*, S. 35ff.

156 Brief von Ita Wegman an Madeleine van Deventer, 18.6.1933. Ita Wegman Archiv, Arlesheim.

157 Rudolf Hauschka: *Wetterleuchten einer Zeitenwende*, S. 36.

158 Brief von Frances Dunsmuir an Rudolf Hauschka, 3.4.1931. Ita Wegman Archiv, Arlesheim.

159 Vgl. Peter Selg: *Geistiger Widerstand und Überwindung. Ita Wegman 1933 – 1935*, S. 50f.

160 Ita Wegman Archiv, Arlesheim.

161 Über die Vorträge von Karl Schubert und Rudolf Hauschka an der «Summerschool» von Westonbirt schrieb Frances Melland am 6.9.1934 an Ita Wegman u.a.: «Dr. Karl Schubert and Dr. Hauschka especially seemed to take us right into the Spiritual Worlds again and again.» (Ita Wegman Archiv, Arlesheim)
162 Vgl. Rudolf Hauschka: *Wetterleuchten einer Zeitenwende*, S. 109f.
163 Ebd., S. 108.
164 Ita Wegman Archiv, Arlesheim.
165 Brief von Madeleine van Deventer an Ita Wegman, 12.2.1936. Ita Wegman Archiv, Arlesheim.
166 Ita Wegman Archiv, Arlesheim.
167 Vgl. v.a. Werner Kaelin: «Versuche zu einer Frühdiagnose des Krebses aus dem Blut nach der capillar-dynamischen Methode.» In: *Zeitschrift für Krebsforschung*, 1931, Heft 5.
168 Ita Wegman Archiv, Arlesheim.
169 Rudolf Steiner: *Anthroposophische Menschenkunde und Medizin.* GA 319, S. 158.
170 14.7.1932. Ita Wegman Archiv, Arlesheim.
171 Ita Wegman Archiv, Arlesheim.
172 Rudolf Steiner: *Die Polarität von Dauer und Entwickelung im Menschenleben*. GA 184, S. 296.
173 Rudolf Hauschka: *Wetterleuchten einer Zeitenwende*, S. 103.
174 Vgl. ihre spätere Publikation: Maria Hauschka: *The early diagnosis of diseases in cattle.* London 1943.
175 Ita Wegman Archiv, Arlesheim.
176 31.5.1930. Ita Wegman Archiv, Arlesheim.
177 Madeleine P. van Deventer: *Protokoll über Verhaftung in Österreich.* Sechsseitiges, unveröffentlichtes Manuskript. Ita Wegman Archiv, Arlesheim.
178 18.5.1940. Ita Wegman Archiv, Arlesheim.
179 20.5.1940. Ita Wegman Archiv, Arlesheim.
180 Ita Wegman Archiv, Arlesheim.
181 6.3.1941. Ita Wegman Archiv, Arlesheim.
182 Ebd.
183 Rudolf Hauschka: *Wetterleuchten einer Zeitenwende*, S. 118.
184 Zit. n. Uwe Werner: *Anthroposophen in der Zeit des Nationalsozialismus (1933 – 1945)*. München 1999, S. 355.
185 Ebd.

186 RUDOLF HAUSCHKA: *Wetterleuchten einer Zeitenwende*, S. 119.
187 Vgl. UWE WERNER: «Der 9. Juni 1941». In: *Anthroposophen in der Zeit des Nationalsozialismus (1933 – 1945)*, S. 301 – 343.
188 Ita Wegman Archiv, Arlesheim. – Zu Ita Wegmans innerer Situation in dieser Zeit und zum Kontext des Briefes vgl. PETER SELG: *Die letzten drei Jahre. Ita Wegman in Ascona, 1940 – 1943*. Dornach [1]2004.
189 Ita Wegman Archiv, Arlesheim.
190 «Das Leben gerade der deutschen Nation kann auf die Dauer nur erhalten werden, wenn wir es vermögen, ihre äußere Lebensform geistig-lebendig und immer wieder neu zu erfüllen. Ungeahnt noch sind die Aufgaben einer mitteleuropäischen Geistigkeit!» (Vorwort, S. X).
191 Ita Wegman Archiv, Arlesheim.
192 Vorwort, S. X.
193 Vorwort zur zweiten Auflage, S. XII.
194 Ebd., S. XIII.
195 Notizbuch. Karl König Archiv, Camphill. – Zur Reaktion Karl Königs vgl. a. PETER SELG: *Ita Wegman und Karl König. Eine biographische Dokumentation*. Dornach 2007, S. 86f.
196 Rudolf Hauschka: «Ita Wegmans Forschungsauftrag.» In: WALA-STIFTUNG (HG.): *Rudolf Hauschka. Zur Wiederkehr seines 100. Geburtstages am 6. November 1991*, S. 41.
197 Die Briefe wurden in ihrer ursprünglichen Rechtschreibung belassen, lediglich markante Schreibfehler wurden korrigiert. Von Anmerkungen und einem Personenverzeichnis wurde abgesehen.

Abbildungsnachweis

Ita Wegman Institut: 3, 6, 8, 9, 10, 12, 13, 14, 15, 16, 17, 18, 19, 20, 21, 22, 24, 25, 26, 27, 28, 29, 30, 31, 32, 33, 34, 35, 37, 38, 39, 40, 41, 44, 45, 46, 47, 49, 51, 52, 53, 54, 55, 56, 57, 58, 59, 60, 61, 62, 63, 64, 65, 66, 67, 68, 69, 70, 71, 72, 73

Wala Archiv: Frontispiz, 1, 2, 11, 36, 41, 43, 48, 50

Archiv am Goetheanum: 4, 5, 7, 23

Buch-Veröffentlichungen des Ita Wegman Instituts für anthroposophische Grundlagenforschung

PETER SELG

Studien zur Werkbiographie Rudolf Steiners

Die Arbeit des Einzelnen und der Geist der Gemeinschaft. Rudolf Steiner und das Soziale Hauptgesetz. Dornach 2007

Vom Umgang mit Rudolf Steiners Werk. Ursprung, Krise und Zukunft des Dornacher Goetheanums. Dornach 2007

Rudolf Steiner – zur Gestalt eines geistigen Lehrers. Eine Einführung. Dornach 2007

Rudolf Steiners innere Situation zur Zeit der «Philosophie der Freiheit». Eine Studie. Dornach 2007

Rudolf Steiner und die freie Hochschule für Geisteswissenschaft. Die Begründung der «Ersten Klasse». Arlesheim 2008

Rudolf Steiners Toten-Gedenken. Die Verstorbenen, der Dornacher Bau und die Anthroposophische Gesellschaft. Arlesheim 2008

Koberwitz Pfingsten 1924. Rudolf Steiner und der Landwirtschaftliche Kurs. Dornach 2009

Rudolf Steiner und Felix Koguzki. Der Beitrag des Kräutersammlers zur Anthroposophie. Arlesheim 2009

Esoterische Gemeinschaften in Rudolf Steiners Mysteriendramen. Templer – Rosenkreuzer – Der Kreis um Benedictus. Arlesheim 2010

Studien zu Ita Wegman

«Ich bin für Fortschreiten». Ita Wegman und die Medizinische Sektion. Dornach 2002

Die letzten drei Jahre. Ita Wegman in Ascona 1940 – 1943. Dornach 2004

Geistiger Widerstand und Überwindung. Ita Wegman 1933 – 1935. Dornach 2005

Sterben, Tod und geistiges Leben. Die Kondolenzbriefe Ita Wegmans und das Todesverständnis der anthroposophischen Geisteswissenschaft. Dornach 2005

Ita Wegman und Arlesheim. Dornach 2006

«Ich bleibe bei Ihnen». Rudolf Steiner und Ita Wegman. München, Pfingsten 1907. Dornach, 1923 – 1925. Stuttgart 2007

Liane Collot d'Herbois und Ita Wegman. Dornach 2008

(Hg.) Ita Wegman: Erinnerung an Rudolf Steiner. Arlesheim 2009

Studien zu weiteren Schülern und Mitarbeitern Rudolf Steiners

Michael Bauer. Ein esoterischer Schüler Rudolf Steiners. Dornach 2006

Marie Steiner-von Sivers. Aufbau und Zukunft des Werkes von Rudolf Steiner. Dornach 2006

Edith Maryon. Rudolf Steiner und die Dornacher Christus-Plastik. Dornach 2006

Karl König und die Anthroposophie. Zur Spiritualität eines esoterischen Christen im 20. Jahrhundert. Dornach 2006

Christian Morgenstern. Sein Weg mit Rudolf Steiner. Stuttgart 2008

Willem Zeylmans van Emmichoven. Anthroposophie und Anthroposophische Gesellschaft im 20. Jahrhundert. Arlesheim 2009

Albert Steffen. Begegnung mit Rudolf Steiner. Dornach 2009

Elisabeth Vreede. 1879 – 1943. Arlesheim 2009

Studien zu den geistigen Grundlagen der anthroposophischen Medizin

Vom Logos menschlicher Physis. Die Entfaltung einer anthroposophischen Humanphysiologie im Werk Rudolf Steiners. Dornach 2000

Krankheit und Christus-Erkenntnis. Anthroposophische Medizin als christliche Heilkunst. Dornach 2001

Krankheit, Heilung und Schicksal des Menschen. Über Rudolf Steiners geisteswissenschaftliches Pathologie- und Therapieverständnis. Dornach 2004

(Hg.): Rudolf Steiner – Quellentexte für die Wissenschaften. Band 3: Physiologische Menschenkunde. Band 4. Pathologie und Therapie. Dornach 2004

Mysterium cordis. Studien zu einer sakramentalen Physiologie des Herzorganes. Aristoteles – Thomas von Aquin – Rudolf Steiner. Dornach 2003

Die «Wärme-Meditation». Geschichtlicher Hintergrund und ideelle Beziehungen. Dornach 2005

Christliche Medizin. Die ideellen Beziehungen des Christentums zur Heilkunde und die Anthroposophische Medizin. Dornach 2005

Studien zur Geschichte der anthroposophischen Medizin

Anfänge anthroposophischer Heilkunst. Ita Wegman, Friedrich Husemann, Eugen Kolisko, Willem Zeylmans van Emmichoven, Karl König, Gerhard Kienle. Dornach 2000

(Hg.): Anthroposophische Ärzte. Lebens- und Arbeitswege im 20. Jahrhundert. Dornach 2000

(Hg.): Eugen Kolisko: Das Wesen und die Behandlung der Maul- und Klauenseuche. Dornach 2001

Helene von Grunelius und Rudolf Steiners Kurse für junge Mediziner. Eine biographische Studie. Dornach 2003

Gerhard Kienle. Leben und Werk. 2 Bände. Dornach 2003

Die Briefkorrespondenz der «jungen Mediziner». Eine dokumentarische Studie zur Rezeption von Rudolf Steiners «Jungmediziner»-Kursen. Dornach 2005

«Die Medizin muss Ernst machen mit dem geistigen Leben». Rudolf Steiners Hochschulkurse für die «jungen Mediziner». Dornach 2006

(Hg.): Ita Wegman: Medizinisch-Therapeutische Korrespondenzen. Dornach 2007

(Hg.): «Und in der Tat, dies wirkte». Die Krankengeschichten des Buches «Grundlegendes für eine Erweiterung der Heilkunst nach geisteswissenschaftlichen Erkenntnissen» von Rudolf Steiner und Ita Wegman. Eine Dokumentation. Dornach 2007

(Hg.): Gerhard Kienle. Die Würde des Menschen und die Humanisierung der Medizin. Aufsätze und Vorträge. Arlesheim 2009

Oskar Schmiedel. Der erste anthroposophische Pharmazeut und Weleda-Direktor. Arlesheim 2010

Studien zur anthroposophischen Pädagogik und Heilpädagogik

(Hg.): Eugen Kolisko. Vom therapeutischen Charakter der Waldorfschule. Dornach 2002

(Hg.): Georg von Arnim. Meditative Aufzeichnungen. Dornach 2002

Der Engel über dem Lauenstein. Siegfried Pickert, Ita Wegman und die Heilpädagogik. Dornach 2005

Eine «grandiose Metamorphose». Zur geisteswissenschaftlichen Anthropologie und Pädagogik des Jugendalters. Dornach 2005

Der therapeutische Blick. Rudolf Steiner sieht Kinder. Dornach 2005

Willfried Immanuel Kunert. Zur Lebens- und Therapiegeschichte eines Kindes aus dem «Heilpädagogischen Kurs». Dornach 2006

Ita Wegman und Karl König. Eine biographische Dokumentation. Dornach 2007

(Hg.): Karl König: Das Seelenpflege-bedürftige Kind. Vom Wesen der Heilpädagogik. Stuttgart 2008

(Hg.): Karl König: Meine zukünftige Aufgabe. Autobiographische Aufzeichnungen und lebensgeschichtliche Zeugnisse. Stuttgart 2008

Der geistige Kern der Waldorfschule. Arlesheim 2009

Ungeborenheit. Die Präexistenz des Menschen und der Weg zur Geburt. Arlesheim 2009

Studien zur anthroposophischen Christologie

(Hg.): Es war einer krank. Die Heilungen in den Evangelien. Stuttgart 2003

Rudolf Steiner und das Fünfte Evangelium. Eine Studie. Dornach 2005

Die Kultur der Selbstlosigkeit. Rudolf Steiner, das Fünfte Evangelium und das Zeitalter der Extreme. Dornach 2006

Die Gestalt Christi. Rudolf Steiner und die geistige Intention des zentralen Goetheanum-Kunstwerkes. Arlesheim 2008

«Wie eine Art Gottesdienst». Rudolf Steiner, die Oberuferer Spiele und das Weihnachtsfest. Stuttgart 2008

Das Ereignis der Jordantaufe. Epiphanias im Urchristentum und in der Anthroposophie Rudolf Steiners. Stuttgart 2008

Christus und die Jünger. Vom Schicksal der inneren Gemeinschaft. Arlesheim 2009

Die Wiederkunft des Christus im Ätherischen. Zum Fünften Evangelium. Arlesheim 2009 (gemeinsam mit Sergej O. Prokofieff)

Das Erste Goetheanum und seine christologischen Grundlagen. Arlesheim 2009 (gemeinsam mit Sergej O. Prokofieff)

Das Vaterunser in der Darstellung Rudolf Steiners. Stuttgart 2009

Die Christologie des Buches «Die Geheimwissenschaft im Umriss». Arlesheim 2010 (gemeinsam mit Sergei O. Prokofieff)

Michael und Christus. Studien zur Anthroposophie Rudolf Steiners. Arlesheim 2010

Weitere biographische Arbeiten

Friedrich Schiller. Die Geistigkeit des Willens. Dornach 2005

Der geistige Weg von Hans und Sophie Scholl. Dornach 2006

Rainer Maria Rilke und Franz Kafka. Lebensweg und Krankheitsschicksal im 20. Jahrhundert. Dornach 2007

«Alles ist unvergessen.» Paul Celan und Nelly Sachs. Dornach 2008

Friedrich Hölderlin. Die Linien des Lebens. Stuttgart 2009

Maria Krehbiel-Darmstädter. Von Gurs nach Auschwitz. Der innere Weg. Arlesheim 2010

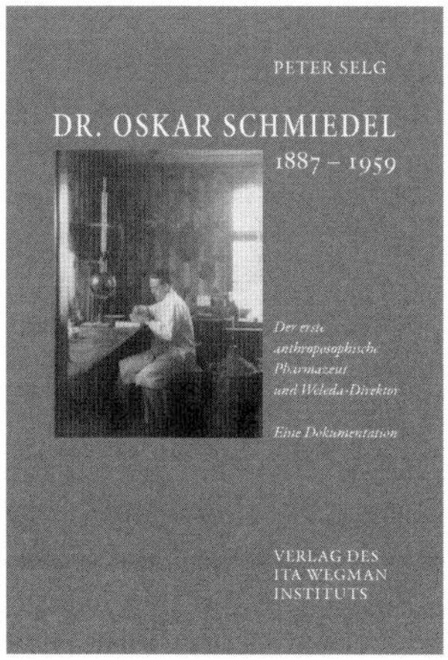

Peter Selg

Dr. Oskar Schmiedel 1887 – 1959

Eine Dokumentation

296 Seiten, 144 Abb., gebunden. ISBN 978-3-905919-15-8

Die Monographie beschreibt anhand des Lebensweges von Oskar Schmiedel, des ersten anthroposophischen Pharmazeuten, die Entwicklung der geisteswissenschaftlich erweiterten Medizin und ihrer Heilmittelherstellung. Rudolf Steiner berief Oskar Schmiedel im Herbst 1924 zum ersten Weleda-Direktor eines Unternehmens, dessen Ursprung eng mit der Freien Hochschule für Geisteswissenschaft verbunden ist. Am Goetheanum begann Oskar Schmiedel im Frühjahr 1914 seine Arbeit – hier fanden ab 1920 die Ärztekurse statt. Die Weleda sollte ein «wirtschaftlich-geistiges Unternehmen» sein, in dessen Kontrollstelle Rudolf Steiner (gemeinsam mit Ita Wegman) bis zu seinem Tode tätig war, um die geistige Kontinuität der Arbeit zu gewährleisten.

VERLAG DES ITA WEGMAN INSTITUTS

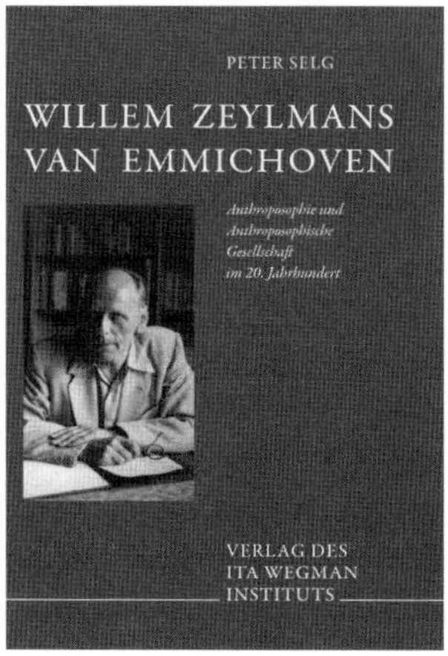

Peter Selg

Willem Zeylmans van Emmichoven

Anthroposophie und
Anthroposophische Gesellschaft im 20. Jahrhundert

260 Seiten, 57 Abb., Broschur, ISBN 978-3-9523425-4-1

Der Psychiater Willem Zeylmans van Emmichoven (1893 – 1961), war einer der hervorragendsten Schüler und Mitarbeiter Rudolf Steiners. Zeylmans leitete eine große anthroposophische Klinik in Holland (ab 1928) und wirkte weltweit für die anthroposophische Geisteswissenschaft.

Durch die im Ita Wegman Institut auf der Basis von Zeylmans' Nachlass erarbeitete Monographie wird die Signatur eines weit fortgeschrittenen Esoterikers ansichtig, der sich den zeitgenössischen Weltaufgaben stellte und aus einer tiefen inneren Substanz arbeitete – ungebrochen von den Konflikten der Anthroposophischen Gesellschaft, deren Regeneration in der gemeinsamen Orientierung an Rudolf Steiner er bis zuletzt für möglich hielt.

VERLAG DES ITA WEGMAN INSTITUTS